中国百年百名中医临床家丛书

（第二版）

内科专家 卷

孔伯华

刘观涛 主编

U0307943

中国中医药出版社

·北京·

图书在版编目（CIP）数据

孔伯华 / 刘观涛主编.—2 版.—北京：中国中医药出版社，2012.11（2020.11重印）

（中国百年百名中医临床家丛书）

ISBN 978-7-5132-1118-5

Ⅰ．①孔　　Ⅱ．①刘　　Ⅲ．①中医学－临床医学－经验－中国－现代　Ⅳ．① R249.7

中国版本图书馆 CIP 数据核字（2012）第 193653 号

中 国 中 医 药 出 版 社 出 版

北京经济技术开发区科创十三街31号院二区8号楼

邮政编码 100176

传真 010 64405750

三河市同力彩印有限公司印刷

各地新华书店经销

*

开本 880×1230　1 /32　印张 8.75　字数 218 千字

2012 年 11 月第 2 版　　2020 年 11 月第 3 次印刷

书　号　ISBN　978-7-5132-1118-5

*

定价 28.00 元

网址 www.cptcm.com

中国百年百名中医临床家丛书（第二版）

《孔伯华》编委会

主　编

刘观涛

副主编

张丽娟　林　晶

编　委

（按姓氏笔画排序）

阮劲平　步云霓　孙迎春　刘永玲

内容提要

孔伯华（1885—1955），中医学家，山东曲阜人。学自家传。与汪逢春、萧龙友、施今墨并称北京四大名医。早年任北京外城官医院医官。1929年被选为全国医药团体联合会临时主席，率请愿团赴南京，迫使国民党政府收回"取缔中医"的成命。后与萧龙友合办北京国医学院并任院长。新中国成立后，任卫生部顾问、中华医学会中西医学术交流委员会副主任。学术上，主张治病必求其本，临证注重湿与热。以善治温病著名，更以善用石膏一药，为医林所景仰。

本书汇聚了孔老毕生的临证经验所得和学术思想，涉及内外妇儿各科，内容切于临证实用。言语恳切、凝练，说理透彻。于从医者，为必读之书。

新世纪之初，我们策划、出版了大型系列丛书《中国百年百名中医临床家丛书》，旨在总结上世纪百余位为中医药事业做出过巨大贡献、受到广大群众爱戴的中医临床工作者的丰富经验，把他们的事业发扬光大，让他们的优秀经验代代相传。转眼之间，丛书已经十岁了，令人欣慰的是，靠着各位专家作者的积极支持和辛勤耕耘，经过我们的不懈努力，《中国百年百名中医临床家丛书》目前已出版120多种，而且，影响也日益扩大，其宏大的构架，朴实的风格，鲜明的特色，在同类书中独树一帜，深受读者喜爱，绝大多数出版后都很快售罄，多次重印，取得了很好的社会效益和经济效益，成为我社长销的品牌图书之一，基本实现了我们的出版初衷。

著名老中医药专家是我们国家的宝贵财富，总结、传播他们的学术思想和临床经验是我们中医药出版人义不容辞的工作。近年，刚刚评出的首届30位国医大师中，就已经有5位大师相继去世，让我们在扼腕痛惜的同时，更感到时间的紧迫和任务的艰巨。为此，我们决定修订再版《中国百年百名中医临床家丛书》，对已经出版的，做全面修订，纠正书中的个别错漏，重新排版装帧，并采纳读者的建议，按这些临床家的专长、特色进行归类，分为《内科专家卷》、《外科专家卷》、《妇科专家卷》、《儿科专家卷》、《针灸推拿专家卷》等，签于国医大师是当今中医药学术与临床发展最高水平的杰出代表，遂独成一卷，即《国医大师卷》。此次修订，从内容到形式都精雕细刻，力求和谐统一，尽善尽美，使之真正成为提炼名老中医精髓，弘扬中医药文化的传世精品，以不辱中医药出版人的使命。

中国中医药出版社

2012年9月

中医学源远流长。昔岐黄神农，医之源始；汉仲景华佗，医之圣也。在中医学发展的长河中，临床名家辈出，促进了中医学的迅猛发展。中国中医药出版社为贯彻卫生部和国家中医药管理局关于继承发扬祖国医药学，继承不泥古，发扬不离宗的精神，在完成了《明清名医全书大成》出版的基础上，又策划了《中国百年百名中医临床家丛书》，以期反映近现代即20世纪，特别是建国60年来中医药发展的历程。我们邀请时任卫生部张文康部长做本套丛书的主编，卫生部副部长兼国家中医药管理局局长佘靖同志、国家中医药管理局副局长李振吉同志任副主编，他们都欣然同意，并亲自组织几百名中医药专家进行整理。经过几年的艰苦努力，终于在21世纪初正式问世。

顾名思义，《中国百年百名中医临床家丛书》就是要总结在过去的百年历史中，为中医药事业做出过巨大贡献、受到广大群众爱戴的中医临床工作者的丰富经验，把他们的事业发扬光大，让他们优秀的医疗经验代代相传。百年轮回，世纪更替，今天，我们又一次站在世纪之巅，回顾历史，总结经验，为的是更好地发展，更快地创新，使中医药学这座伟大的宝库永远取之不尽、用之不竭，更好地服务于人类，服务于未来。

本套丛书第一批计划出版140种左右，所选医家均系在中医临床方面取得卓越成就，在全国享有崇高威望且具有较高学术造诣的中医临床大家，包括内科、外科、妇科、儿科、五官科、骨伤科、针灸等各科的代表人物。

本套丛书以每位医家独立成册，每册按医家小传、专病论治、诊余漫话、年谱四部分进行编写。其中，医家小传简要介绍医家的生平及成才之路；专病论治意在以病统论、以论统案、以案统话，即将与某病相关的精彩医论、医案、医话加以系统整理，便于临床学习与借鉴；诊余漫话则系读书体会、札记，也可以是习医心得，等等；年谱部分则反映了名医一生中的重大事件或转折点。

本套丛书有两个特点是值得一提的：其一是文前部分，我们尽最大可能地收集了医家的照片，包括一些珍贵的生活照、诊疗照以及医家手迹、名家题字等，这些材料具有极高的文献价值，是历史的真实反映；其二，本套丛书始终强调，必须把笔墨的重点放在医家最擅长治疗的病种上面，而且要大篇幅详细介绍，把医家在用药、用方上的特点予以详尽淋漓地展示，务求写出临床真正有效的内容，也就是说，不是医家擅长的病种大可不写，不要让人感觉什么都能治，什么都治不好。

有了以上两大特点，我们相信，《中国百年百名中医临床家丛书》会受到广大中医工作者的青睐，更会对中医事业的发展起到巨大的推动作用。同时，通过对百余位中医临床医家经验的总结，也使近百年中医药学的发展历程清晰地展现在人们面前，因此，本套丛书不仅具有较高的临床参考价值和学术价值，同时还具有前所未有的文献价值，这也是我们组织编写这套丛书的初衷所在。

中国中医药出版社

2000年10月

医家小传/1

专病论治/7

目录

1

内科专家卷

专 竹
家 王

医 家 小 传

孔 伯 华

北京四大名医之一——孔伯华

无论是中医，还是西医，效果到底怎样，"药到病除"是唯一标准！

孔伯华（1884—1955），"北京四大名医"之一。1929年，国民党政府作出"取缔中医"的议案，激起了全国人民的极大公愤。孔伯华被推选为全国医药团体联合会临时主席，率领全团前往南京汪精卫国民党政府请愿。面对汪精卫，孔伯华先生义正词严地提出："咱们拿治病的效果来说话，找12个病人，你们先挑6个病人，用西医治疗；剩下的6个病人给我，用中医治疗。"

汪精卫同意做对比"打擂"，孔伯华分到了分别患有高烧、咳喘等6个病人。结果，孔伯华用中医治病的效果相当好，汪精卫眼见为实，看到中医的良好疗效，初步决定中医不能取缔。后来，汪精卫把自己的朋友介绍到孔伯华这里治疗，再试试治疗效果，最后发现效果相当满意。这样，汪精卫政府撤消了"取缔中医"的提案。

新中国成立后，孔伯华对毛泽东主席等中央首长的医疗保健工作，多所建树，受到周总理当面表扬："孔老不高谈空理，务求实干。"1950年，毛主席发烧，一个多礼拜了，打了些针，吃了些药，烧还是不退。主席对孔伯华说："麻烦你给我吃点中药吧"。孔伯华给毛主席诊了脉，看了病，开好药方，请毛主席吃两到三付。结果，毛主席吃了两付，就派人打电话说，烧已经退了。

此后，孔伯华又受毛主席邀请，座谈关于中医药发展的问题。孔伯华随后给毛主席上书陈情，云："医之作也，求百病之本，执技精良，方能拯济疾苦，故宜首重其培养人才"。周总理后来对孔伯华说："毛主席非常欣赏你的这个观点。"于是，教委的同志把孔伯华建国前创办"北平国医学院"的办

医家小传

3

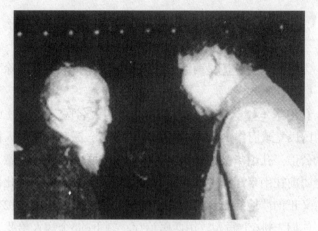

孔伯华与毛泽东主席谈中医药发展

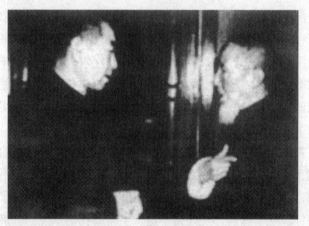

周恩来总理当面评价孔伯华："孔老不高谈空理，务求实干。"

学资料取走，开始编写新中国的中医教学大纲，创办新中国的中医学院。

以下为孔老自传，以飨读者。

伯华名繁棣，岁次丁酉生于山东济南。三岁随先祖官直隶新河，一年转新城及衡水、丰润、栾城、邯郸等县。先祖官县尹，兼善岐黄，家人有病，恒自医之。先母体弱多病，先祖立方，外县药物不备，尝随制药品为汤剂，得时习，心窃好之。

庚子岁，先祖以病终于保定，余年十六，随父奉祖母居于易州之南白杨村徐氏之宅。先严家居课子读书，余于立身处世颇增智识，每日得暇兼习医书，以心所好也。年十七移居易县城里，得从医者研讨《内经》及古人方书，虽无专师，颇有心得，遇家人急病，恒治之有效。余叔妹八岁患跌仆后，成阴疽于右腕渐及腋足，八年未得治，辗转床褥，又八年，先婶忧之，医者言不可治，余谏言于先婶曰："妹病垂危，以余辨之治法未当，不按阴疽治，不能愈也，今已垂危，不治必不能延寿，曷认余治，尚可希望于万一。"婶从余言，一年而愈，惜着手太迟，致手足指关节不能全，而针砭膏调皆能任之，年近六十始殁。从妹患肺痨，失治颇危。余曰："病已至脾，尚少能饮食，骨蒸喘咳，大肉已脱而未至飧泻，尚可为。"药之数月始瘳。

余家人众多，又无恒产，病者恒自医，以是渐知于亲友，邀余者日增。二十岁以后明医术，遍游数省，渐闻于社会。年三十一岁就京师邀，委外城官医院。同事杨浩如、陈伯雅、张菊人、赵云卿诸君皆一时名医，颇得其言论，更日诊者数十人，八年之久，办防疫数次。因业务太忙，遂辞医院而自售以资事，蓄习学业逐进。

汪精卫欲废中医，焦易堂诸人反抗，南京、上海药界罢市，北京皆以响应，立医药协会以萧龙友及余为会长，已消汪之命令，继改中医学校。南京国医馆成立，焦任馆长，来北京视察后，改为北京国医学院。第财力不足，所费皆由萧龙友并余自任，彼时政权不闻问，遂又办董事会以济之。伯华既奔走业务，又办教育，所收诊费除养家外，皆尽力于是。萧君以年老为辞，伯华自任，更属艰难，前后招生十余班，自愧财力不足，教任未善。及日本侵领北京，欲收医学院为"国立"，余以经营十五年之学业，不欲委之外人，遂自行停办，以待时机；将近十年，以业务自食，吾将安仰！幸逢解放，中医不亡，毛主席领导英明，中医复生倡遂，使祖国数千年之宝贵遗产发挥保存，夙愿始偿。

余于今年始略写治疗经验，每想整顿齐理，然又因业务繁忙，实难有暇，待长期慢录后再贡献出来。前于卫生部召集中医座谈会中，余已将中医学术之意见递上，愿努力发挥我国数千年之文化遗产，以期理法臻于至善，达于全球，使病者有所依，必先从教育人才始。

孔伯华先生生前对儿孙、弟子的要求极为严格，把自己毕生所学倾囊传授。临终遗嘱："儿孙弟子，凡从我学业者，以后要各尽全力，为人民很好服务。"——昔日，孔老在北京西单北白庙胡同，创建"北京国医学院"，担任院长，办学15年，为祖国培养了数百位杰出的中医骨干；今日，孔伯华的嫡孙孔令谦在北京主持"孔伯华中医馆"，专门诊治疑难杂病，同时进行保健养生。泱泱国学，后继有人，足以慰藉孔伯华先生的在天灵矣！

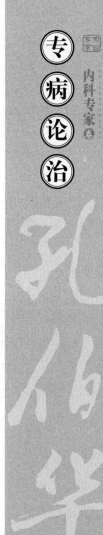

专病论治

内科专家 卷

孔伯华

咳　喘

章男　九月二十七日

脾胃湿热，肺为邪袭，遂致伤风咳嗽，痰涎上犯，清肃之令不能下行，右关脉较大，治以清疏凉化之。

冬桑叶三钱　紫苏叶八钱　薄荷一钱二分　瓜蒌四钱　知母三钱　鲜芦根六钱　鲜竹茹三钱　栀子炭三钱　杏仁泥三钱　枯黄芩二钱　川贝母三钱　鲜杷叶四钱　荷梗一尺许

关男　六月二十七日

湿热上犯，津液被阻，咳嗽稀涎上犯，口干气逆，脉弦数兼滑，右寸关较盛，亟宜清疏豁痰兼育津液。

仙露半夏三钱　鲜竹茹五钱　鲜杷叶四钱（去毛布包）　杏仁泥三钱　旋覆花一钱五分　铁石斛三钱（劈先煎）　苏子二钱　云苓皮四钱　盐炒橘核三钱　知母三钱　鲜藕一两　炒高粱米四钱　鲜西瓜翠衣一两

韩女　六月二十五日

湿热相郁，肺令失肃而成久咳，经为之阻，脉滑大而数，舌苔垢腻，亟宜清疏凉化豁痰兼达经络。

杏仁泥三钱　通草一钱　鲜石斛五钱（劈先煎）　瓜蒌皮五钱　旋覆花二钱　黛蛤粉六钱（布包先煎）　代赭石二钱　知母三钱　川牛膝三钱　枯黄芩三钱　青竹茹六钱　炒甜葶苈三钱　川郁金二钱　橘核三钱　益元散四钱（布包）　西瓜翠衣一两

吴女　六月二十七日

肝肺并热，湿痰过重，心跳，头部痛楚，呛咳不剧而痰涎壅盛，脉取弦大而数，宜以清柔疏化。

炒甜葶苈三钱　旋覆花三钱（包）　代赭石三钱　黛蛤粉八钱（布包先煎）　肥知母三钱　夜交藤两半　龙胆草二钱

（炒）　朱莲心二钱　川牛膝四钱　生决明八钱（生研先煎）

川黄柏三钱　广陈皮二钱　杏仁泥三钱　辛夷花三钱　清半夏三钱　鲜荷叶一个　紫雪丹四分（冲）

二诊：六月二十九日。头痛、心跳、咳嗽、痰多，加冬瓜皮一两、磁石二钱、辰砂一钱、桑寄生六钱。

张妇　七月十九日

旧有肺虚咳喘，近以热气郁阻，又有复发之象，口干舌苔垢糙，气逆窜痛，脉滑大而实，先予清化和肝。

云苓皮三钱　川牛膝一钱五分　知母三钱　大腹绒一钱炒秫米三钱　旋覆花钱五分（布包）　代赭石一钱五分　陈皮一钱五分　瓜蒌仁三钱（元明粉五钱拌）　炒谷芽三钱　炒稻芽三钱　川郁金钱（生白矾水浸）　杏仁泥三钱　鲜西瓜皮一两　益元散二钱（布包）　黛蛤粉六钱（布包先煎）　乌药二钱（土炒）

郭男　七月二十日

暑邪郁阻未得解，遂致久咳，经月不止，痰不易出，脉大而数，右寸关并盛，亟宜清疏豁痰。

鲜苇茎八钱　杏仁泥三钱　鲜竹茹八钱　生紫菀三钱　枯黄芩三钱　广藿梗三钱　黛蛤粉一两　天竺黄二钱　板蓝根三钱　知母三钱　代赭石二钱　旋覆花一钱五分（包）　荸荠汁一杯（兑服）

牛妇　六月二十二日

肝肺气郁，湿痰亦盛，咳嗽四月之久，胸胁阻痛，脉弦滑而数大，亟宜清通抑化。

干百合三钱　全瓜蒌六钱　鲜石斛六钱（布包先煎）　代赭石二钱　台乌药三钱　旋覆花二钱（包）　知母三钱　枳壳一钱　川郁金三钱（生白矾水浸）　杏仁泥三钱　竹茹六钱　甜葶苈二钱　藕一两　紫雪丹三分（分冲）

〔按〕久咳肺阴不足，加干百合、鲜石斛以润肺。

周女　闰月初八日

咳嗽较久，经闭三月，阴分虚燥，脾湿滑泄，证象为上损已有过脾之势。然六脉洪大，按之力差，尚非细数，第热象极盛，清化之品尚能纳，姑予清化。

生石膏四钱（研先煎）　旋覆花一钱五分（布包）　黛蛤粉五钱（布包先煎）　小川连一钱五分（吴萸二分泡水炒）炒谷芽三钱　炒稻芽三钱　代赭石二钱　甜杏仁三钱　川牛膝三钱　鲜石斛四钱（劈先煎）　盐知母三钱　盐黄柏三钱　生鳖甲一钱五分（先煎）　首乌藤一两　甜葶苈一钱　地骨皮三钱　干百合三钱　车前子三钱（包）　黄土汤煎

　　[按] 肺燥久咳，生石膏、杏仁、葶苈清泄肺热；百合、鲜石斛、黛蛤粉润肺化痰；经闭阴分虚燥，益以生鳖甲、地骨皮；脾湿滑泄，黄连、吴萸泡炒清热燥湿，车前子分利，黄土汤、炒谷稻芽健脾消导。

刘妇　九月十六日

证象转后，停药较久，阴伤未复，外为邪袭，表里即阻，咳嗽发热等象又转盛，舌色亦赤，脉伏滑而数，当先事清疏。

鲜石斛六钱　焦栀子三钱　冬桑叶三钱　鲜茅根八钱　地骨皮三钱　全瓜蒌六钱　杏仁泥三钱　枯黄芩三钱　龙胆草一钱五分　知母三钱　通草一钱　藕一两　鲜枇杷叶四钱（去毛布包）

刘妇　九月十三日

久患喘促，失治迁延，阴液大耗，血遂变动，上出吐红。前方屡进，证象逐渐缓和，第阴伤太过，气血不调，痛经当不能免，脉神力较增，肌肤增长，当可逐渐恢复，再以前方加减。

灵磁石六钱（先煎）　旋覆花二钱（布包）　盐知母三钱　台乌药二钱（橘核三钱同炒）　杏仁泥三钱　代赭石三钱生牡蛎一两（先煎）　生龙齿五钱　川牛膝三钱　石决明一两

（先煎） 甜葶苈二钱 地骨皮三钱 鸡血藤四钱 蛤粉一两
鲜九节菖蒲四钱 首乌藤六钱 血余炭二钱 盐黄柏三钱
莲房一个 犀黄丸六分（分化）

[按] 阴液大耗，肝阳上逆动血，则以灵磁石、代赭石、
生牡蛎、石决明、生龙齿、蛤粉、川牛膝以滋潜重镇降逆，配
合血余炭、莲房止血；气血瘀滞痛经则取橘核乌药理气，犀黄
丸散血以通之。

朱男 十月十五日

湿热郁阻，肺令失肃，膈上闷损，痰咳不易出，舌苔白
腻，脉象滑实而数，右寸关较盛，亟宜涤痰肃化为治。

鲜石斛六钱 炒甜葶苈二钱 杏仁泥三钱 生桑白皮三钱
青竹茹六钱 黛蛤粉八钱（布包先煎） 全瓜蒌六钱 生紫
菀三钱 真川郁金一钱五分 生滑石块四钱 知母三钱 通草
一钱 鲜枇杷叶四钱（去毛布包）

李妇 九月十四日

肺燥脾湿，多年久咳，阴分虚热亦盛，上灼而为牙痛，六
脉细数兼弦，右关弦略呈滑大，治当滋化，以肃上中两焦。

黛蛤粉五钱 鲜石斛四钱 肥玉竹三钱 川黄柏二钱 知
母三钱 云苓皮三钱 杏仁泥三钱 川牛膝二钱 法半夏二钱
川贝母二钱 地骨皮三钱 鲜枇杷叶四钱 生石决明六钱
郁李仁二钱 薄荷五分（后下）

傅男 五月十二日

脾湿肝热，喘促月余，肺气失降，为痰所阻，六脉弦滑而
大，按之力实，当清抑豁痰，以肃上焦。

云苓皮四钱 杏仁泥三钱 生石膏四钱（研先煎） 麻黄
梢二厘 炒秫米四钱 旋覆花一钱五分（包） 生紫菀三钱
法半夏四钱 磁朱粉四钱（布包先煎） 生牡蛎四钱 代赭石
二钱 生龙齿三钱（包先煎） 苏子二钱 知母三钱 竹沥三
钱（冲） 朱麦冬一钱 陈皮一钱 姜汁十滴（冲） 黛蛤粉

六钱

宫男　五月十三日

证脉均较前转轻，痰涎较和，第郁阻肺络已久，豁之非易，胸膈间仍不能畅通，脉缓滑渐和，再以前方加减。

生牡蛎四钱（先煎）　生石膏五钱（研先煎）　生龙齿三钱（先煎）　磁朱粉四钱（布包先煎）　炒甜葶苈二钱　鲜茅根一两　藕一两（切片）　广陈皮二钱　清半夏三钱　杏仁泥三钱　盐橘核三钱　代赭石二钱　旋覆花三钱（包）　川郁金二钱　知母三钱　大麦冬三钱（带心朱拌）　莱菔子三钱　鲜九节菖蒲根三钱（和凉开水捣汁兑）　乌药二钱　竹沥三钱　车前子三钱（布包）　局方至宝丹一粒（分六角）

刘男　九月十一日

上焦热象，业经渐退，喘促较平，而肺气仍不能畅，两胁下际不适，牵及腿部，脉象滑数，再以前方加减。

炒大腹绒一钱半　川牛膝三钱　灵磁石五钱（先煎）　知母三钱　生牡蛎四钱　旋覆花一钱半（布包）　桑寄生五钱　黛蛤粉一两　盐水炒橘核四钱　代赭石一钱半　枯黄芩三钱　生石膏五钱（研先煎）　糖瓜蒌八钱　滑石块三钱　杏仁泥三钱　藕一两

王妇　九月十二日

前方兼用甘温，又觉不适，盖湿痰过盛，补药难入，然久服辛温，肺气不能敛，每为风寒所袭即易喘促，只能以镇摄佐之，再进。

生牡蛎六钱　生龙齿四钱　旋覆花一钱半（布包）　代赭石二钱　炙巴戟天一钱半　杜仲一钱半（盐水炒）　磁朱丸四钱　陈皮一钱半　杏仁泥三钱　麻黄梢三厘　法半夏三钱　细辛一分半　苏子一钱　桂枝尖二钱　川牛膝二钱

〔按〕阳气不足，痰饮为病，以桂枝、细辛、半夏温化之。然肺气不敛，又以龙齿、牡蛎镇摄之。

顾男　十月初五日

仍作喘嗽，夜眠不实，鼻中带血，痰涎亦盛，舌苔白腻，脉息滑大，当豁痰解热。

盐玄参三钱　知母三钱　干枇杷叶四钱（布包）　贝母三钱　麦冬三钱　花粉三钱　首乌藤六钱　百合四钱　竹茹三钱　橘皮二钱　茯苓块三钱　甘草一钱　生梨皮一具

乌男　十一月十一日

据述喘发常在眠后，此属肾虚作喘，病根滋深，难收全效，脉仍沉数，宜从本治。

盐玄参五钱　狗脊四钱　灵磁石三钱（先煎）　枯巴戟天三钱　细生地四钱　朱茯苓神各三钱　菟丝饼三钱　炒杭芍三钱　知母二钱　贝母二钱　橘皮二钱　甘草一钱　金樱子四钱　生藕节三枚

陈妇　四月初一日

痰喘亦久，春即发，动肝愈甚，腹中结痞，脉象滑大而数，亟宜柔肝涤痰，以肃上焦。

清半夏三钱　炒甜葶苈三钱　生海蛤一两（布包先煎）　知母三钱　鲜菖蒲三钱　生牡蛎三钱（布包先煎）　旋覆花三钱　代赭石三钱　竹茹六钱　云苓皮四钱　炒秫米五钱　海浮石三钱　川牛膝三钱　磁朱丸五钱（布包先煎）　礞石滚痰丸八分（分二次吞下）

陈妇　闰月初八日

暑湿相袭，旧患痰喘，湿热郁阻，须防复发，脉大而滑数，再以标本并治。

生石膏六钱　佩兰梗三钱　旋覆花二钱（包）　代赭石二钱　天竺黄二钱　广藿梗三钱　青竹茹八钱　栀子炭三钱　茯苓皮三钱　鲜苇茎一两　全紫苏二钱　薄荷梗一钱　清半夏三钱　知母三钱　益元散四钱（布包）

安妇　八月十一日

前服药诸症渐减，第肺络痰郁，咳嗽多痰且作喘促，夜不得寐，脉滑数，宜清渗豁痰。

旋覆花三钱　代赭石二钱　生石膏六钱（先煎）　莲子心二钱　知母三钱　黄柏三钱　鲜芦根一两　杏仁三钱　炒甜葶苈四钱　牛膝三钱　清半夏三钱　黛蛤粉六钱（布包先煎）陈皮二钱　滑石块四钱　海浮石三钱　竹沥水四钱　荷叶一个　紫雪丹四分（冲）

曹妇　八月十八日

旧有哮喘，近又复发。其因有二：一由肾气不摄，一由湿热上泛。两关脉滑大而实如豆，左尺力小而沉，拟清肃上中两焦而益肾气。

苏子五分　苏叶五分　生牡蛎三钱（布包先煎）　生桑白皮二钱　酒黄芩三钱　旋覆花一钱（布包）　青竹茹四钱　代赭石一钱半　灵磁石三钱（先煎）　杏仁泥三钱　法半夏三钱　芡实米三钱（盐水炒）　广陈皮一钱半　金匮肾气丸一钱（布包煎）

徐男　八月初四日

肝逆于肺，清肃之令不行，喘咳旧疾，因之复发，舌苔白腻，脉右寸关弦而带浮象，是因风袭而发也。当辛凉抑化之。

连皮苓三钱　生桑白皮三钱　黛蛤粉一两（布包先煎）　麻黄梢三厘　生紫菀三钱　旋覆花钱二分（布包煎）代赭石一钱五分　杏仁泥三钱　生石膏四钱（研先煎）　地骨皮三钱　法半夏二钱　炒甜葶苈一钱五分　肥知母三钱　鲜冬瓜皮一两　车前子三钱（布包煎）　二剂

赵男　十一月初九日

前患痰热，经调治于证转而未痊愈之际，又临冬至，节气骤变，寒邪乘而束之，思冷便秘等象又复，咳逆气呛，脉较前为数大，宜清解疏润凉化之。

全瓜蒌六钱　代赭石二钱　旋覆花二钱（布包煎）　杏

仁泥三钱　苦桔梗一钱五分　鲜石斛一两（先煎）　生紫菀三钱　知母三钱　生石膏一两（先煎）　川黄柏三钱　板蓝根四钱　鲜枇杷叶四钱　郁李仁一钱五分　鲜藕一两　羚羊角一分（镑片另煎兑入）　炒稻芽三钱　炒谷芽三钱　犀黄丸六分（吞服）

韩女　十月二十一日

脾湿悬饮，产后邪袭，闭经肺络，遂致中满气逆作咳。近三月未见汛事，脉象弦而滑实，是兼有胎气上犯之嫌，湿热熏蒸于上，而清肃之气更不能畅矣，先予清疏化湿。

青竹茹五钱　全瓜蒌五钱　黛蛤粉五钱（布包先煎）　莲子心一钱　杏仁泥三钱　条黄芩二钱　川贝母三钱　代赭石七分　旋覆花七分（布包）　苏子霜一钱五分　广陈皮五分　大腹绒一钱五分　二剂

王男　十月十七日

湿热痰逆于肺而致咳，经医调治不当，遂令肺家更失宣化，业将两旬，脉大而滑数，右寸、两关较盛，舌苔白腻，亟宜清疏豁痰。

甜葶苈子一钱五分　鲜芦根六钱　地骨皮三钱　鲜枇杷叶四钱（去毛）　青竹茹五钱　焦栀子三钱　生桑白皮二钱　苦杏仁三钱　条黄芩二钱　生紫菀三钱　肥知母三钱　白通草一钱　梨皮一两　三剂

范男　十月初一日

肝肺并盛，兼有风袭，痰咳极盛，脉大而滑数，舌苔白腻，亟宜清热涤痰，兼事疏解。

麻黄梢二厘　黄芩三钱　生石膏六钱（先煎）　苏子霜一钱五分　知母三钱　白通草一钱　全瓜蒌六钱　竹茹五钱　甜葶苈子一钱五分　生滑石块四钱　地骨皮三钱　鲜菖蒲根三钱　紫雪丹三分（冲服）　二剂

何女　四月十六日

痰嗽一月之久，近夹风邪所袭，咳嗽加剧，湿热在中，痰涎极盛，右寸关两脉大而滑数，左关亦盛，亟宜清肺疏化。

条黄芩三钱　板蓝根三钱　生石膏六钱（先煎）　桑白皮三钱　杏仁泥三钱　薄荷一钱五分（后下）　知母三钱　地骨皮三钱　紫全苏二钱　全瓜蒌六钱　大青叶三钱　郁李仁二钱　鲜九节菖蒲根三钱　紫雪丹三分（冲服）　二剂

白女　十一月初二日

肝热上犯，脾家湿与热合，蒸腾而逆于肺络，清肃之令不行，喘促咳嗽，痰带腐味，湿热郁久所致也，脉弦而滑数，舌苔黄腻，当降逆以利肺经。

杏仁泥三钱　全瓜蒌五钱　黛蛤粉八钱（布包先煎）　龙胆草二钱　旋覆花一钱五分　代赭石一钱五分　川郁金一钱五分　地骨皮三钱　忍冬花五钱　知母三钱　黄芩三钱　鲜鸭梨一两　二剂

徐男　八月初八日

湿热肝强，脾肾亦燥，兼为风袭，咳嗽，痰带腐气，舌苔白腻，脉大而弦数兼滑，左关脉盛，治当清疏凉化，兼豁痰涎。

鲜芦根一两　知母三钱　生石膏八钱（先煎）　全瓜蒌八钱　玄参三钱　黛蛤粉八钱（布包先煎）　鲜茅根一两　川黄柏三钱　甜葶苈子一钱五分　地骨皮三钱　条黄芩二钱　杏仁泥三钱　鲜梨一两　老苏梗一钱　薄荷一钱五分（后煎）

二诊：八月初十日。左关脉较前为平缓，右脉仍属滑大而实，痰咳未止，气腐较减而未除，湿热仍壅塞于肺络，再依前方加减。

忍冬花四钱　知母三钱　生石膏一两（先煎）　全瓜蒌八钱　生桑白皮三钱　黛蛤粉八钱（布包后煎）　蒲公英四钱　川黄柏三钱　甜葶苈子二钱　青竹茹六钱　条黄芩二钱　川牛膝三钱　杏仁泥三钱　栀子炭三钱　生滑石块四钱　冬瓜皮二

两　二剂

张女　七月二十六日

湿热并盛，肺气不降，咳嗽痰盛，胸膺闷损而热，心下悸，气机不畅，脉弦滑，舌苔白腻，治当化热清肺。

青竹茹六钱　川郁金三钱　生石膏五钱（先煎）　焦栀子三钱　海浮石四钱　鲜石斛一两（先煎）　广陈皮一钱五分　杏仁泥三钱　葶苈子三钱　瓜蒌皮三钱　鲜苇茎一两　黛蛤粉一两（布包先煎）　知母三钱　条黄芩三钱　大青叶三钱　二剂

二诊：七月二十九日。湿热减而未清，仍易为邪袭，肺气失宣，咳嗽减而未止，心下悸亦未除，三焦停水之象乃脾肺不和、湿热相郁所致也，脉滑数，六至以上，再依前方加减。

冬桑叶三钱　款冬花三钱　旋覆花七分（布包煎）　代赭石七分　生稻芽八钱　生石膏四钱（先煎）　甜葶苈子一钱五分　广陈皮一钱五分　车前子三钱（布包）　法半夏三钱　首乌藤一两　大腹绒一钱五分　杏仁泥三钱　知母三钱　羚羊角一分五厘（镑片，另煎兑入）　鲜鸭梨皮一两

唐男　八月十九日

风热闭于肺络，遂致久嗽，且易受外邪，受之则咳嗽增甚，脉大而滑数，右寸关较盛，大便较秘，治当清疏凉化。

栀子炭三钱　条黄芩二钱　鲜石斛六钱（先煎）　杏仁泥三钱　全瓜蒌八钱　鲜枇杷叶四钱（洗净去毛）　青竹茹五钱　白通草一钱　黛蛤粉五钱（布包先煎）　老苏梗一钱五分　知母三钱　鲜鸭梨皮一两　川黄柏三钱　板蓝根三钱　川牛膝三钱　二剂

吕男　十月十四日

湿痰久注于肺，呛咳经年而未得治，痰属稀涎，脉弦滑而数，治当涤痰降逆，以肃肺络。

甜葶苈子二钱　生桑白皮三钱　旋覆花一钱半（布包

煎）　代赭石一钱五分　青竹茹五钱　黛蛤粉六钱（布包先煎）
川郁金二钱　杏仁泥三钱　苏子霜一钱五分　盐橘核四钱　知母三钱　生滑石块四钱　法半夏三钱　鲜鸭梨皮一两　二剂

二诊：十月十七日。晋服前方药后，证业经渐减，第痰咳经年，不能即愈，舌脉如前，仍当攻痰降逆，以祛实邪而安肺络。

甜葶苈子三钱　生桑白皮三钱　旋覆花一钱五分（布包煎）　代赭石一钱五分　青竹茹六钱　黛蛤粉一两（布包先煎）川郁金二钱半　苦杏仁泥三钱　法半夏二钱　生橘核四钱　知母三钱　生滑石块四钱　瓜蒌皮四钱　苦桔梗一钱　鲜梨皮一两　三剂

孙男　十月二十一日

肝热上犯，脾湿为之冲动，上逆于肺，咳嗽白痰多，左关脉弦大而独盛，余均见滑象，治当清疏凉肝之品。

青竹茹八钱　龙胆草一钱五分　代赭石一钱　清半夏二钱　杏仁泥三钱　旋覆花一钱（布包）　生桑白皮二钱　地骨皮三钱　苏子霜一钱　条黄芩三钱　知母三钱　鲜枇杷叶四钱（洗净去毛）　连皮苓三钱　橘核三钱　鲜梨皮一两　二剂

李女　七月十八日

肝肺气郁，热居上焦，头部晕楚，咳嗽胸中闷损，身倦腰疼，脉弦滑，左关大，亟宜平肝降逆，兼肃肺络。

杏仁泥三钱　川郁金四钱　白蒺藜五钱　龙胆草二钱　苏子霜一钱五分　青竹茹四钱　酒黄芩二钱　全瓜蒌五钱　石决明八钱（生研先煎）　清半夏三钱　海浮石五钱　荷叶一张　滑石块五钱　杭菊花三钱　二剂

二诊：七月二十日。服前方药后，肺热较平，咳嗽渐止，第肝阳仍盛，头部尚不能清楚，湿邪为肝气所迫，腰部仍觉痛楚，脉属弦数，左关仍盛，再从前方加减。

青竹茹四钱　知母三钱　石决明八钱（生研先煎）　川黄

柏三钱　地骨皮三钱　生石膏四钱（先煎）　龙胆草一钱五分　白蒺藜五钱　桑寄生四钱　杏仁泥三钱　霜桑叶三钱　荷叶一个　生滑石块三钱　羚羊角一分（镑片，另煎兑入）　二剂

刘男　十月二十八日

外邪袭肺，热邪上逆遂作咳，曾发寒热头痛，周身疼痛，咳时咽微痛，脉伏数，当清疏凉解，以畅表里。

忍冬花三钱　忍冬藤三钱　鲜石斛六钱（先煎）　枯黄芩三钱　霜桑叶三钱　板蓝根四钱　白僵蚕三钱　青竹茹五钱　白通草一钱　焦栀子三钱　地骨皮三钱　薄荷一钱五分（后煎）　苦杏仁泥三钱　全瓜蒌四钱　肥知母三钱　荷叶一个　鲜鸭梨皮一两　二剂

黄男　二月二十七日

脾胃失和已久，痰热相并，肝肺气郁，咳嗽喘息，夜间痰盛，脘中痞满，呕逆，胃不安纳，舌苔白腻，脉弦大而数，宜先宣肺化痰。

鲜石斛八钱（先煎）　黛蛤粉一两（布包先煎）　生石膏八钱（嫩麻黄一分五厘同先煎）　海浮石五钱　杏仁泥三钱　葶苈子五钱　生麦芽一两　白通草二钱　焦山楂三钱　天竺黄二钱　瓜蒌皮四钱　浙贝母三钱　青竹茹四钱　焦栀子二钱　酒黄芩二钱　竹沥水三钱（冲服）　二剂

二诊：二月二十九日。脉象渐平，喘息较正，第痰涎尚盛，脘痞未除，气机遂不得畅，肺令失宣，咳嗽即不能平，再以前方略为增减。

川黄柏三钱　青竹茹八钱　鲜石斛八钱（先煎）　陈皮一钱五分　知母三钱　旋覆花二钱（布包煎）　代赭石三钱　全瓜蒌八钱　生石决明六钱（研先煎）　苦杏仁泥三钱　苏子霜一钱五分　黛蛤粉八钱（布包煎）　酒子芩三钱　川牛膝三钱　竹沥水三钱（冲服）　车前子二钱（布包煎）

三诊：三月初三日。喘咳皆安，脘痞亦减，然呕逆懊恼，

胃纳仍少，唇舌均干，肺气渐舒而脾胃仍困，脉滑数，舌苔黄垢，再清胃和中。

建神曲三钱　川朴花二钱　生石决明八钱（先煎）　法半夏三钱　代赭石二钱　旋覆花二钱（布包）　生麦芽五钱　瓜蒌皮四钱　炙甘草五钱　焦栀子三钱　青竹茹六钱　广陈皮三钱　莱菔子三钱　炒枳壳二钱　鲜石斛一两（先煎）　云苓皮四钱　肥知母三钱　车前子三钱（布包煎）　生滑石块五钱　全紫苏一钱五分　落水沉香五分（冲服）　三剂

杨女　九月十三日

肝气横逆，肺气不宣，咳嗽气呛，胸中闷损隐痛，胃纳顿减，口干而苦，舌苔垢糙，高年阴亏，津液被灼更短，宜先平肝清肺。

代赭石三钱　杏仁泥三钱　旋覆花三钱（布包煎）　龙胆草三钱　桑寄生六钱　醋炒小青皮三钱　老苏梗一钱五分　广陈皮一钱五分　生石决明一两（先煎）　葶苈子二钱　知母三钱　玫瑰花一钱五分　海浮石三钱　瓜蒌皮四钱　二剂

二诊：九月十六日。前方药晋服两剂，证象较缓，但肝阳燥气上灼肺胃日久，咳嗽口苦，舌苔仍属垢燥，脉象左关独盛，再以清滋抑化并进。

苦桔梗五分　代赭石二钱　鲜石斛一两（先煎）　知母三钱　盐橘核三钱　黛蛤粉八钱（布包煎）　嫩桑枝六钱　厚朴花二钱　生珍珠母八钱（先煎）　款冬花一钱五分　瓜蒌仁二钱　旋覆花一钱五分（布包煎）　竹叶卷心一钱　鲜鸭梨皮一两　肥玉竹三钱　焦谷芽四钱　焦稻芽四钱　三剂

姚女　八月二十日

产后脾湿血燥，肝热上犯，肺失清肃，遂作喘嗽，稀涎极盛，肺络湿热所郁，是以易致外邪侵袭，脉滑数而浮，当清疏凉化之。

杏仁泥三钱　云苓皮三钱　黛蛤粉六钱（布包煎）　苏叶

一钱　苏子一钱五分　旋覆花二钱（布包煎）　代赭石二钱
鲜苇茎一两　清半夏三钱　知母三钱　生橘核三钱　薄荷五分
（后煎）．二剂

叶男　三月十八日

左关脉洪大，右脉弦滑而细数，湿痰素盛，近为肝家逆气
所托，上阻肺家清肃之化，兼致喘促，散肺之品，更使痰热上
逆，自非所宜。亟设降逆豁痰之法，以肃上焦。

知母三钱　竹茹六钱　旋覆花一钱五分（布包煎）　代赭
石一钱五分　款冬花三钱　生石膏一两（先煎）　川黄柏三钱
全瓜蒌六钱　鲜石斛八钱（先煎）　苦杏仁泥三钱　酒黄芩
三钱　焦蛤粉八钱（布包煎）　川牛膝三钱　盐橘核四钱　二
剂

柯女　七月二十七日

脾湿久困，痰郁肺气不和，夹外邪袭之，咳喘交作，气
促痰盛，夜不能卧，形冷胸闷，脉弦滑而数，先宜解表化痰清
肺。

鲜苇茎一两　肥知母三钱　嫩麻黄一分五厘　焦栀子三钱
苏子霜一钱　薄荷叶五分（后煎）　酒黄芩二钱　忍冬花四
钱　生石膏六钱（先煎）　杏仁泥三钱　青连翘三钱　冬桑叶
四钱　生滑石块四钱　瓜蒌四钱　二剂

二诊：七月二十九日。服前方药后，外邪渐解而湿痰仍
盛，呼吸急而粗，喘息仍作，入夜形冷未除，舌苔垢白，脉滑
而数，再豁痰肃肺。

青蒿梗一钱五分　鲜苇茎一两　栀子炭三钱　甜葶苈子二
钱　代赭石一钱　旋覆花一钱（布包煎）　苦桔梗二钱　杏仁
泥三钱　黛蛤粉六钱（布包煎）　云苓皮三钱　法半夏二钱
广陈皮一钱五分　鲜九节菖蒲根三钱　二剂

三诊：八月初二日。外邪已除，证象好转。面色渐霁，仍
属黄滞，第湿热郁阻，尚不能清。大便秘，肺气实，则因大肠

表里未和所致，再从前方增减。

炒稻芽三钱　甜葶苈子三钱　旋覆花二钱（布包煎）　陈皮二钱　青蒿梗二钱　黛蛤粉一两（布包煎）　苦桔梗二钱　清半夏二钱　生鳖甲三钱（先煎）　栀子炭三钱　杏仁泥三钱　苏子霜一钱五分　肥知母三钱　炒谷芽三钱　鲜石斛六钱（先煎）　厚朴七分　炒枳壳一钱五分　元胡粉八分（冲服）　小郁李仁三钱　盐橘核三钱　二剂

耿男　十月二十六日

高年痰湿阻肺，气机失畅，喘促咳嗽，夜不得寐，筋络颤动，脉大而滑数，治以清通疏化涤痰之品。

青竹茹六钱　鲜苇茎一两　旋覆花一钱（布包煎）　代赭石二钱　杏仁泥三钱　黛蛤粉八钱（布包煎）　紫苏一钱五分　生桑白皮三钱　川郁金一钱五分　全瓜蒌四钱　鲜鸭梨皮一两　薄荷叶一钱五分（后下）　鲜枇杷叶四钱（洗净去毛）　二剂

朱男　十月十八日

六脉缓滑，两尺较弱，左关偏盛，证属病后肺络为湿热所郁。咳嗽结气，肺气不能敷布，脾家亦困，生化较迟，肺络更失濡养矣。口干，夜嗽，声哑，亟宜清抑育化并进。

钗石斛四钱　冬桑叶三钱　磁朱丸三钱（布包先煎）　带心麦冬二钱　云茯苓三钱　左金丸二钱（布包煎）　干百合四钱　焦栀子三钱　炒秫米三钱　合欢皮五钱　炒稻芽四钱　肥知母三钱　滑石块四钱　铁心甘草七分　生左牡蛎四钱（布包先煎）　北沙参一钱（青蒿露兑一半水煎药）　二剂

二诊：十月二十日。两晋前方药，证略好转，仍有微咳，口干较甚，肺胃稍呈热象。盖阴液不足，生化乏源，则热邪即易生，右寸关两脉较前为数大，依原方稍为增减。

麦门冬三钱　盐川柏三钱　鲜石斛五钱（先煎）　焦栀子三钱　炒谷芽三钱　磁朱丸三钱（布包先煎）　云苓皮三钱

酒黄芩三钱　钗石斛五钱（先煎）　杏仁泥三钱　肥玉竹三钱　生牡蛎四钱（布包先煎）　炒秫米四钱　盐橘核三钱　干百合四钱（台乌药一钱五分同炒）　炒稻芽三钱　知母三钱　小川连一钱五分（吴萸二分泡水炒）　首乌藤一两　酒炒龙胆草五分　合欢皮二两（煮水煎药）　三剂

[按] 口干，夜嗽，声哑，肺阴不足，钗石斛、百合、北沙参、麦冬、肥玉竹、知母以养肺阴。脾家湿热，左金丸清热燥湿，云苓皮、炒秫米健脾化湿。

陆女　九月二十五日

孕经四月余，心胃炽盛，肺气不和，又兼久吐伤中，迎风迫击而成胎嗽，入夜尤甚，不能安枕，凌晨痰涎壅盛，音哑，胸痛，今日曾见痰中伴有血丝，口渴喜饮，舌绛苔白，脉滑实而数，宜清肺祛邪，兼和胃安胎。

鲜茅根一两　酒黄芩三钱　莲子心一钱　青竹茹六钱　缩砂仁三分　丝瓜络一钱五分　煨广木香七分　陈皮二钱　清半夏三钱　焦栀子三钱　川朴花一钱五分　代赭石二钱　火麻仁五钱　川黄柏三钱　旋覆花三钱（包煎）　桑枝六钱　忍冬花三钱　薄荷一钱（后下）　羚羊角一分五厘（镑片，另煎兑入）　苏合香丸一粒（每次化服1/6粒）　二剂

二诊：九月二十八日。吐嗽均减，痰涎亦少，并未见出血，胸膺脘次稍畅，然肺胃未和，心热尚盛，口渴思冷，脉仍滑数，再依前方加减。

桑枝五钱　鲜茅根一两　生石膏六钱（先煎）　鲜苇茎一两　青竹茹四钱　鲜石斛一两（先煎）　酒黄芩二钱　杏仁泥三钱　生海蛤一两（先煎）　莲子心一钱五分　焦山楂三钱　火麻仁四钱　大腹绒一钱五分　肥知柏三钱　旋覆花一钱五分（布包煎）　代赭石一钱　藕节七枚　浙贝母二钱　羚羊角二分（镑片，另煎兑入）　血琥珀四分（研细粉，分二次冲服）　二剂

顾男　九月二十九日

脾肾两虚，肺阴亦损，虚喘多年，每遇晚秋发之，稀涎颇盛，面部及四肢皆有浮肿，二便不自禁，呼吸气急，痰声辘辘而不得安卧，脉细而滑，左尺较数，亟宜镇摄肾气并健中治之。

五味子二钱　北沙参一钱五分　干百合五钱　生紫菀四钱　花粉三钱　蜜炙款冬花五钱　合欢皮五钱　何首乌四钱　杜仲炭五钱（盐水炒）　怀山药三钱　云茯苓四钱　石斛四钱（先煎）　煨石莲肉三钱　盐川柏三钱　生牡蛎六钱（包先煎）　落水沉香四分（研细冲服）　黑锡丹八分（化服）　三剂

〔按〕先生认为：五脏六腑皆令人咳，非独为肺。咳为之一症，喘又为之一症也，临证咳喘兼见者有之。咳必经于肺，咳作必有声，声出又有清浊之不同。喘亦声发，然与咳声迥异。声出以鼻之呼，以口之喝而知是喘，一呼心肺皆应，一吸肝肾同俦。呼吸之间脾动焉。喘之为病更非独在肺一脏。是故同一咳喘症，而外感内伤虚实寒热，理应细分以治之。如秋燥咳之初，桑菊饮去桔梗为宜，老人幼婴更当轻清之剂。夹痰者咳必重浊，其标在于肺者，青黛海蛤以使痰得外吐，须少佐石斛。其本在于胃者，又须竹茹、半夏。至若咳声高亢无痰，或痰出不过星点，而又当别之舌苔有无，是薄是厚，属滑腻，属干糙，脉之滑数与细数，右寸是浮或是沉。声声亢无痰，舌无苔，脉多见数而兼细，右寸为沉，是欲见血证也，喻氏清燥救肺汤可用。反之者，则须清络饮加杏仁、苡仁、滑石、竺黄、海浮石、羚羊角粉急防肺痈为害。喘之气粗，呼呼出自于鼻孔，当治其热，当察其痰，此虽在冬月，麻黄亦不可轻用。直须生石膏、黄芩、胆草佐薄荷以通透其内壅之热。痰实者，用瓜蒌、葶苈、竹沥、胆星、礞石滚痰丸之类。其所谓喝喘者，除经言"因于暑，汗烦则喘喝"一则外，此须辨肾不纳气，汗出如油，目瞪圆圆，语言难张，绝非白虎之剂所能施。求诸于苓、桂、参、附之辈与二甲之属，从其异同，按肝肾乙癸同源之论治。咳喘久病将愈之际，往往气馁不足，难抵外邪相侵，微受之则小咳，小有劳即欲喘，投之以紫菀、款冬，佐群药为治颇验；愈后调摄于用膳之时可辅以百合粥，而于罂粟、五味、洋金花用则宜慎之又慎。先生常言："二阳之病发心脾：有不得隐曲者，其传为风消，往往不传于息贲以不死，独一咳一喘之候常因医治不当而传为息贲至死者，能不憾叹乎!"

肺　痈

王男　七月十八日

湿热上蒸，肺失清肃，咳嗽带红，渐有腐气，胸膺作痛，肺痈初起。脉象洪大而弦数，亟宜辛凉肃化内消之。

生石膏八钱　血余炭三钱　苦桔梗四钱　生甘草三钱　全瓜蒌八钱　忍冬花五钱　代赭石三钱　浙贝母三钱　旋覆花三钱（布包）　蒲公英五钱　炒甜葶苈三钱　生黄柏三钱　生知母三钱　藕一两（带节七枚）　梅花点舌丹两粒（分吞）

二诊：七月二十二日。连晋前方药，腐气已无，唯咳喘未除，加川牛膝三钱、青竹茹六钱、杏仁泥三钱。

刘男　十一月初二日

湿痰热郁，肺络痈肿，咳吐脓血，味极腥腐，脉滑弦数大，宜辛凉内消之。

生石膏八钱　蒲公英四钱　全瓜蒌八钱　苦桔梗一钱　炒甜葶苈三钱　忍冬花五钱　旋覆花二钱　代赭石二钱　酒军炭一钱半　杏仁泥三钱　肥知母三钱　赤小豆一两　湖丹皮一钱半　郁李仁二钱半　石决明八钱　藕一两　首乌藤一两　鲜茅根一两　元参三钱　大生地五钱　青竹茹一两　犀黄丸一钱半（分吞）

二诊：十一月十四日。连晋前方药，证象渐转，脓血已减，上方改生地八钱、郁李仁三钱、元参心五钱、忍冬藤八钱、炒丹皮二钱半，加血余炭三钱、生甘草一钱、黛蛤粉一两（布包先煎）。

赵男　八月十九日

初患肺痈，吐脓血，病后失治，二年之久，咳嗽未除，右寸脉大而滑濡，是血后痰实，正未复也，拟清抑滋化。

生紫菀三钱　龙胆草钱半　鲜石斛五钱（劈先煎）　知母三钱　石决明六钱　黛蛤粉五钱（布包）　栀子炭三钱　瓜蒌六钱　甜杏仁三钱　旋覆花一钱（布包）　代赭石一钱半　地骨皮三钱　稻芽八钱　苏子霜一钱半　滑石块四钱　藕一两

［按］肺痈咳唾脓血，味腥腐，湿热邪毒壅盛，肺家清肃无权。

刘姓案中甘桔汤、赤小豆、丹皮、金银花、蒲公英、生石膏以清热败毒，化瘀消痈；浙贝母、元参、黛蛤粉、甜葶苈、竹茹、杏仁、瓜蒌以软坚化痰，降气止咳；生地、血余炭、鲜茅根、鲜藕带节、酒军炭以凉血止血，清络散瘀；石决明、旋覆花、代赭石以降逆柔肝；郁李仁下气散结；痈初起用梅花点舌丹以软坚消散，脓既成用犀黄丸以排脓消瘀，层次分明，效果颇佳。

心　悸

冯妇　四月二十七日

脾湿盛，心肝热所扰，心跳作悸，夜寐欠宁，胃纳亦差，舌苔白腻，大便秘，脉弦滑，宜清渗平柔，兼交心肾。

桑寄生六钱　代赭石三钱　旋覆花三钱（布包）　夜交藤一两　盐知母三钱　盐黄柏三钱　炒稻芽四钱　灵磁石三钱　生莲心二钱　川厚朴五钱　滑石块四钱　全瓜蒌六钱　冬瓜皮一两　清半夏三钱　生海蛤一两（布包先煎）　云苓皮四钱

鲜石斛六钱　藕一两

李妇　五月十八日

肝郁脾湿，中脘气阻，心下悸颇甚，气逆不舒，脉大而弦滑，舌苔白腻，湿热之象颇盛，当抑肝清化。

云苓皮三钱　厚朴七分　旋覆花一钱半（布包）　代赭石一钱半　炒桑枝六钱　炒秫米三钱　陈皮一钱半　知母三钱　法半夏二钱　盐橘核八钱　朱莲心一钱　炒六曲三钱　生滑石块四钱　生川牛膝三钱　川黄柏二钱　首乌藤六钱

　　[按]上两例心悸，均因肝郁脾湿，中焦运化失司，水饮内停，水气乘心所致。先生治此，用健脾渗湿之法，佐以清热抑肝之品，收效颇捷。

李男　六月十七日

前方药两晋，证象较缓，第下血太久，阴分大伤，肝家阳邪尚不能戢，仍复上扰清明，三焦湿象未除，心下悸未止，再为加减前方。

生珍珠母一两　生石决明八钱　生侧柏叶三钱　云苓皮四钱　知母三钱　生牡蛎四钱　鲜茅根一两　炒秫米四钱　川黄柏三钱　生灵磁石八钱　血余炭三钱　川草薢三钱　丹皮一钱（炒）　代赭石一钱半　旋覆花一钱半（布包）　赤小豆四钱　通草一钱　橘核八钱（盐水炒）　川牛膝三钱　藕一两　荷叶一张　犀黄丸六分（分吞）

王妇　闰月初七日

经血暴下，心经失养，跳动颇甚，止后阴分虚燥，脉大而弦数，亟宜清滋摄化以防之。

生牡蛎五钱　生甘草一钱　生龙齿三钱（同布包先煎）　玄参心三钱　生侧柏叶三钱　莲子心二钱（朱拌）　血余炭三钱　炒丹皮一钱　赤小豆四钱　盐知母三钱　盐黄柏三钱　磁朱粉四钱（布包先煎）　栀子三钱　炒大腹绒一钱半　干藕节七枚　炒谷芽三钱　炒稻芽三钱

〔按〕上两例心悸，乃出血过多，阴虚心失濡养所致。先生常用清滋摄化之法而取效。

许女 十月十六日

肝家热郁，气机上逆心包络，心悸时作，肺络为湿热所阻。虽经咳血，尚无大重要。脉象弦滑而数，治当凉化，兼泻肝邪。

代赭石一钱　朱拌莲心一钱　旋覆花一钱（布包）　鲜茅根一两　知母三钱　生石膏六钱（研先煎）　全瓜蒌八钱　川黄柏三钱　净青黛一钱半（布包）　丹皮一钱　梨一两　羚羊角一分半（另煎兑入）　藕一两　苦杏仁三钱（研）

不　寐

石男 闰月初七日

肝家热邪，气逆于上，痰涎为之上阻，久则心肾不得交通，荣为阳气冲动，不能安寐，脉弦滑而伏数；治当清平降逆，兼交心肾。

磁朱粉五钱（布包先煎）　莲子心二钱（朱拌）　清半夏三钱　旋覆花一钱半（布包）　地骨皮四钱　云苓皮四钱　石决明两（生研先煎）　首乌藤一两　青竹茹八钱　盐知母三钱　盐黄柏三钱　川牛膝三钱　代赭石二钱　加料牛黄清心丸一粒（分四次化）

李男 六月初二日

述症延半载，肝家郁热，气机失畅，脘闷纳差，短气头痛不寐，取脉数大，亟宜清抑和化。

炒枳壳三钱　川牛膝四钱　石决明八钱（生研先煎）代赭石三钱　炒龙胆草三钱　旋覆花四钱（布包）　夜交藤一两半　辛夷花三钱　川郁金三钱（白矾水浸）　佛手片三钱　鲜荷叶一个　莲子心二钱　清半夏三钱　广陈皮二钱　藕一两

石男　二月二十七日

失眠经久不愈，渐有阴伤之象，邪阳渐炽而脾湿仍甚，中西医药并晋，迄未能效，脉象弦滑，左关盛大，宜清滋和化。

生栀仁三钱　地骨皮四钱　磁朱粉三钱（布包先煎）　鲜竹叶三钱　首乌藤一钱半　龙胆草二钱　灯芯草五分　云苓皮四钱　真血珀二钱（布包先煎）　法半夏三钱　炒秫米三钱　柏子霜三钱　生牡蛎三钱　谷芽三钱　稻芽三钱　川牛膝三钱

王妇　五月十八日

水气上凌，心不能下交于肾，失眠已久，腹胀躁汗出，六脉滑数，右关为甚，治以渗醒化湿，以交心肾。

炒秫米四钱　厚朴一钱　大腹皮二钱　云苓皮四钱　陈皮二钱　盐橘核四钱　法半夏三钱　朱莲心一钱　首乌藤一两　陈葫芦一两　栀子炭三钱　车前子三钱（布包）

许妇　六月二十二日

脾湿胆热，不眠烦急颇甚，舌苔滑白而腻，脉弦滑而大，当清抑渗化，以交心肾。

生石决明八钱（研先煎）　磁朱丸四钱（布包）　旋覆花三钱　柏子霜三钱　鲜九节菖蒲二钱　代赭石二钱　朱莲心二钱　首乌藤一两　盐知母三钱　盐黄柏三钱　珍珠母一两（生研先煎）　川牛膝三钱　地骨皮三钱　藕一两　益元散三钱（布包）　真血珀一钱半（布包）　安宫牛黄丸一粒（分六角，每次一角）

袁男　三月十八日

肝胃两阳并盛，头痛思冷物，心包络为热邪所扰，遂致失眠，脉盛于两关，治宜镇逆凉化，兼清心邪。

石决明一两　黛蛤散一两　首乌藤一两　全瓜蒌一两　龙胆草二钱　莲子心一钱半（朱拌）　代赭石一钱半　青竹茹五钱　旋覆花一钱半（布包）　杏仁泥二钱　苏子一钱半

生石膏一两（研先前）　　知母三钱　荷叶一个　紫雪丹四分
（分冲）

赵男　七月初八日

心肾不交，又因刺激，相火上游，牵动肝热，以致彻夜失
眠，脑力迟钝，脉象弦大，宜交通心肾，佐以安神。

盐知母三钱　灵磁石三钱（辰砂一钱半同先煎）　盐黄柏
三钱　生龙齿四钱　生牡蛎四钱　厚朴花三钱　石决明两　朱
莲心二钱　龙胆草三钱　鲜石斛五钱　茯神木一两半　首乌藤
二两　炒六曲三钱　柏子仁三钱　代赭石三钱　藕一两　旋覆
花四钱（布包）　鸡内金四钱　焦栀子三钱　荷叶一个

耿男　八月十一日

失眠之患，已历日久，屡投药疗，迄未根治，第肝热太
重，心肾不交所致，脉弦数，先予重剂安神。

川黄连一两（明沸水煎二十分钟，去渣入阿胶二两）　鸡
子黄二枚（未和前先搅一百下）　匀后取膏每晚空腹服一次，
每次服四分之一，白开水兑服。

［按］或谓饮之以半夏使安眠，从《下经》法；或谓饮
之以酸枣仁使安眠，从仲景法；其效皆良。如是者，首乌藤以
安眠；黄连以安眠；灯芯竹叶又可以安眠；朱砂安神丸以安
眠；交泰丹亦又以安眠也。一药一方，皆须对病，不眠之证，
考《内经》喜则气缓，怒则气上，悲则气消，思则气结，劳则
气耗，恐则气下，惊则气乱，寒则气收，热则气泄之说，由是
者称为九气，亦称七情与寒热。寒热有内外之分，七情皆为里
候。故不寐证首当治七情之感伤，次而调理其寒热。胃不和则
卧不安，半夏汤亦《本草经》意；仲景则用酸枣仁以养心。肝
阴虚者柔其阳，损其肺者益其气，启脾以开结，逸之以济劳，
填补而治下，平调以安乱，此七情不眠之证皆用守神之法。唯
寒收热泄，可散可清，更应参悟《灵枢》淫邪发之论，针对临
床种种不同之不寐证而以养脏为本，勿妄施攻伐也。

神志病

吴男　九月十一日

肝家热郁，湿痰较盛，上犯心包络，以致烦躁，夜不成寐，脉弦数兼滑，亟宜镇逆、柔肝、豁痰。

生石决明一两半　旋覆花四钱（布包）　代赭石四钱　地骨皮三钱　黛蛤粉一两　白蒺藜三钱　焦栀子三钱　桑寄生五钱　龙胆草三钱　莲子心二钱　夜交藤一两半　生知母三钱　生黄柏三钱　辛夷三钱　鲜九节菖蒲根五钱　天竺黄三钱　海浮石四钱　鲜荷叶一个　十香返魂丹一粒（分和）

王女　八月二十八日

肝家抑郁，心为邪扰，神志迷离，言笑失常，兼有经行未畅，脉象弦大数，亟宜镇抑解郁。

石决明一两半　旋覆花三钱（布包）　代赭石三钱　莲心三钱　焦栀子三钱　白蒺藜三钱　龙胆草三钱　川牛膝三钱　桃仁三钱　杏仁三钱　延胡索二钱　川郁金三钱（生白矾水浸）　生知母三钱　生黄柏三钱　鲜九节菖蒲四钱　瓜蒌六钱　竹茹五钱　紫雪丹五分（分冲）　十香返魂丹一粒（分吞）

李男　七月十六日

肝家热郁，痰涎亦盛，气机失调，神志渐失常度，大便燥秘，舌苔厚腻，脉象弦数兼滑，亟宜清化豁痰，解郁柔肝。

生石决明一两　旋覆花三钱（布包）　代赭石三钱　青竹茹八钱　川牛膝三钱　鲜九节菖蒲四钱　首乌藤一两　地骨皮三钱　海浮石四钱　川草薢三钱　滑石块四钱　磁石四钱（先煎）　龙胆草二钱　川郁金三钱（生白矾水浸）　天竺黄三钱　生枳实二钱　盐知母三钱　生黄柏三钱　郁李仁三钱（元明粉一钱拌）　十香返魂丹一粒（分吞）　紫雪丹四分（分冲）　局方至宝丹一粒（分化）　安宫牛黄丸一粒（分化）　苏合

香丸一粒（分化）

宋男　十月初一日

肝家热因气郁，心包络为痰热所闭，神志呆痴，懒于言语，脉象弦数兼滑，亟宜清柔解郁，开窍逐痰。

生石膏八钱　九节菖蒲三钱　川郁金三钱（生白矾水浸）肥知母三钱　石决明八钱　旋覆花三钱（布包）　代赭石三钱　首乌藤八钱　青竹茹五钱　白蒺藜三钱　莲子心三钱　地骨皮三钱　礞石滚痰丸三钱（布包煎）　紫雪丹五分（分冲）

李妇　十月十四日

湿痰肝郁，由来已久，渐致神昏迷离，不得安寐，兼有结痞，脉弦数，宜柔肝豁痰解郁。

石决明一两半　龙胆草炭三钱　灵磁石四钱（先煎）　荆三棱七分　生龙齿五钱　生牡蛎八钱　首乌藤一两半　朱拌莲心三钱　蓬莪术七分　白蒺藜三钱　柏子霜三钱　旋覆花二钱（布包）　代赭石二钱　青竹茹六钱　生枳实二钱　川牛膝三钱　郁金三钱（生白矾水浸）　桑寄生三钱　鲜九节菖蒲根四钱　十香返魂丹一粒（分两次吞服）

武妇　十一月初八日

伤感动肝，痰涎乘虚，精神渐致迷离，肝胆心包络皆为热郁，六脉弦滑而数，当镇肝开郁，兼涤痰涎。

生石决明一两（先煎）　旋覆花二钱（包）　代赭石二钱　竹茹一两　生灵磁石五钱　胆南星一钱半　龙胆草一钱半　桑寄生六钱　知母三钱　石菖蒲二钱半　辛夷二钱　荷叶一个　全瓜蒌一两（元明粉一钱拌）　朱拌莲心二钱　礞石滚痰丸四钱（布包）　十香返魂丹一粒（分二次吞服）

黄男　九月十三日

湿热气郁，肝脾失调，由来已久，渐波及心肾，神形渐失常度，面色黄滞，饮食不为肌肤，二便俱秘，脉弦滑而数，舌心黄腻，拟化湿解郁，兼调肝脾。

珍珠母一两　茵陈一钱半　旋覆花一钱（布包）　郁李仁三钱　黛蛤粉三钱　栀子三钱　代赭石一钱　九节菖蒲一钱　盐橘核三钱（炒研）　莲子心一钱半　炒麦芽三钱　炒稻芽三钱　桑白皮三钱　盐知母三钱　生黄柏三钱　十香返魂丹一粒（分六角服）

韩男　十二月二十三日

湿痰肝郁，闭于经络，渐至神迷，酒家湿热较实，脉来弦滑而数，亟宜清热豁痰解郁。

生石膏八钱　全瓜蒌八钱　旋覆花三钱（布包）　代赭石三钱　鲜苇茎一两　川郁金二钱　青竹茹一两　莲子心二钱　肥知母三钱　黛蛤粉一两　龙胆草二钱　陈皮二钱　鲜九节菖蒲根三钱　十香返魂丹一粒（分化）

马男　十二月十五日

肝家热因气郁，痰涎为之渐动，闭于心包，神志渐失常度，烦躁善怒，脉象弦滑而数，左关较盛，亟宜解郁降热。

石决明一两　旋覆花四钱（布包）　代赭石四钱　莲子心二钱　川郁金二钱（生白矾水泡）　全瓜蒌八钱　忍冬花六钱　生石膏八钱　九节菖蒲二钱　竹茹六钱　龙胆草三钱　川黄柏三钱　十香返魂丹一粒（分二次服）

孟男　十二月十四日

脾湿痰盛，肝家热邪牵及少阳，惊悸恐惧时作，所服药多腻补，脾困呕吐，头痛并作，脉象弦滑而数，左关较盛，宜清化镇抑以安之。

云苓皮四钱　九节菖蒲二钱　旋覆花三钱（布包）　代赭石三钱　广陈皮二钱　炒秫米四钱　法半夏三钱　生枳实二钱　小川连一钱半　川郁金三钱　石决明八钱　鲜竹茹一两　川牛膝三钱　荷叶一个　十香返魂丹一粒（分化）

吴男　十二月十二日

烦劳太过，肝家之热上扰心经，失眠复作，神志烦乱，肝热气盛，脉象弦大而滑数，左关较盛，亟宜清滋和化，涤痰安神。

生石膏八钱　龙胆草三钱　旋覆花三钱（布包）　代赭石三钱　盐知母三钱　盐黄柏三钱　石决明一两半　川牛膝三钱　朱拌莲心二钱　地骨皮三钱　鲜竹茹一两　竹沥水三钱（分冲）　犀角一分　羚羊角一分　百合五钱（苏叶一钱同炒布包）　白蒺藜三钱　全瓜蒌五钱（元明粉一钱拌）　首乌藤一两半　磁朱粉五钱（布包）　十香返魂丹一粒（分二次和入）

滕男　十一月十七日

惊邪入心，治之未当，肝家抑郁，神志不清，舌干津短，脉左弦伏而右数大，拟滋镇解郁，通灵以消息之。

鲜石斛八钱　旋覆花三钱（布包）　代赭石三钱　胆南星二钱　川黄连钱半　石决明一两　生枳实二钱　川黄柏三钱　莲子心三钱　青竹茹一两　知母三钱　陈皮二钱　十香返魂丹一粒（分化）

顾妇　八月二十四日

产后激怒动肝，复以阴虚，遂致血瘀痰凝，神志不清，喜啼烦躁，业经日久，舌苔白腻，脉象弦滑而数，亟宜清滋抑肝。

全当归二钱　旋覆花三钱（布包）　代赭石三钱　天竺黄二钱　茯神三钱　淮小麦二两　炒枳壳一钱半　朱拌莲心三钱　焦栀子三钱　青皮一钱半　竹茹一两　川郁金三钱（生白矾水浸）　川楝子三钱　黛蛤粉八钱（布包先煎）　鲜九节菖蒲根四钱　生石决明一钱半（先煎）　十香返魂丹一粒（分吞）

二诊：加生石膏八钱、龙胆草二钱。

李妇　六月十九日

肝郁湿痰，旧有神志迷离之患，近又复作，脉象弦数而实，盛于左关，亟宜解郁豁痰。

石决明一两　川郁金三钱　天竺黄二钱　竹茹一两　生石

膏八钱　旋覆花二钱（布包）　代赭石三钱　全瓜蒌一两　龙胆草三钱　胆南星一钱　枳实三钱　朱拌莲心二钱　黛蛤粉一两　白蒺藜三钱　鲜九节菖蒲根三钱　竹沥三钱　川牛膝二钱　十香返魂丹一丸（分化）　牛黄清心丸一丸（分化）

陈男　六月初十日

肝家热郁日久，心肾不交，以致头晕，神志迷离，夜不得眠，多梦，脘次满闷，舌苔白腻，脉弦滑，宜柔肝解郁。

生石决明一两（研先煎）　旋覆花三钱（布包）　川郁金三钱（生白矾水浸）　朱拌莲心二钱　龙胆草二钱　生知母三钱　清半夏一钱半　鲜九节菖蒲根六钱　辛夷三钱　磁石粉一钱半　广陈皮一钱半　代赭石三钱　去刺白蒺藜三钱　首乌藤一两半　牛膝三钱　桑寄生六钱　鲜荷叶一个　藕一两　辰砂一钱半（先煎）　十香返魂丹一粒（分化）

秦男　四月二十日

急热伤肝，以致阳火上升，痰迷心窍，神志不清，失眠甚剧，饮纳皆如常，脉弦滑左关盛，亟宜镇肝安神以透窍。

生石决明两半（先煎）　旋覆花五钱（布包）　清半夏三钱　龙胆草二钱　桑寄生六钱　朱莲心二钱　厚朴花钱半　橘核三钱　茯神三钱　炒远志一钱　杏仁三钱　生知母三钱　生黄柏三钱　牛膝二钱　鲜九节菖蒲四钱　藕一两　首乌藤一两半　竹沥水五钱　代赭石四钱　十香返魂丹一粒（分化）

王男　七月十一日

客岁曾因肝郁，患发神志不清，迄今虽又发而不剧，言语较多，夜寐亦差，取脉弦大，宜清抑芳化。

生石决明一两半（研先煎）　旋覆花四钱（布包）　竹茹四钱　辛夷花三钱　广陈皮二钱　沉香曲二钱　干菖蒲二钱　川牛膝四钱　首乌藤一两半　枯黄芩三钱　杏仁三钱　莲子心二钱　合欢皮四钱　川郁金三钱（生白矾水浸）　桑寄生六钱　川黄柏三钱　代赭石三钱　鲜荷叶一个　荷蒂十枚　十香返

魂丹一粒（分化）

张妇　六月初八日

肝家热因气郁，发为失眠，邪入心包络，痰湿相合，遂生疑虑，六脉弦盛而数大，当凉肝涤痰，兼畅气机。

生石决明一两　胆南星二钱　旋覆花二钱（布包）　青竹茹八钱　朱茯神二钱　酒制胆草三钱　知母三钱　川黄柏三钱　栀子三钱　首乌藤一两半　朱莲心二钱　磁朱丸四钱（先煎）　十香返魂丹一粒（分二次和入）

何妇　三月二十七日

湿痰肝热，气机郁阻，疑思横生，尚能镇定。证属初起，有木来乘土之势，纳物遂差，舌苔白腻，治当滋抑、豁痰、解郁为法。

鲜石斛四钱（劈先煎）　旋覆花二钱（布包）　陈皮二钱　黛蛤粉一两　炒枳壳一钱半　竹茹五钱　炒稻芽五钱　川郁金二钱（生白矾水浸）　朱莲心一钱半　胆南星一钱半　代赭石二钱　首乌藤一两　厚朴七分　十香返魂丹一粒（分四角，每服一角）

马男　八月十一日

肝家抑郁，痰入心包络，由来已久，神志失常，呆滞不欲言，舌苔白腻，足部浮肿，时或烦躁，脉大而滑实，治以涤痰芳通解郁为先。

鲜石斛六钱（劈先煎）　旋覆花一钱半（布包）　黛蛤粉一两（布包）　川郁金三钱（生白矾水浸）　川黄连二钱　竹茹五钱　白蒺藜四钱（去刺）　代赭石二钱　栀子炭三钱　橘核三钱　鲜茅根一两　朱莲心二钱　陈皮二钱　知母三钱　竹沥三钱（分冲）　紫雪丹四分（分冲）

周妇　十一月初四日

伤感动肝，夹痰入于心包络，神志失常，哭笑无时，服攻痰之药渐转，肝郁尚不能除，神志尚不能复，拟滋化解郁，兼养肝安神为法。

生牡蛎五钱　小川连二钱　旋覆花二钱（布包）　代赭石二钱　竹茹五钱　生龙齿四钱（布包先煎）　炒枳壳二钱　杏仁泥三钱　朱莲心二钱　龙胆草二钱　炒稻芽四钱　川郁金二钱　知母三钱　陈皮二钱　十香返魂丹一粒（分四角）

胡妇　五月二十九日

前三年曾患精神失常，愈后近两月，又因气而重作，哭笑无常，语言杂乱，失眠便秘，脉弦数而实，宜镇肝开窍。

生石决明一两半　郁李仁三钱　杏仁三钱　莲子心三钱　菖蒲三钱　生磁石四钱　辰砂一钱半　旋覆花三钱（布包）　瓜蒌一两（元明粉一钱拌）　代赭石三钱　天竺黄三钱　川黄连一钱半　龙胆草三钱　乌药二两半　龙骨二钱　清半夏三钱　郁金三钱　荷叶一个　藕一两　十香返魂丹一粒（分化）

庞男　七月十八日

肝木乘脾，运化遂差，饮食不为肌肤，精力渐疲，言语时或错乱，气机为阳邪所郁。脉来弦细，右寸关较弱，左关独盛，先为滋柔，兼益脾肺。

生珍珠母八钱（先煎）　生石决明八钱（先煎）　鸡内金三钱　合欢皮三钱　灵磁石四钱（先煎）　干百合五钱　砂山药三钱　炒谷芽三钱　炒稻芽三钱　朱茯神三钱　朱莲心二钱　生甘草五分　芡实米三钱（砂仁二钱用盐水炒）　代赭石一钱　知母三钱　旋覆花一钱（布包）　去刺白蒺藜三钱　川黄柏二钱　藕一两

张男　六月二十日

脏腑热郁痰实，神乱失常，大肠燥秘，舌苔白腻，脉弦滑而数，当解郁降热，通窍豁痰。

鲜苇茎一两　川郁金三钱　龙胆草二钱　生枳实一钱半　胆南星二钱　海浮石四钱　鲜菖蒲四钱　莲子心二钱　磁朱粉一两　竹茹八钱　黛蛤粉一两（布包先煎）　代赭石二钱　旋

覆花二钱（布包）　礞石滚痰丸一钱半（早晚空腹服）

何男　九月十六日

惊烦动肝，迫痰热而扰心包，神形皆失常度，脉弦滑而数，当镇抑通灵，豁痰为治。

生石决明一两　杏仁泥三钱　代赭石二钱　朱莲心二钱　龙胆草三钱　川郁金三钱　鲜竹茹一两　地骨皮三钱　旋覆花二钱（包）　胆南星二钱　知母三钱　川黄柏三钱　首乌藤一两　十香返魂丹一粒（分二次和入）

程男　二月十八日

痰涎泻后，肝家郁热，心包络中痰邪，未得下降，神志尚未尽复，舌苔垢，舌质紫红色，当化郁镇肝，邪可安也。

九节菖蒲根二钱　代赭石三钱　生石决明一两（研先煎）　川郁金三钱　莲子心二钱　旋覆花三钱（布包）　知母三钱　胆南星三钱　灵磁石四钱（先煎）　川黄柏三钱　龙胆草三钱　生龙骨三钱（先煎）　黛蛤粉一两（布包先煎）　竹沥水五钱（分两次冲服）　礞石滚痰丸三钱（布包煎）　十香返魂丹一粒（分二次化入）　二剂

二诊：二月二十一日。服前方药后，证象好转，神志渐清，出痰颇多，胸脘间顿觉宽畅，脉两关仍盛，邪气尚未得肃，再依前方加减。

天竺黄三钱　菖蒲根三钱　代赭石三钱　川郁金四钱　龙胆草二钱　旋覆花三钱（布包煎）　竹茹四钱　陈皮二钱　夜交藤五钱　石斛三钱　法半夏三钱　石决明八钱（研先煎）　莲子心一钱五分　广木香一钱五分　合欢花四钱　生龙骨三钱（先煎）　血琥珀五分（研细末二次冲）　十香返魂丹一粒（分两次化入）　二剂

罗男　三月十六日

肝郁过久，痰涎素盛，近来邪势猖獗，清窍闭阻，神志渐差，过午尤甚，邪在阴分，脉弦而滑，宜以镇化解郁涤痰。

生石决明一两半（研先煎）　珍珠母一两（生研先煎）
代赭石三钱　生知母三钱　磁朱丸四钱（布包先煎）　龙胆草
二钱　川楝子三钱　川黄柏三钱　青竹茹五钱　薄荷五分　朱
拌莲心二钱　川郁金三钱　旋覆花一钱五分（布包煎）　胆南
星二钱　九节菖蒲根一钱五分　首乌藤六钱　竹沥水三钱（分
两次冲）　十香返魂丹一粒（分四角，每次化一角）　二剂

二诊：三月十八日。证象较转，第肝郁痰扰，由来已久，
清窍正气为之闭阻，不能即复，再依前方加减以缓图之。

生鳖甲一钱五分（先煎）　磁朱丸五钱（包先煎）　珍珠
母一两五钱（生研先煎）　生石决明一两五钱（研先煎）　龙
胆草一钱五分　莲子心一钱五分　胆南星一钱　生枳实一钱五
分　竹茹六钱　干百合二钱（苏叶一钱同煨）　郁金三钱　首
乌藤一两　九节菖蒲根一钱五分　竹沥水三钱（分冲）　十香
返魂丹一粒（分四角，每次一角）　二剂

三诊：三月二十一日。肝郁痰涸均渐开，神志好转，午后
发之亦不似前剧，仍觉烦躁不宁，夜寐未安，余详前方，再变
通前方治之。

桑寄生六钱　九节菖蒲根三钱　生龙齿五钱（研先煎）首
乌藤一两　龙胆草二钱　生鳖甲二钱（先煎）　合欢花五钱
代赭石三钱　珍珠母一两五钱（生研先煎）　地骨皮三钱　广
木香七分　旋覆花三钱（布包煎）　瓜蒌皮三钱　石斛三钱
磁朱丸三钱（布包先煎）　盐水炒川柏三钱　盐水炒陈皮一钱
五分　局方至宝丹一粒（分四次化）　十香返魂丹一粒（分四
次化）　二剂

成男　七月二十七日

痰热在中，治以温补，清窍闭塞，言语不能如意，好笑，
脉数而滑实，邪势闭于心包络较重，亟宜开窍涤痰，佐以芳通
降热之品。

九节菖蒲根一钱　陈胆南星二钱　生石膏八钱（研先煎）

竹茹一两　麻黄梢二厘　莲子心二钱　龙胆草二钱　广陈皮三钱　桃仁泥一钱五分　杏仁泥三钱　全瓜蒌八钱　肥知母三钱　竹沥水三钱（分二次冲）　局方至宝丹一粒（分两次化）二剂

二诊：七月三十日。原方加犀角一分五厘（另煎分两次服）、柏子霜二钱、龙胆草改为二钱五分。三剂。

三诊：八月初三日。晋服前方药后，证象略转，第心包络为痰热所闭，尚未能通，此乃服温补之品太过所致也，再依前方稍事变通之。

川郁金三钱　桃仁泥三钱　生石膏八钱（研先煎）　杏仁泥三钱　全瓜蒌八钱　莲子心二钱　青竹茹一两　法半夏三钱　黛蛤粉一两（布包先煎）　九节菖蒲二钱　朱胆南星二钱　炒枳壳一钱五分　炒枳实一钱五分　陈皮二钱　知母三钱　小川连二钱　竹沥水四钱（分两次冲）　局方至宝丹一粒（分四次化）　三剂

四诊：八月初六日。清窍渐开，经络亦和，语言较前清畅，神情好转，呆哭极少发作。然痰涎尚盛，胸膺尚不宽畅，余如前述，再变通前方。

天竺黄四钱　胆南星一钱五分　竹茹四钱　广陈皮一钱五分　莱菔子三钱　桑寄生五钱　苏子霜二钱　合欢花四钱　川郁金四钱　代赭石三钱　炒枳实一钱　旋覆花三钱（布包煎）　麻黄梢三厘　川黄柏三钱　生石膏六钱（先煎）　炒枳壳一钱　知母三钱　黛蛤粉八钱（布包煎）　竹沥水五钱（分二次冲）　礞石滚痰丸一钱（煎服）　五剂

金男　五月十三日

动肝气郁，扰及心经，夜不能寐，兼有惊悸不宁之状，痰涎壅盛，胸闷，脘次痞满，脉弦滑而数，气分愈郁，痰湿亦因之内因而愈实，治以解郁和化，兼交心肾。

朱拌莲心一钱　首乌藤一两　生牡蛎四钱（先煎）　知母

二钱　青竹茹六钱　石决明一两（生研先煎）　地骨皮三钱　川黄柏三钱　黛蛤粉一两（布包煎）　胆南星一钱五分　广陈皮二钱　鲜石斛四钱（先煎）　川郁金三钱（白矾水浸）　十香返魂丹一粒（分六次化）　二剂

二诊：五月十五日。连晋前方药，神志渐复，第肝阳未戢，烦躁不得眠，惊悸仍不能免，脉滑细渐转，再以前方稍事变通，以交心肾，兼解肝郁。

生龙骨三钱（布包先煎）　生牡蛎五钱（布包先煎）　旋覆花一钱五分（布包煎）　磁朱丸三钱（先煎）　代赭石一钱五分　首乌藤一两　地骨皮四钱　川牛膝三钱　九节菖蒲一钱　石决明一两（研先煎）　莲子心一钱五分　胆南星一钱五分　黛蛤粉三钱（布包先煎）　盐知母三钱　郁李仁二钱　血琥珀二钱　藕一两　三剂

〔按〕神志病多因情志郁结，痰湿壅滞，肝胆郁热，邪扰心神所起。治则常用镇抑柔肝，清化解郁，开窍涤痰，通灵醒神诸法。方剂以十味温胆汤、涤痰汤、指迷茯苓丸、白金丸、礞石滚痰丸、镇肝熄风汤、羚羊钩藤汤等方化裁酌用。丸剂如紫雪丹、局方至宝丹、安宫牛黄丸、苏合香丸亦可随证选用。

例中用生石决明、珍珠母、灵磁石、磁朱粉、生牡蛎、生龙齿、生赭石以镇逆抑肝；黛蛤粉、鲜九节菖蒲根、天竺黄、海浮石、胆南星、竹沥水、法半夏、陈皮、竹茹、旋覆花以开窍涤痰；清肝胆肺胃心经之热则用犀、羚、栀、连、胆草、莲心、生石膏、知柏之属；解郁化痰，通灵安神则选用生白矾水浸郁金、首乌藤、柏子霜、茯神、淮小麦、百合五钱、苏叶一钱同炒；通下散结则用元明粉拌瓜蒌，郁李仁、三棱、莪术、生枳实、炒枳壳。至若十香返魂丹，案中均用之，此药开窍化痰，通灵解郁，镇静安神，功效卓著，先生每用于神志失其常度、迷离错乱、哭笑无常之痰迷心窍患者，恒多配伍于汤剂中化服，重则日服一二粒，轻则一粒分四角两日分服之，多取良效。

胃　痛

王女　二月十五日

肝家郁逆，胃家停滞，遂致脘次痛楚，少腹亦痛，大便秘结，脉弦大而数，亟宜和肝化滞。

广藿梗三钱　白蒺藜三钱　炒六曲三钱　旋覆花三钱（布包）　代赭石三钱　大腹绒二钱　炒枳壳一钱五分　炒枳实一钱　车前子三钱　盐橘核四钱　白檀香三钱　焦槟榔二钱　雷丸三钱　瓜蒌六钱　甘草二钱　藕一两

［按］脘痛多与肝有关，此案以白蒺藜疏肝。胃气以降为顺，多伍以枳实、厚朴、瓜蒌、大腹皮等以降之。

吴男　四月初四日

肝脾不和，兼有湿困，脘次痞痛，舌苔白腻，脉象弦滑而数，左关独盛，治宜抑肝宣化。

石决明八钱　川郁金三钱　杏仁泥三钱　旋覆花一钱五分（布包）　代赭石二钱　台乌药三钱　陈皮三钱　生枳实二钱　炒六曲三钱　郁李仁三钱　橘核四钱　滑石块四钱　苏子霜一钱五分　乌梅一个（去核）

［按］左关独盛为肝旺。石决明、旋覆花、代赭石镇肝抑气，再加苏子、杏仁下气之品，抑肝之力更彰。

居妇　九月三十日

肝家气逆，上犯中脘，遂发痛楚旧疾，甚则牵及胁背，脾湿亦盛。舌苔白腻，脉象弦滑而数，左大于右，亟宜柔肝化气，以缓中焦。

连皮苓四钱　旋覆花一钱半（布包）　厚朴花一钱半　代赭石一钱半　白高粱米四钱　合欢皮五钱　台乌药三钱　川郁金二钱　炒稻芽五钱　法半夏三钱　百合五钱　橘核三钱　杏仁泥三钱

［按］理气止痛多取橘核、乌药。

吴男　四月初五日

肝脾不和，兼有湿困，脘次痞痛，牵及右胁，呕逆，纳物欠佳，精力疲乏，脉弦滑而数，左关独盛，舌赤苔白，溲赤，治宜抑肝宣化。

石决明八钱　旋覆花一钱半（布包）　陈皮三钱　橘核四钱　川郁金三钱　代赭石一钱半　枳实二钱　生滑石四钱　杏仁泥三钱　台乌药三钱　六曲三钱　乌梅一枚　苏子霜一钱半　郁李仁三钱

刘女　三月十九日

旧有气血不和、脘腹痛楚之患，近又复作，经已在期，第脐右痞痛，拒按较前尤甚，右关洪大而实，左脉弦细，治以抑肝拈痛，攻坚之品。

旋覆花一钱半（布包）　台乌药三钱　生牡蛎三钱（布包先煎）　莪术一钱　土归身一钱　代赭石一钱半　小青皮一钱半　生枳实一钱半　土炒杭白芍三钱　川楝子二钱　荆三棱一钱　甘草一钱　百合四钱　大腹绒一钱　元明粉四钱（分化）　生鳖甲一钱半

鲍女　七月十三日

肝胃不和，脾家湿困，脘常痛楚，纳物不香，舌苔垢腻，脉象弦滑而数，亟宜渗化和中。

土炒当归一钱　土炒杭芍三钱　炒莱菔子四钱　云苓皮四钱　川郁金一钱半　台乌药三钱　厚朴花一钱半　炒枳壳二钱　大腹绒二钱　焦六曲三钱　山楂炭三钱　旋覆花二钱（布包）　知母三钱　代赭石二钱　益元散四钱（布包）

［按］气滞而胃脘作痛者，多用乌药。

傅女　五月十七日

按脉弦滑，两关并盛。据述脘痛腹胀已经月余，舌苔白腻，盖脾湿肝郁，胃气不得转输，宜轻宣和化。

川柴胡二分　炒枳壳一钱五分　白蒺藜三钱（去刺）　川郁金三钱　代赭石三钱　石决明八钱（生研先煎）　台乌药三钱　厚朴花一钱五分　旋覆花三钱（布包）　大腹绒二钱　丝瓜络一钱　法半夏三钱　川牛膝三钱　佛手片三钱　鲜荷梗尺许　槟榔炭一钱五分

［按］柴胡只用二分，冀以转输少阳而利胃气。

刘男　十一月十一日

六脉弦滑而细数，按之有力。据述患胃痛已久，攻补皆无效，盖脾湿为肝所乘，气机郁阻，痛则喜按，重于夜分，昼则阵阵作痛而轻，无关于寒热饭后，但饥则痛作，是有虫蚀。

云苓皮三钱　炒秫米三钱　黛蛤粉一两（布包）　甘草三钱　川郁金二钱　乌梅一枚（去核）　槟榔炭一钱　代赭石一钱　旋覆花一钱（布包）　桃仁泥三钱　杏仁泥三钱　雷丸三钱（打）　盐橘核三钱　大黄炭六分　郁李仁二钱　鲜苇茎一两　藕一两

［按］古人谓"心胃痛有九种"，此虫痛也。用乌梅、雷丸、槟榔以杀之，大黄炭、郁李仁以驱之。

郑男　二月二十日

湿热生虫，肝胃不和，脘次痛楚，食后较减，脉弦滑实，宜柔肝和胃，兼用杀虫之品。

炒枳实一钱五分　炒六曲三钱　白蒺藜三钱（去刺）　生赭石三钱　雷丸三钱　旋覆花三钱（布包）　云茯苓四钱　乌药四钱　石决明一钱（生研先煎）　炒枳壳一钱五分　焦槟榔一钱五分　盐橘核四钱　榧子肉三钱　生甘草三钱　车前子三钱（布包）

二诊：二月二十二日。加大青叶三钱、酒军一钱（后煎）、元明粉钱（冲）。

［按］前案有"饥则痛作"，此案有"食后较减"，均属虫蚀。

王女　十一月初六日

脾胃为湿寒所困，旧患脘痛近复发颇剧，舌苔薄白，脉象缓弦兼滑，左关盛大，亟宜辛通温化。

云苓皮四钱　炒秫米四钱　淡吴萸一钱五分（川连五分炒）　炮干姜六分　广陈皮三钱　法半夏二钱　代赭石三钱　台乌药三钱　旋覆花三钱（布包）　厚朴一钱五分　生枳实一钱五分　甘草一钱　炒谷芽三钱　炒稻芽三钱　川牛膝三钱　沉香曲三钱

〔按〕此又脘痛之属于寒者，非吴萸、炮干姜、乌药辛通温化不可。

崔妇　六月二十三日

湿热郁阻，肝家气逆，脘痛腹胀，口渴喜饮，过午潮热，大便时或自利，脉弦滑而数大，当从血分清化，兼柔肝调气。

杏仁泥三钱　大腹绒一钱五分　石决明八钱（土炒生研先煎）　知母二钱　台乌药三钱　旋覆花二钱（布包）　代赭石二钱　青蒿梗一钱五分　鲜石斛六钱（劈先煎）　地骨皮三钱　炒谷芽三钱　生鳖甲钱五分（先煎）　炒稻芽三钱　盐橘核三钱　黛蛤粉六钱（包先煎）　益元散四钱（包）

苏妇　六月十七日

阴虚肝郁，脾湿亦盛，昨日曾患闭厥，旧有肝胃不和，脘痛之患时发时止，脉弦滑，姑予滋化和肝，兼快中焦。

炒丝瓜络一钱　代赭石一钱半　生牡蛎三钱（布包先煎）　炒大腹绒一钱半　桑寄生五钱　旋覆花一钱半（布包）　云苓皮三钱　莲子心钱　地骨皮三钱　川厚朴七分　杏仁泥三钱　土炒台乌药二钱　藕一两　白蒺藜三钱（去刺）

张男　六月十八日

脾湿肝郁，痞于中脘，时或痛楚，窜及胸胁，便秘，畏饮，纳物亦少，舌苔白腻，脉弦滑，右脉空大，左脉较实，亟宜渗化醒中，柔肝散结。

土炒台乌药三钱　生牡蛎三钱（布包先煎）　旋覆花二钱（布包）　川郁金三钱（生白矾水浸）　稻芽三钱（炒焦）瓜蒌仁三钱（元明粉六分同拌）　陈皮二钱　云苓皮三钱　代赭石二钱　炒秫米三钱　槟榔炭八分　厚朴花三钱　仙露半夏二钱

禾男　十一月十七日

水不涵木，肝家气逆，窜痛于中脘，胁痛纳呆，兼有心悸、胸闷等象，脉弦数，舌赤苔黄，亟宜滋水涵肝，以畅气机。

生左牡蛎四钱　鲜铁石斛四钱　川厚朴七分　梧桑寄生五钱　青竹茹四钱　代赭石一钱半　土炒乌药三钱　大腹皮一钱半　旋覆花一钱半（布包）　稻芽三钱　瓜蒌五钱　元胡二钱　藕一两

李女　九月二十七日

肝家邪实，上犯中脘而发癗痛，气动则头摇不自知，经络虚为邪扰，脉以左关为弦数，大肠燥秘，当先治肝，佐以软坚散结之品。

生牡蛎四钱　枳实一钱半　旋覆花一钱半（布包）　莪术一钱　石决明八钱　代赭石一钱半　川厚朴一钱　朱莲心一钱半　川郁金二钱　郁李仁二钱半　三棱一钱　知母三钱　桃仁一钱半　炒桑枝八钱　乌药三钱　荷叶一个　瓜蒌六钱（元明粉八分拌）

胡男　十月十七日

阴液素虚，肝家抑郁，癗于胁际，渐至窜逆经络，脘膈疼楚颇剧，脉弦滑不和，治宜滋抑和化。

生牡蛎一两　石决明六钱　磁朱丸三钱　首乌藤一两　代赭石一钱半　旋覆花一钱半（布包）　白蒺藜三钱　丝瓜络一钱　炒大腹绒三钱　台乌药二钱　紫丹参三钱　麦冬三钱　枳实一钱半　百合六钱　藕一两

呕　吐

徐男　九月初四日

脾家湿困，运化遂差，阳明盛而喜食，渐至化热，呕逆脘阻，面色黄滞，脉弦滑而数，舌苔白腻，治当清渗宣化。

云苓皮四钱　炒秫米四钱　茵陈一钱　知母三钱　炒栀子三钱　苦杏仁三钱（苏子一钱半同拌）　川黄柏二钱　青竹茹四钱　炒谷芽三钱　炒稻芽三钱　枯黄芩二钱　鸡内金三钱　中厚朴七分　杜牛膝三钱　生桑白皮三钱　盐橘核三钱

章男　十一月二十一日

湿滞伤中，肝胃两盛，呕逆，大便不畅，舌苔腻而黄，脉浮滑而数，左关较盛，当清宣导滞。

青连翘三钱　青竹茹三钱　杏仁泥二钱　炒枳壳一钱　陈皮一钱　炒稻芽三钱　焦六曲二钱　炒莱菔子二钱　橘核二钱　知母二钱　藕一两　生桑白皮一钱五分　益元散三钱（布包）

李男　十月初一日

湿困中土，转输不行，腹痛无定时，呕逆不得饮纳，二便秘，腹胀，脉滑大而数，亟宜芳化清利之品。

鲜苇茎一两　鲜竹茹八钱　广藿梗三钱　川郁金二钱　大腹绒二钱　台乌药三钱　橘核四钱　知母三钱　川黄柏三钱　郁李仁三钱　生川牛膝三钱　生赭石二钱　冬瓜仁三钱　旋覆花二钱（布包）　紫雪丹三分（分冲）

傅妇　九月初十日

连晋前方药，证象已转，但肠胃湿滞不能即清，呕逆虽未尽止，然胃气较复，纳物渐转，舌苔仍白腻，午后腹痛未除，阴分中气滞，依前方加减。

土炒当归一钱半　鲜石斛四钱　土杭芍三钱　姜竹茹五

钱　炒枳实二钱　生牡蛎三钱（布包先煎）　法半夏二钱　生蛤粉六钱　炒莱菔子一钱半　栀子炭三钱　炒六曲三钱　车前子三钱（布包）　大腹绒一钱半　石莲肉四钱　盐橘核四钱（研）　川黄连一钱半　益元散四钱（布包）

　　［按］午后腹痛，阴虚肝气横逆，故以当归、白芍、牡蛎、蛤粉益肝经阴血，栀子、黄连清其郁热。

杨妇　九月十一日

　　屡进前方药，证象尚无大进退，项内结核亦未再消，阳明之热似较重，兼与湿合而作呕逆，脉亦滑大而数，再以前方加减之。

　　青竹茹一两　知母三钱　山楂炭三钱　甜葶苈二钱　酒芩二钱　旋覆花一钱（布包）　桑白皮三钱　代赭石一钱半　生石膏四钱（研先煎）　炒栀子三钱　川厚朴七分　生川牛膝二钱　全瓜蒌六钱　生枳实一钱半　藕一两　滑石块四钱

　　［按］先生认为：湿滞，湿困，脾为之扰，不得散精于肺，气欲平而不平，呕逆作也，启脾以化湿，宣肺而行气，呕逆自安。

潘男　九月十七日

　　脾家湿困，水谷不化，时作腹痛，呕吐泄泻，脉滑细而濡，亟宜渗醒温化，以启脾土。

　　云苓皮四钱　炒莱菔子三钱　炒六曲三钱　淡干姜一钱炒秫米四钱　炒枳实一钱　陈皮二钱　乌药三钱　川厚朴一钱　盐泽泻二钱　猪苓三钱　厚附片二钱（黄连一钱同炒）炙甘草一钱　大枣二枚　谷芽四钱

　　二诊：九月二十日。原方加大熟地三钱、山萸肉三钱，干姜改五分。

　　三诊：九月二十六日。连晋前方药，腹泻已止，肝家盛而气逆，时或聚痛，纳物较增，舌赤稍盛，六脉较前稍数，再为变通前方。

云苓皮四钱　清半夏四钱　焦六曲三钱　猪苓三钱　炒秫米四钱　盐水炒泽泻三钱　土炒台乌药三钱　紫丹参三钱　生牡蛎三钱（布包先煎）　炒莱菔子三钱　广陈皮二钱　盐水炒橘核三钱　山萸肉三钱　炒谷芽三钱　炒稻芽三钱　炙甘草一钱　厚朴一钱　熟地三钱　生姜一大片　大枣二枚　大腹绒一钱半

华女　七月初八日

暑湿相郁，阳明较盛，相搏于中，吐利交作，口渴呕逆，脾不转输，亟宜芳通清化。

鲜竹茹八钱　广藿梗三钱　鲜石斛六钱（劈先煎）　云苓皮三钱　川厚朴一钱　炒枳壳一钱半　大腹绒一钱半　小川连一钱半　川牛膝三钱　橘核四钱　肥知母三钱　益元散四钱（布包）　薄荷叶一钱半　西瓜皮二两　紫雪丹三分（分冲）

承妇　六月二十五日

湿困中焦，兼感暑袭，呕逆泄泻，势将化痢，脉大而滑数，舌苔白腻，口不清爽，亟宜清暑分化以导湿滞。

广藿梗三钱　厚朴一钱　清半夏三钱　乌药三钱　鲜竹茹一两　陈皮二钱　生石膏八钱　知母三钱　小川连二钱　吴萸二分　炒枳壳二钱　薄荷叶一钱　橘核三钱　炒谷芽三钱　炒稻芽三钱　炒莱菔子三钱　益元散四钱（布包）　紫雪丹三分（分冲）

〔按〕脾不伤不利，胃不伤不吐，止吐固利，医家皆知其理，但临证细求，须知疏凿，莱菔子、六曲、大腹皮、泽泻即此类也。

泄　泻

徐男　五月初八日

湿热停滞，兼为暑袭，形冷肢热，口渴腹痛，泻黑水，须防化痢，脉来滑大而数，治宜清疏芳化导滞。

生石膏六钱　鲜苇茎一两　广藿梗三钱　桑叶三钱　竹茹五钱　知母三钱　地骨皮三钱　栀子炭三钱　大腹绒一钱五分　川黄连一钱五分　薄荷一钱五分　连翘三钱　乌药二钱　鲜荷叶一个　益元散四钱（布包）

[按] 此暑湿泻也，苇茎、藿梗、薄荷、益元散、荷叶皆清疏芳化暑感之品。

杨男　八月初二日

湿热伏暑，运化失畅，遂致滑泄，舌苔白腻，脉大而滑数，亟宜清芳渗化，以畅中枢。

云苓皮四钱　广藿梗三钱　法半夏三钱　炒谷芽三钱　炒稻芽三钱　小川连一钱五分（吴萸一钱炒）　厚朴花一钱五分　盐橘核三钱　大腹绒一钱五分　焦六曲三钱　广陈皮一钱五分　车前子三钱（布包）　莲子心一钱五分　生滑石块四钱　鲜冬瓜皮一两

[按] 此暑湿泄也。

王男　十一月十六日

夏令湿困，泄泻止后，脾运未复，气机未畅，脘腹胀满，食后尤甚，腹中隐隐作痛，脉弦滑不和，宜以宣化和中。

土炒焦当归四钱　全瓜蒌六钱　云苓皮三钱　煨广木香一钱　大腹绒三钱　旋覆花三钱（布包）　生赭石三钱　川厚朴一钱五分　土炒莱菔子四钱　法半夏三钱　炒枳壳二钱　土炒焦杭芍三钱

师（系女僧）　七月初十日

湿热滑泄，兼作呕逆，口干思冷。舌苔白腻，脉象滑数，左关较盛，亟宜清渗和化，分利湿邪。

云苓皮四钱　炒秫米四钱　青竹茹六钱　炒谷芽三钱　炒稻芽三钱　盐橘核四钱（乌药二钱同炒）　广藿梗三钱大腹绒一钱半　厚朴花一钱半　薄荷叶一钱半　清半夏三钱　车前子三钱（包）　知母三钱　川牛膝三钱　小川连一钱半（吴萸三

分泡水炒）

　　〔按〕脉滑数，左关盛，肝热可知也。左金丸清肝热，降逆止呕。川连苦寒，湿热泻非此不可。

　　张男　八月二十六日

　　脾湿肝热，气机失畅，腹中不适，遂致滑泄，舌赤苔白，肝脉较大，亟宜清平渗化。

　　云苓皮三钱　炒秫米三钱　左金丸一钱五分（布包）　广藿梗三钱　法半夏一钱五分　大腹绒一钱五分　谷芽三钱　稻芽三钱　焦六曲三钱　川厚朴一钱　盐橘核四钱　六一散四钱（布包）　肥知母三钱　鲜冬瓜皮一两

　　〔按〕左金丸治肝热。

　　马女　七月十五日

　　脾家湿热，胎前滑泄，产后不止，口疮糜痛，舌赤口渴，脉大而滑数，治以清化分利，兼和中焦。

　　云苓皮四钱　炒秫米四钱　青竹茹五钱　广藿梗三钱　滑石块五钱　生蛤粉一两（布包先煎）　小川连二钱　大腹绒一钱半　川黄柏三钱　炒谷芽三钱　炒稻芽三钱　知母三钱　橘核五钱　川牛膝三钱　冬瓜皮一两

　　〔按〕热盛于湿。

　　于男　十一月二十三日

　　湿热困脾，泻时较久，清浊不分，水邪仍滑入大肠，前数日泻已稍止，近又复作，纳物不香，牙龈肿痛，脉仍滑濡，再以前方略为变通，升清降浊，兼分利水谷。

　　云苓皮五钱　炒秫米五钱　煨葛根五分　柴胡二分　猪苓三钱　石决明四钱（生研先煎）　炒谷芽三钱　炒稻芽三钱　炙升麻一分五厘　泽泻三钱　法半夏二钱　小川连二钱（酒炒）　炒六曲三钱　土炒白术二钱　陈皮一钱五分（土炒）中厚朴七分　炙甘草五分　知母一钱五分　川黄柏一钱五分上好紫桂五分（后三味，共研极细末，淡盐水米饭和为小丸，

滑石为衣，分六次随汤吞下） 黄土汤煎

［按］此方中，五苓散分利止泻，升麻、柴胡、葛根升清而止泻；黄连清热燥湿止泻；陈皮、半夏、厚朴化湿和胃；黄土汤健脾止泻。知母、黄柏、肉桂为滋肾通关丸，可助膀胱气化，清下焦湿热，亦取利小便实大便之意。

王男 九月二十六日

高年旧患脾湿滑泄，近以冬令寒袭，有阳气被阻之象，泄又复作，午前较甚，脉缓滑而力差，再以温抑渗化。

台党参二钱 焦於术二钱 云茯苓三钱 炒谷芽三钱 炒稻芽三钱 鸡内金三钱 煨诃子肉一钱五分 巴戟天二钱 焦六曲三钱 炒怀山药三钱 煨草果二钱 盐炒橘核三钱 泽泻二钱 车前子二钱（布包） 附子理中丸一粒（分六角）

［按］阳虚滑泄，自当健脾温中。

阎男 九月二十八日

脾家湿困，胃阳亦弱，患滑泄已久；肠鸣颇甚；宗气不摄，脾不渗化，脉滑濡而力弱，亟宜温渗醒中。

黑附片三钱 连皮苓三钱 炒秫米三钱 法半夏三钱 土炒陈皮一钱半 炙甘草一钱 土炒谷芽三钱 米炒党参三钱 泽泻二钱 北五味子五分 土白术三钱 干姜一钱 桂枝木一钱二分 炒枳壳一钱

二诊：十月初三日。湿困阳虚较久，服温之品略减，便泻减而未愈，腹痛未除，运化之力未复也，再依前方变通之。

炮黑附片三钱 连皮苓四钱 炒秫米四钱 法半夏四钱 桂枝木一钱半 广陈皮二钱 米炒党参三钱 北五味子一钱 土白术三钱 枳实一钱二分 炒谷芽三钱 炒稻芽三钱 炙甘草一钱 干姜一钱 泽泻一钱

［按］此附子理中汤加味，温运中阳之剂。

王女 九月初五日

脾湿素盛，痢后伤中，遂成滑泄，腹胀纳物不消，脉弦滑

专病论治

53

力弱，治以醒中渗化。

云苓皮四钱　炒秫米四钱　清半夏五钱　橘核四钱　泽泻
三钱　炒六曲三钱　大腹绒二钱　厚朴花一钱半　合欢花四钱
汉防己三钱　煨诃子肉三钱　川牛膝三钱　益元散四钱（布
包四钱）

［按］云苓皮、泽泻、炒秫米均淡渗之品，湿去而脾自
醒。

毕女　八月初五日

滞下之后，气滞未调，脾家未得恢复，湿气盛而滑泄，身
冷腹痛，潮热自汗，病久有正不胜邪之势，脉滑大而弦数。治
以滋化导滞醒中。

炒莱菔子三钱　冬桑叶三钱　生左牡蛎四钱（布包先煎）
土炒焦杭芍三钱　台乌药二钱　土炒焦当归一钱　淮小麦八
钱　盐橘核三钱　诃子肉三钱（川连一钱同炒）　焦六曲三钱
槟榔五分　枳实一钱　鲜石斛四钱　知母三钱　车前子三钱
（布包）　黄土汤煎

［按］痢后泄，身冷腹痛，湿滞未清可知。

朱男　十一月初四日

脾湿滑泄，半载有余，无腹痛后重等象，口不作渴，脉缓
滑，两尺较弱，拟滋化温和，以醒中焦。

云苓皮四钱　炒秫米四钱　盐水炒补骨脂二钱　焦白术二
钱　煨诃子肉三钱　炙甘草一钱　陈皮二钱　法半夏三钱　猪
苓三钱　升麻一分　川柴胡三分　紫衣胡桃一枚（带皮打）
盐橘核三钱　泽泻二钱　淡吴萸六分（川黄连三分同炒）

［按］脾湿久泻，中阳下陷，非升麻、柴胡不能升举。

窦男　七月初十日

脾湿困顿已久，饮食稍有不和即易作泻，口渴，脘次不
适，舌苔滑白，脉象滑伏不畅，亟宜渗化和中。

云苓皮四钱　炒秫米四钱　清半夏三钱　广藿梗三钱　厚

朴花一钱半　大腹绒二钱　橘核四钱　陈皮一钱　雅连一钱半
（吴萸三分泡水炒）　炒谷芽三钱　西瓜皮一两　益元散五钱
（布包）

刘女　五月十三日

脾家湿困，津液被阻，旧有滑泄之患，近又复发，日下数
次，泄后易饥，舌苔白腻，脉滑数，宜渗醒和化。

炒秫米三钱　云苓皮三钱　生牡蛎四钱（布包先煎）　合
欢花四钱　鸡内金三钱　钗石斛四钱（先煎）　谷芽三钱　稻
芽三钱　杜仲炭三钱　盐泽泻三钱　广陈皮一钱五分　法半夏
一钱五分　厚朴花一钱　盐炒橘核三钱　淮小麦一两　鲜荷叶
二个　小川连一钱五分（吴萸二钱拌）

于男　十月十八日

湿困中土，时作滑泄，腹有微痛，脉象滑濡而力差，当渗
醒和中，兼畅气分为法。

连皮苓三钱　炒秫米三钱　炒大腹绒一钱五分　法半夏三
钱　土陈皮二钱　小川连八分（吴萸五分同炒）　炒稻芽四钱
盐炒橘核二钱　益元散三钱（布包）　泽泻二钱　焦白术一
钱五分　土炒台乌药一钱五分　煨诃子肉一钱五分　破故纸一
钱五分（盐水炒）

陈女　九月初四日

脾湿素盛，近以食水不调，气机阻滞，泻而不畅，势将化
痢；脉象滑实而数，亟宜宣化湿滞。

广藿梗三钱　云苓皮三钱　鲜石斛四钱（劈先煎）　土炒
归身一钱　土炒杭芍三钱　炒山楂三钱　焦六曲三钱　炒莱菔
子三钱　大腹绒一钱五分　橘核三钱　土炒乌药二钱　炒谷芽
三钱　知母三钱　厚朴七分　雅连一钱二分　西瓜皮一两　益
元散四钱（布包）

袁女　四月二十二日

脾湿素盛，肠胃湿滞，滑泄兼下滞物，腹不痛，延月较

久，舌苔白腻，脉象滑而兼弦，亟宜渗湿清化导滞。

云苓皮三钱　炒秫米三钱　莱菔子三钱　合欢花三钱　鸡内金二钱　上川连一钱五分（吴萸三分炒）　槐花炭三钱　车前子三钱　大腹绒一钱五分　滑石块四钱　台乌药三钱　盐橘核四钱　川朴花一钱　泽泻三钱　藕一两

［按］湿滞久泄而腹不痛，湿重滞轻可知，用莱菔子、鸡内金导滞足矣。

周妇　九月初五日

脾家湿滞，孕及六月时曾患子泻，渗化之剂愈后，近又复作。腹痛即下，黎明即作，胎气渐深，脾运更差，仍当消补渗化并用。

云苓皮四钱　炒山药三钱　生牡蛎三钱（布包先煎）　土炒乌药二钱　橘核三钱　芡实三钱　炒秫米三钱　炒枳壳一钱二分　小川连一钱二分　土炒陈皮一钱五分　土白术三钱　盐水炒杜仲炭二钱　知母三钱　炒大腹绒一钱　车前子三钱（布包）　甘草五分　炒丝瓜络一钱　金匮肾气丸八分（布包煎）

［按］黎明即作，肾气不足，故健脾化湿之外，佐以补肾。

肖男　九月初四日

湿滞伤中，滑泄已久，脾运既差，前滞仍未化，腹痛尚不能免，舌苔黄腻，脉象弦滑而实，虽年近古稀，气分尚好，宜醒化中焦，恢复运化。

连皮苓三钱　炒秫米三钱　炒莱菔子三钱　中厚朴八分　陈皮一钱半　法夏二钱　盐橘核四钱　炒枳壳一钱　土乌药一钱半　焦六曲三钱　炒谷芽三钱　小川连一钱半（吴萸三分炒）　炒稻芽三钱　甘草五分　诃子肉一钱五分

［按］老年久泄，正气未虚。

王男　二月十一日

脾湿肝乘，气化不和，遂成滑泄，服温燥较过，反助肝邪，气逆于中，胸膈阻痞不适，脉弦滑而数，左寸关尤甚，治主渗化柔肝。

连皮苓四钱　炒秫米五钱　旋覆花七分（布包）　知母二钱　代赭石七分　川郁金一钱五分（白矾水浸透）　焦六曲三钱　川牛膝一钱五分　盐橘核四钱　鲜冬瓜皮二两　车前子三钱（布包）　川黄连一钱五分（吴萸三分泡水炒）　黄土汤煎

〔按〕温燥动肝，气逆于上，用川黄连、吴萸、旋覆花、代赭石清柔降逆。

林男　九月十二日

胃热喜食，致伤中焦，遂泄泻，舌苔黄厚，脉象实而数，当清平宣化以快中焦。

云苓皮三钱　青竹茹三钱　鲜石斛五钱（劈先煎）　中厚朴七分　炒枳壳一钱五分　焦六曲三钱　小川连一钱五分　盐橘核三钱　车前子三钱（布包）　知母三钱　条黄芩三钱　益元散四钱（布包）

〔按〕胃热多食，伤脾作泄，故以清热为主。

赵男　八月初七日

肝脾不和，中焦兼有湿困，运化迟滞，气机横逆，大便溏泄，腹痛胁胀；脉弦滑，亟宜柔肝渗化，以快中焦。

白蒺藜三钱　云苓皮四钱　石决明八钱（生研先煎）　法半夏三钱　广陈皮二钱　台乌药三钱　代赭石三钱　盐橘核四钱　旋覆花三钱（布包）　肥知母三钱　焦六曲三钱　大腹绒二钱　生滑石块四钱　莱菔子三钱　藕一两

方女　五月二十七日

旧有肠胃湿阻，滞下痢患，近又以湿滞腹痛泄泻而未化痢，脉象弦滑数大，亟宜清宣和化，预防滞下。

青竹茹五钱　广藿梗三钱　鲜石斛四钱（先煎）　云苓皮三钱　炒莱菔子三钱　小川连一钱五分（吴萸一分炒）　川厚朴一钱五分　台乌药三钱　白檀香二钱　生枳实一钱五分　大

腹绒三钱　盐橘核四钱　生滑石块四钱　肥知母三钱　鲜西瓜皮一两

张女　十月二十一日

脾不运化，曾患泄泻，止后三焦未畅，停饮不除，肠鸣时作，脉象弦滑而数，治当渗化和中。

连皮苓三钱　炒秫米三钱　炒大腹绒一钱五分　紫丹参三钱　川郁金一钱五分　焦槟榔五分　陈皮一钱五分　法半夏一钱五分　盐橘核三钱　丝瓜络一钱五分　冬瓜皮一两　车前子三钱（布包）　知母二钱

张男　闰月初七日

脾家素湿，惊动肝邪，土为木侮，遂成泄泻，状如鸡鸣，数年不愈，舌苔白腻，关脉滑大有力，泻久肝迫脾湿，姑予和化。

炒枳实一钱　清半夏五钱　生牡蛎三钱（布包先煎）葛根六分　朱茯神三钱　朱茯苓三钱　泽泻二钱　柴胡五分　橘核三钱　陈皮一钱五分　炙升麻一分　小川连八分（吴萸三分泡水炒）　土白术三钱　煨诃子二钱　竹茹三钱　黄土汤煎

刘妇　六月二十四日

湿热作咳较久，近兼泄泻腹痛，舌赤苔白，脉滑大而数，亟宜清化和中，兼调气机。

苏子霜一钱五分　焦六曲三钱　川黄连一钱五分（吴萸三钱泡水炒）　乌药三钱　连皮苓三钱　鲜杷叶四钱（去毛布包）　酒黄芩二钱　炒秫米三钱　橘核三钱　肥知母三钱　西瓜衣一两　益元散四钱（布包）

杨妇　六月二十五日

肝家热郁，脾湿亦盛，久咳多痰，阴液不敷，近日滑泄以后又兼邪袭，发热每在午后，脉滑而数大，亟宜清滋柔化，兼疏解之。

代赭石一钱五分　盐黄柏三钱　旋覆花一钱五分（布包）

天竺黄二钱　盐知母三钱　生海蛤五钱（布包先煎）　杏仁泥三钱　青竹茹六钱　炒谷芽三钱　炒稻芽三钱　苏子霜二钱　广藿梗三钱　地骨皮三钱　盐橘核三钱　益元散四钱（布包）　栀子炭三钱

李男　九月十八日

高年湿困气滞而为久泻，似欲化痢，近渐有一足浮肿，水气有入络之势，脉大而滑数，当渗化调中，以醒脾土。

连皮苓四钱　茵陈三钱　盐橘核四钱　炒秫米四钱　栀子三钱　大腹绒一钱半　炒莱菔子三钱　川黄连一钱半　煨诃子肉三钱　滑石块四钱　盐炒砂仁米一钱　石莲肉三钱（打）炒稻芽三钱　金匮肾气丸一钱半（布包）

桑妇　九月十五日

脾湿肝强，气机滞阻，腹痛滑泄，肝家阳邪时或上犯，舌紫苔白，脉象弦滑而不和，治宜化湿和中，兼抑肝邪。

土炒焦当归三钱　中厚朴七分　台乌药二钱　盐水炒橘核三钱　陈皮一钱五分　土炒焦杭芍三钱　莱菔子三钱　泽泻二钱　连皮苓三钱　炒秫米三钱　炒腹绒二钱　炒枳壳一钱半生石决明五钱　知母三钱　川黄连五分（吴萸一分同炒）

邢男　十一月十八日

湿热素盛，久卧伤中，脾失运化，腹痛泄泻，时或形冷，脉滑数而力差，久病有正不胜邪之势，宜渗化利中。

云苓皮四钱　土炒於术二钱　广陈皮一钱　盐橘核三钱　炒秫米四钱　厚朴一钱半　苏子霜二钱　盐泽泻二钱　法半夏四钱　乌药三钱　炒谷芽四钱　淡吴萸八分（川黄连五分同炒）　煨诃子肉三钱　煨姜一大片　大枣二个　金匮肾气丸一丸（分二次服）

吴妇　八月二十六日

湿热在中，为寒所袭，伤风滑泄，腹中微痛，舌苔白腻，脉滑缓而大，亟宜清疏温化（素体偏寒，面色苍白，身体瘦弱，徒然滑泄属寒者）。

杏仁泥二钱　广藿梗二钱　厚朴五分　盐橘核三钱　紫苏梗八分　广陈皮八分　盐水炒砂仁一钱　盐泽泻一钱　土炒台乌药二钱　大腹绒一钱　法半夏二钱　吴萸五分（川黄连三分同炒）　云苓皮三钱　附子理中丸一粒（每次服八分之一）

李男　十一月二十四日

湿滞于中，肠胃不能运化，大便泻白腐，腹痛而不后重，舌苔垢腻，脉象滑实而数，宜宣和化滞。

土炒焦当归二钱　厚朴一钱　台乌药三钱　橘核三钱　生枳实一钱　土炒焦杭芍三钱　焦六曲三钱　泽泻三钱　炒栀子三钱　熟莱菔子三钱　广木香三分　谷芽四钱　稻芽四钱　川黄连一钱半　罂粟花一朵　益元散四钱（布包）

裕妇　九月二十一日

证象转后，肌肤渐充，但肝郁脾湿，迄未清楚，近以邪袭，寒热相搏，遂致泄泻，脉象弦滑而数大，治以分化疏解之。

吴萸三钱　炒川连一钱半　广藿梗三钱　橘核三钱　炒栀子三钱　石决明四钱　佩兰叶三钱　泽泻二钱　炒秫米三钱　连皮苓三钱　板蓝根三钱　中厚朴六分　荷叶二个　薄荷五分　益元散四钱（布包）

痢　疾

栾男　六月十九日

停滞暑感，解之未净，势将化痢，脘痞、腹中聚痛，大便色赤质稀，脉滑数大，表里两实之候也，宜清宣疏导。

鲜苇茎一两　云苓皮四钱　法半夏三钱　广藿梗三钱　莱菔子三钱　上川连一钱五分　台乌药三钱　广木香一钱五分　川厚朴一钱五分　知母三钱　枳实一钱五分　六曲三钱　鲜西

瓜皮一两　六一散三钱

　　[按]停滞暑感，表里两实，用鲜苇茎、广藿梗、西瓜皮、六一散等味，清宣暑感。用莱菔子、川厚朴、枳实、六曲等味，疏导停滞。表里双解法也。

张男　七月初十日

　　暑湿停滞，下痢赤白，里急后重，脉浮而滑数，右寸关较盛，亟宜宣导化滞。

　　土炒当归一钱　土炒杭芍三钱　厚朴一钱　炒莱菔子三钱　枳实二钱　炒六曲三钱　山楂炭三钱　大腹绒一钱半　台乌药三钱　橘核四钱　知母三钱　益元散四钱（布包）　槟榔一钱　川连一钱半　车前子三钱（布包）

　　[按]消导化滞，治痢常法。方中益元散是为暑湿所设。下痢赤白，里急后重，湿热痢入于血分，以归芍和血，土炒引入脾胃，枳、朴、莱、腹、槟调气导滞，所谓调气则后重自除，和血则便脓自愈。

段男　闰月十八日

　　暑湿停滞下痢，治之未当，渐至呕逆，噤口，六脉滑细而数，亟宜芳香凉化开噤为法。

　　土炒焦当归三钱　炒山楂三钱　生牡蛎三钱（布包先煎）　土炒焦杭芍四两　知母三钱　石决明八钱（生研先煎）　竹茹一两　生枳实二钱　生石膏八钱（研先煎）　广藿梗三钱　炒莱菔子五钱　小川连三钱　代赭石三钱　金银花八钱　旋覆花二钱（布包）　乌药三钱　盐橘核五钱　西瓜皮一两　薄荷一钱五分　益元散六钱（布包）　紫雪丹五分（分冲）

　　[按]此案下痢噤口，系由暑湿郁热、秽浊逆胃所致，故用芳香凉化之紫雪丹。若一般噤口痢无暑湿者，或未化热者，均宜慎用。

王男　九月十九日

　　停滞，下痢已久，后重未除，近渐下血脱肛，气滞颇甚，

专病论治

血分为热所郁，当宣化导滞。

　　土炒当归二钱　土炒杭芍三钱　泽泻三钱　炒莱菔子五钱　广木香一钱　石莲肉三钱　小川连一钱　槐实炭二钱　盐水炒橘核四钱　炒腹绒一钱五分　地榆炭二钱　盐水炒芡实三钱　干藕节五枚

　　［按］槐实炭、地榆炭、干藕节，清化大肠湿热，凉血止血。

杨男　五月二十六日

　　滞热下痢，服药失当，寒热口渴，思冷，里急后重，脉大而弦滑，亟宜辛凉宣导。

　　鲜苇茎一两　鲜茅根一两　生石膏八钱（研先煎）　冬桑叶三钱　炒莱菔子四钱　小川连一钱五分　薄荷叶一钱五分　代赭石三钱　旋覆花三钱（布包）　地骨皮三钱　知母三钱　盐橘核四钱　川黄柏二钱　焦栀子三钱　六一散四钱（布包）　鲜西瓜皮三钱　台乌药三钱　车前子三钱（布包）　紫雪丹四分（分二次冲）

　　［按］寒热，脉大，药用鲜苇茎、冬桑叶、薄荷叶等味，恐有外邪。

姜女　八月初七日

　　孕已八月，湿滞下痢，里急后重，脉弦滑而实，右关较盛，亟宜清宣化滞。

　　土炒焦当归一钱半　炒山楂三钱　鲜西瓜皮一钱　大腹绒二钱　炒枳壳一钱半　生牡蛎四钱（布包先煎）　中厚朴一钱　炒莱菔子四钱　炒丝瓜络一钱　知母三钱　盐橘核四钱　土炒焦杭芍三钱　连皮苓三钱　土炒台乌药三钱　益元散四钱（布包）

　　［按］痢疾初起，只有导滞法而无固补方。案中生牡蛎一味，泻热利水，固摄真阴，补中有通，乃保护胎元也。

孔女　九月初三日

痢止后，脾运未复，精力尚疲，气机郁阻，腹痛仍不能除，窜逆腹中，痛无定处，再以前方变通，以醒后天。

连皮苓四钱　炒秫米四钱　土炒当归一钱五分　土炒杭芍三钱　焦六曲三钱　鸡内金三钱　土乌药三钱　陈皮二钱　炒大腹皮二钱五分　石决明六钱　法半夏二钱　白蒺藜三钱（去刺）　鲜石斛五钱　藕一两　枳壳二钱　益元散四钱（布包）

［按］痢后醒脾之方。

范男　九月十六日

痢后脾为湿困，运化不行，渐呈虚滞之象，登厕仍有腹痛，且易滑泄，六脉紧滑，两关尤甚，舌苔白腻，治以渗化和中。

云苓皮四钱　炒秫米四钱　法半夏三钱　中厚朴七分　陈皮一钱五分　炒六曲三钱　炒莱菔子二钱　煨广木香八分　盐水炒砂仁一钱五分　炒大腹绒一钱五分　猪苓二钱　炒枳壳一钱五分　煨肉蔻一钱　台乌药一钱五分（橘核二钱同炒）　生姜一片　大枣二枚

［按］滑泄，苔白腻，是湿困之征。用云苓皮、猪苓、炒秫米淡渗利湿，所以醒脾也。

郭男　十月十七日

初患痢疾，治之未净，大肠湿滞，久成休息痢，连晋前方药，运化尚未即复，再依前方加减。

云苓皮四钱　炒秫米四钱　炒莱菔子三钱　土炒焦当归一钱　小川连一钱半　土炒焦杭芍三钱　盐橘核五钱　生地榆三钱　代赭石二钱　台乌药三钱　生枳实一钱半　旋覆花二钱（布包）　谷芽三钱　稻芽三钱　莲子心一钱半　生牡蛎五钱　滑石块三钱　鸡内金三钱　杏仁泥三钱　黄土二两（煎汤代水）　犀黄丸六分（分二次吞）

二诊：十月二十二日。连晋前方药，证象较转，滞下太久，肠中不能即肃，再为增减前方，以清余滞。

专病论治

云苓皮四钱　炒秫米四钱　炒莱菔子四钱　稻芽三钱　枳实一钱半　旋覆花三钱（同包）　三棱一钱　莪术一钱　土炒焦杭芍三钱　代赭石三钱　川黄连二钱　土炒台乌药三钱　生地榆三钱　谷芽三钱　生牡蛎三钱（布包先煎）　橘核三钱　六一散六钱　土炒焦当归一钱　黄土二两（煎汤代水）　犀黄丸六分（分二次吞）

三诊：十一月十二日。去三棱、莪术，加川楝子三钱、小青皮三钱、杜仲炭二钱、桑寄生六钱、威灵仙三钱。

某男　十一月二十日

休息痢攻伐太过，伤脾太甚，消化无力，精力疲顿，脉滑濡不和，当宣化和中。

连皮苓三钱　炒六曲三钱　土炒焦当归三钱　炒莱菔子二钱　厚朴花一钱五分　炒枳壳一钱五分　炒大腹绒一钱五分　炒谷芽四钱　土炒焦杭芍三钱　胡桃一枚　诃子肉三钱（川黄连一钱同炒）　保和丸三钱（布包）

［按］攻伐过则伤脾，运化无权用保和丸。

刘男　五月十五日

休息痢患年余，中西医治迄未止，脾家湿困，大肠实滞迄未除，脉弦滑而实，当清滋宣化。

土炒焦当归三钱　煨木香一钱　云苓皮四钱　炒秫米四钱　炒莱菔子五钱　土炒焦杭芍三钱　代赭石三钱　小川连二钱　旋覆花三钱（布包）　枳实二钱　乌药三钱　橘核四钱　石莲肉三钱　炒六曲三钱　车前子三钱（布包）　泽泻三钱　藕节一两　黄土汤煎　槐角丸三钱（分二次吞）

［按］脾家湿困，非健运利湿不可，故用黄土煎汤，代水煎药。

刘男　九月初六日

痢后湿热困脾，肝家未畅，三焦失司，中满不欲食，脉缓滑兼弦实，当宣化和中。

连皮苓四钱　炒秫米四钱　炒莱菔子四钱　法半夏二钱　陈皮一钱五分　中厚朴一钱　代赭石一钱五分　龙胆草二钱　旋覆花一钱五分（包）　炒腹绒一钱五分　橘核四钱　生滑石块四钱　枳实一钱五分　枳壳一钱五分　瓜蒌六钱

郊女　四月十六日

脾湿滞热，曾患滞下，转而为滑泄，里急后重未除，右手麻痹筋急，兼有浮肿，舌苔黄垢，脉大而滑数，治宜和化宣中，兼达筋络。

炒枳壳一钱　连皮苓三钱　土炒焦杭芍三钱　莱菔子二钱　川厚朴七分　土炒焦当归一钱　六曲三钱　乌药一钱五分　橘核三钱　桑寄生五钱　大腹绒一钱五分　益元散三钱　威灵仙二钱　鸡内金二钱　酒川连五分　车前子三钱（布包）

潘妇　六月二十二日

湿滞暑袭，发热后渐转滞下，里急后重，脉弦滑而实，亟宜清宣导滞，以畅中焦。

鲜苇茎一两　莱菔子三钱　土炒焦杭白芍三钱　知母三钱　生枳实一钱五分　鲜石斛三钱（劈先煎）　大腹绒一钱　川黄柏二钱　土炒焦全当归一钱　焦六曲三钱　小川连一钱五分　莲子心一钱　盐橘核三钱　益元散三钱（布包）

黄女　六月二十三日

停滞暑袭，发热下痢，里急后重，肠胃皆为湿热所困，脉数，亟宜清宣导滞，兼疏外邪。

鲜竹茹四钱　小川连二钱　炒麦芽三钱　郁李仁二钱　鲜苇茎五钱　台乌药二钱　生枳实一钱五分　广藿梗三钱　炒莱菔子三钱　盐橘核三钱　莲子心一钱五分　山楂炭三钱　知母二钱　益元散三钱（布包）　太极丸一粒（研化）

关妇　六月二十三日

湿热停滞，下痢噤口，里急后重，脉滑伏而肢逆冷，脾胃皆为湿热所郁，亟宜开噤化滞。

土炒焦杭芍三钱　炒莱菔子五钱　生石膏八钱（研先煎）
乌药三钱　竹茹一两　生牡蛎三钱（布包先煎）　广藿梗五
钱　橘核五钱　土炒焦全当归一钱五分　知母三钱　小川连三
钱　炒六曲三钱　代赭石一钱五分　瓜蒌仁五钱　旋覆花一钱
五分（包）　元明粉五分　益元散四钱（布包）　紫雪丹四分
（分冲）

高男　十月初十日

暑湿停滞，发为肠澼，里急后重，经两月余迄未治愈，气
阴两伤，脱肛肿痛，湿邪注于下焦，脉象滑数，两关较盛，治
宜清化滋益之品。

云茯苓三钱　莱菔子三钱　生牡蛎四钱（布包先煎）　橘
核三钱　炒秫米四钱　土炒焦当归身二钱　冬葵子三钱　土炒
乌药二钱　土炒焦杭白芍四钱　知母三钱　侧柏叶三钱　石莲
肉三钱　川黄连二钱　炙升麻一分　石决明六钱（先煎）　藕
一两　柴胡二分　益元散三钱（布包）　黄土四两煮水澄清煎
药　犀黄丸四分（二次吞下）

〔按〕湿热深入肠道血分，里急后重，脱肛肿痛，以犀
黄丸解毒散瘀。中气不足，黄土汤培之，少佐升麻、柴胡以升
提。石莲肉为治噤口痢之专药。

张女　八月十七日

噤口痢减而热未除，津液未复，呕逆发热，病势颇险，姑
予清芳宣降凉化之。

忍冬花三钱　川黄连二钱　生石膏五钱（研先煎）　炒莱
菔子三钱　鲜竹茹八钱　益元散三钱（布包）　乌药二钱　炒
六曲三钱　生枳实一钱　盐橘核三钱　知母三钱　川黄柏三钱
地骨皮三钱　大腹绒一钱　车前子三钱（布包）　九节菖蒲
三钱　安宫牛黄丸一粒（分三角，每次一角）

高男　九月十六日

肠澼过久，迄未清楚，里急后重，服前方药尚未少减，脱

肛依然。宗气太伤，湿滞未净，补中之品仍不能施，再依前方加减。

土炒焦当归二钱　炒莱菔子五钱　生牡蛎五钱（布包）　脏连丸三钱　云茯苓四钱　土炒焦杭芍六钱　中厚朴六分　枳实一钱半　杏仁三钱（炒研）　炒秫米四钱　柴胡三分　落水沉香一分半（开水泡兑入）　盐乌药一钱　石莲肉三钱　升麻二钱（炙）　知母三钱　盐橘核三钱　诃子肉八钱（川黄连一钱同炒）　川黄柏三钱　藕二两　益元散三钱（布包）　黄土汤煎　犀黄丸四分（分吞）

刘妇　八月初三日

湿热滞下，兼有外邪，寒热交作，痢下色赤，后重颇甚，湿犯肺络，喘咳多痰，脉象滑数，亟宜清疏导滞。

鲜芦根两　川黄连二钱　滑石块四钱　知母三钱　冬桑叶三钱　焦六曲三钱　生槐实二钱　川黄柏三钱　莱菔子二钱　焦山楂三钱　焦槟榔一钱半　薄荷一钱半　银花炭四钱　炒枳壳一钱半　桑白皮三钱　鲜荷叶一个　鲜西瓜皮一两

萧妇　八月二十七日

湿滞在中，兼有外感，头晕寒热，滞下日行十余次，后重亦甚，脉象弦滑而数，宜清疏导滞。

鲜芦根一两　上川连一钱半　地骨皮三钱　滑石块四钱　冬桑叶三钱　炒枳实一钱半　台乌药三钱　川黄柏三钱　车前子三钱（布包）　炒莱菔子三钱　焦六曲三钱　盐橘核四钱　忍冬花四钱　鲜荷叶一个　杏仁泥三钱　薄荷叶一钱半

[按] 痢疾古称滞下，由于湿热停滞所致，初起寒热兼感，治宜清疏兼事导滞，使邪热滞积外解内清。

便　秘

杨男　八月二十二日

津液不敷，旧患便秘，迭经攻下，渐成脏结。盖肺主二便，肝主疏泄，右寸两关脉见洪实，当从肝肺两经治之。

肥知母三钱　杏仁泥三钱　黛蛤粉一两（包先煎）　生枳实二钱　苏子霜二钱　旋覆花三钱（布包）　代赭石三钱　郁李仁四钱　全瓜蒌一两（元明粉一钱同拌）　川柴胡二分　炙升麻一分　鲜石斛四钱（劈先煎）　脏连丸三钱（分吞）

二诊：八月二十六日。原方加莱菔子四钱、淡苁蓉一钱半。

三诊：九月初四日。便秘误于攻下，遂成脏结，幽阑两门皆实，气机不能升举，晋前方药，大便能利而仍不畅，脉仍弦实，再依前方加减。

知母三钱　生枳实二钱　黛蛤散一两（包先煎）　代赭石三钱　淡苁蓉三钱　旋覆花三钱（布包）　川柴胡四分　炙升麻二分　土炒全当归三钱　苏子霜二钱　郁李仁四钱　土炒杭白芍四钱　炒莱菔子四钱　鸡内金三钱　鲜石斛五钱（劈先煎）　石决明八钱（生研先煎）　脏连丸三钱（分吞）

金男　八月初九日

脾不运化，大肠风秘，脏结已久，攻下太过，未免伤中，脘次空乏，气不升降，渐有饮食不为肌肤之势，舌苔白腻，脉象弦滑，右关较空大，拟以升降调中，润化之品。

淡苁蓉三钱　杭白芍四钱　当归身三钱（酒浸）　炙升麻一分　醋柴胡二分　生於术一钱　代赭石一钱半　郁李仁三钱　旋覆花一钱半（布包）　枳实一钱五分　中厚朴七分　瓜蒌仁四钱（元明粉五分拌）　炒腹绒一钱五分　炒稻芽三钱

〔按〕脏结便秘，非腑气不通。细观此杨姓、金姓两案，皆以日久又误经攻下。升麻、柴胡之升举，配伍石斛、苁蓉为主，使欲降先升，灵妙之用以治便秘又一法也。

胁　痛

章妇　十月十七日

肝家抑郁，聚于左胁，时或上犯膈间，窜逆痛楚，上焦热象较盛，脉象弦滑而数，当涤达抑肝并用。

生石决明六钱　川郁金二钱　白蒺藜三钱（去刺）　桑寄生五钱　旋覆花一钱半（布包）　杭菊花三钱　青竹茹四钱　代赭石一钱半　龙胆草一钱半　条黄芩三钱　丹皮一钱　知母三钱　鸡血藤四钱　藕二两　稻芽四钱

福男　九月二十日

肝家抑郁，痞于右胁，痛楚拒按，渐至肺气不能下降，病发兼有呛咳，脉象弦滑而实，当软坚化痞，兼抑肝邪。

生牡蛎三钱　旋覆花一钱半（布包）　三棱一钱　杏仁泥三钱　生赭石一钱半　川楝子二钱（打）　莪术一钱　川郁金二钱　生枳实一钱半　乌药二钱　炒甜葶苈一钱半　大腹绒一钱　全瓜蒌一两

裕妇　七月初九日

肝脾不和，中焦宿滞化热，兼为邪袭，左胁下痛楚又作，兼有形冷吐泻，舌苔黄垢，脉弦滑而数，治以疏化，和中降逆，兼调气机。

生左牡蛎三钱　桑叶三钱　旋覆花一钱半（布包）　代赭石一钱半　知母三钱　陈皮二钱　苦杏仁泥三钱　盐橘核四钱　泽泻二钱　鲜竹茹八钱　炒稻芽四钱　法半夏二钱　苏叶八分　苏子八分　藿梗三钱　紫雪丹三分（分冲）

朱男　五月初七日

肝家气积，由来已久，胁际聚痛，纳呆厌油，皮肤瘙痒，面色晦暗，脉尚滑数，亟宜咸软攻化，柔肝扶脾，内消之法。

生牡蛎六钱　三棱一钱半　旋覆花一钱半（布包）　瓜蒌
六钱　石决明一两　莪术一钱半　代赭石一钱半　知母三钱
川楝子三钱　青皮二钱　生枳实二钱　元胡三钱　元明粉六分

李男　九月初八日

肝家气郁，而右行不得畅，久则胁际作痛，不能侧卧，
纳物迟钝，呕逆，精力疲乏，皮肤刺痒，脉象弦缓。以金铃子
散、旋覆花汤合并治之。

金铃子三钱　生枳实二钱　旋覆花一钱半（布包）　藕一
两　元胡三钱　代赭石一钱半　法半夏二钱　台乌药三钱　小
青皮一钱半　甘草一钱　鲜香橼一片（带瓤）

田男　六月二十七日

肝胃燥气炽盛，津液为之闭阻，卧后口干颇甚，中焦为肝
家逆气所扰，两胁胀满，甚则作痛，脉弦大而数，左关较盛，
亟宜清滋润化，兼调气机。

珍珠母一两　地骨皮三钱　旋覆花一钱半（布包）　寸冬
二钱　鲜石斛五钱　代赭石一钱半　龙胆草炭一钱　玉竹三钱
　天花粉三钱　鲜地黄四钱　川楝子二钱　稻芽四钱　朱莲心
一钱　鲜荷叶一个　益元散四钱（布包）

黄妇　四月十一日

肝家气积，由来已久，左胁聚痛，脉大而弦实，治当咸软
攻化，使之渐消方妥。

生牡蛎六钱　三棱一钱半　旋覆花一钱半（布包）　瓜蒌
六钱　石决明一两　莪术一钱半　代赭石一钱半　知母三钱
川楝子三钱　青皮二钱　生枳实二钱　元胡三钱　元明粉六分

徐女　六月二十一日

寒湿伤中，脾失健运，脘胁不适，腹胀，右胁痛楚，纳
呆呕逆，大便溏，精力疲乏，脉象滑数，舌苔白腻，拟温中健
脾，柔肝之品。

云苓皮四钱　炒白芥子八分　泽泻三钱　炒秫米四钱　炒

谷芽三钱　炒稻芽三钱　土於术一钱半　鸡内金三钱　橘核二钱　法半夏三钱　煨木香八分　台乌药三钱　甘草五分　炒黄连五分　炒吴萸五分　川厚朴七分　大枣二枚　土炒杭芍二钱

裕女　九月初九日

肝脾不和，中焦宿滞化热，左胁作痛，呕吐，食欲不佳，舌苔黄垢，脉弦滑而数，治以和中降逆，柔肝健脾，兼调气机。

生左牡蛎三钱　陈皮二钱　旋覆花一钱半（布包）　青竹茹四钱　代赭石一钱半　炒稻芽四钱　苦杏仁泥三钱　广藿梗三钱　法半夏二钱　知母三钱　炒橘核四钱　陈香橼一钱　川厚朴一钱半　生枳实一钱半

岳女　六月初八日

湿热相郁，脾为之困，气机阻痛于胸胁，精力疲顿喜睡，脉滑大而数，口渴颇甚，亟宜清化。

川郁金二钱　九节菖蒲一钱五分　生石膏五钱（研先煎）　盐知母三钱　青蒿梗二钱　台乌药三钱　厚朴花一钱五分　川牛膝三钱　桑白皮三钱　莲子心二钱　生杏仁三钱　广藿梗三钱　鲜荷叶一个　盐黄柏三钱

王妇　六月十九日

晋前方药，尚属相宜，第肝家气逆，为湿热所郁，左胁上阻痛，脉稍呈滑实，似为胎象，第湿象太实，仍宜清通和化。

生牡蛎四钱（布包先煎）　台乌药三钱　旋覆花一钱五分（布包）　益元散三钱（布包）　代赭石一钱五分　鸡血藤四钱　生鳖甲一钱五分（先煎）　大腹绒一钱五分　炒谷芽三钱　炒稻芽三钱　知母三钱　朱莲心一钱五分　石决明五钱（生研先煎）　淮小麦一两　杏仁泥三钱　藕一两（切片）

杨妇　九月初十日

产后胎泄三月余不愈，次数较减，而肝空脾虚，生化之机不畅，胁际作痛，腹胀纳呆，呕逆厌油，皮肤刺痒，牙龈出血，脉弦滑而数大，按之力差，宜醒化滋益肝脾。

生牡蛎三钱　醋茵陈一钱半　石决明五钱（生研先煎）
云茯苓三钱　土於术二钱　炒山药三钱　炒秫米三钱　芡实米
三钱　紫丹参三钱　炒麦芽三钱　大枣二枚　煨鸡内金三钱
煨广木香六分　炒稻芽三钱　盐橘核三钱　金匮肾气丸一钱半
（布包）

张男　十一月初四日

热郁气机，运化遂滞，肌肤渐消，近作蒸热，时或胁痛，
纳物欠佳，脉弦数而大，便秘已久，当清热润化，兼畅中焦。

鲜石斛五钱　川郁金二钱　全瓜蒌八钱（元明粉八分拌）
知母三钱　嫩青蒿一钱半　生枳实二钱　片姜黄三钱　川黄
柏三钱　栀子炭三钱　鸡内金三钱　郁李仁二钱　竹茹五钱
合欢花五钱　乌药二钱

吕妇　九月二十八日

水不涵木，气机横逆，膈下痛楚，左胁尤甚，舌苔白腻，
脾家兼有湿邪，六脉弦滑，左关独盛，治当滋水抑肝，化气渗
湿之品。

桑寄生五钱　生赭石二钱　生牡蛎三钱（先煎）　台乌药
二钱　生桑皮三钱　旋覆花二钱（布包）　川楝子一钱半　藕
一两　黛蛤粉六钱（布包先煎）　云苓皮三钱　炒秫米三钱
川厚朴七分　醋青皮一钱半　白蒺藜四钱　知母三钱

方女　五月二十日

三焦蓄水太久，肝郁气滞，脘次痞满，右胁痛剧，腹胀，
纳物不佳，溲短，精力疲乏，脉弦滑而实，舌赤苔黄。拟柔肝
醒脾，和化内消。

石决明一两　旋覆花二钱（布包）　橘皮二钱　橘核四钱
生桑皮二钱　生鳖甲一钱半　代赭石三钱　猪苓三钱　大腹
皮一钱半　磁朱丸四钱　槟榔一钱半　泽泻三钱　谷芽三钱
稻芽三钱　盐知母三钱　乌药三钱　滑石块四钱　川牛膝三钱

川郁金一枚　落水沉香一枚（磨，每煎药用磨汁四十滴）
盐黄柏三钱　元明粉一钱二分（分二次冲）

黄　疸

丁男　四月十一日

脾湿胆热，上蒸发黄，脉弦滑而数大，口不渴，舌赤，思食冷物，是为阳黄。拟予茵陈蒿汤加味。

生川军二钱　知母四钱　青竹茹一两　焦山栀三钱　川黄柏四钱　生石膏一两（研先煎）　龙胆草一钱半　广陈皮二钱　嫩茵陈五钱　莲子心二钱　滑石块五钱　广藿梗三钱　忍冬花三钱　元明粉一钱（冲）　紫雪丹四分（分冲）

宋男　四月二十八日

湿热已久，发为黄疸，食欲欠佳，呕逆厌油，目晴皮肤色黄，皮肤瘙痒，溲赤，大便秘结，脉弦滑，舌赤苔薄黄，宜清渗和化。

石决明八钱　旋覆花三钱（布包）　枳实三钱　桑寄生八钱　知母三钱　鲜茅根一两　代赭石三钱　莲子心二钱　莱菔子四钱　川黄柏三钱　焦栀子三钱　茵陈三钱　清半夏二钱　云茯苓四钱　滑石块四钱　大腹绒二钱　瓜蒌一两　酒大黄四分　元明粉一钱　犀黄丸一钱半（分吞）

周男　五月十一日

湿热过盛，面部有发黄意，小溲仍浊，精力疲乏，舌苔白腻，脉弦滑数，治以清化湿热，从阴分导之。

生鳖甲一钱半　滑石块五钱　谷芽三钱　稻芽三钱　知母三钱　嫩茵陈二钱　炒橘核五钱　生桑皮三钱　川黄柏三钱　栀子炭三钱　云茯苓四钱　大腹绒一钱半　川黄连一钱半　川牛膝三钱　车前子三钱（包）　冬瓜皮一两

二诊：五月十四日，连晋前方药后，证象好转，但肝热脾困尚未消除，大肠有湿滞之象，眠食亦均未复，再依前方加减。

滑石块五钱　首乌藤一两　生石决明六钱（先煎）　知母三钱　云苓皮四钱　生鳖甲一钱半（先煎）　川黄柏三钱　炒稻芽三钱　炒谷芽三钱　嫩茵陈三钱　盐橘核五钱　大腹绒三钱　龙胆草一钱　朱莲心一钱半　车前子三钱（包）　川牛膝三钱　鲜冬瓜皮一两

刘男　四月初六日

湿困中土，面色黄滞，肠鸣喜按，近兼有头晕呕吐，脉象滑缓，舌赤苔滑，姑予渗化和中。

焦栀子三钱　槟榔炭二钱　生海蛤一两　金银花四钱　嫩茵陈三钱　广藿梗三钱　莲子心一钱半　云苓皮四钱　益元散四钱（布包）　大腹绒一钱半　青竹茹五钱　猪苓三钱　炒秫米四钱　焦六曲三钱　泽泻三钱　陈皮二钱

丁女　六月二十四日

湿热久蓄，发为黄疸，皮肤及目睛皆为黄色，溲赤，大便秘结，脉弦滑而数，宜清渗和化。

生海蛤一两　茵陈三钱　旋覆花三钱（布包）　知母三钱　石决明一两　云苓皮四钱　代赭石三钱　川黄柏三钱　焦栀子三钱　桑寄生六钱　川草薢四钱　牛膝三钱　生侧柏叶三钱　酒大黄八分　郁李仁三钱　滑石块四钱　焦神曲三钱　金银花四钱　全瓜蒌一两　元明粉八分　鲜荷叶一个　犀黄丸一钱半（分吞）

李妇　九月初八日

湿热郁阻，气机不畅，曾发脘胁痛楚，散之较过，遏于皮肤而发黄疸。经常先期，舌苔白腻，仍复作渴，脉滑大而数，热象较盛，当清化利湿，兼调气分。

生鳖甲一钱半　茵陈三钱　大腹绒一钱半　知母三钱　生蛤粉一两　栀子三钱　橘核四钱　川黄柏三钱　青竹茹五钱

生侧柏叶三钱　川牛膝三钱　炒丹皮一钱　赤小豆四钱　滑石块三钱　藕一两（带节）

二诊：九月十九日。连晋前方药后，发黄之象较退，第膀胱不化，小便仍少，气机略畅，热象仍炽，再以前方稍为变通。

鲜芦根一两　知母三钱　生石膏五钱（先煎）　盐橘核五钱　生鳖甲一钱半　栀子炭三钱　莲子心一钱　湖丹皮一钱　嫩茵陈一钱　大腹绒一钱半　川黄柏三钱　赤小豆四钱　代赭石一钱半　川牛膝三钱　旋覆花一钱半（布包）　车前子三钱　汉防己一钱　藕一两

姚妇　九月二十七日

高年真阳不足，湿盛黄疸，六脉弦缓而滑，按之力差，饮纳皆减，腹胀足肿，证象颇重。回真阳以利湿。

云苓皮四钱　桂枝尖一钱　猪苓三钱　栀子三钱　炒秫米四钱　嫩茵陈三钱　泽泻三钱　知母三钱　炮附子一钱半　大腹绒一钱半　橘核四钱　川黄柏三钱　川牛膝三钱　炒白术一钱半

二诊：原方加川椒目六分、北细辛六分。

［按］阳虚阴黄，以茵陈五苓散加炮附子温化之，川椒目配合北细辛温通下焦，治阳虚水肿疗效甚佳。

李男　闰月初九日

肾积奔豚，本属湿热，攻克渐减，因暑邪遏于皮肤，发为黄疸，服药已经渐退，积象当借之而减，仍宜清化之。

茯苓皮四钱　赤小豆四钱　生鳖甲一钱五分（先煎）　知母三钱　嫩茵陈三钱　炒秫米四钱　湖丹皮一钱　川黄柏三钱　栀子炭三钱　大腹绒三钱　广藿梗三钱　橘皮三钱　橘核三钱　鲜竹茹八钱　条黄芩三钱　鲜菖蒲三钱　生大黄五分　川牛膝三钱　西瓜皮一两　稻芽四钱（生熟各半）　紫雪丹三分（分冲）

二诊，加清半夏二钱，去条黄芩、紫雪丹。

[按] 例中所举多系"阳黄"范畴，乃湿热侵及血分，蕴郁三焦所致。我国古代医学文献中有关"黄疸"记载颇多。《素问·平人气象论》云："溺黄赤安卧者，黄疸……目黄者曰黄疸。"《灵枢·论疾诊尺篇》中说："寒热身痛面色微黄，齿垢黄，爪甲上黄，黄疸也。"元代罗天益在《卫生宝鉴》中将黄疸分为"阳黄"、"阴黄"。本病外因与六气相关，内因劳倦、郁怒、忧思以致脾失健运，中焦水湿停滞，郁而化热，肝失疏泄，胆汁内瘀，不循常道而溢于肌肤，以致全身发黄。先生根据黄疸症湿与热的不同程度，以热重于湿、湿重于热、湿热并重区别论治。

积　聚

魏男　七月十五日

湿痞已久，肝脾并困，或谓生瘤，剖视而不能治，徒伤气血，正损而病愈重。腹胀如鼓，坚实拒按，大便频，小溲赤浊，饮纳均减，脉弦滑而实。姑予内消，兼顾气血以安之。

生槟榔五分　炒黑丑五分　生牡蛎四钱（包先煎）　炒白丑五分　生橘核四钱　荆三棱一钱　川牛膝三钱　川黄连一钱　生海蛤八钱（包先煎）　云茯苓三钱　蓬莪术一钱　大腹绒二钱　生枳实一钱　生滑石块四钱　萹蓄三钱　杜仲炭二钱　瞿麦三钱　桂圆肉二枚　犀黄丸一钱（研细冲服）　二剂

二诊：七月十八日。晋服前方药，大便下黑色水，溲利胀减，拒按之状不似前剧，腹部较软，脉弦滑，舌苔黄垢而腻，宜遵前方稍事增减。

原方内去桂圆肉、瞿麦、萹蓄，加煨广木香七分、粉甘草五分（水炙）、肥玉竹一钱，改牡蛎为六钱，荆三棱、蓬莪术按原量各加五分。二剂。

三诊：七月二十一日。症已愈十之七八，腹部平软，精神转佳，二便已正常，脉滑，沉取乏神力，唯苔退未净，思纳颇甚，应慎饮食，以免食复，再酌情变通前方。

煨莱菔子三钱　生牡蛎四钱（布包先煎）　云苓皮三钱　鸡内金三钱（砂仁五分同水煨）　焦谷芽三钱　焦稻芽三钱　生赭石三钱　焦枳壳一钱五分　川牛膝三钱　旋覆花二钱（包煎）　铁心甘草五分　犀黄丸五分（研细冲服）　五剂

越半年，其母来诊，得悉其病自服药后遂即而愈。

程女　五月初八日

血因气结，肝湿亦盛，经停四月，腹部胀痛，兼有痞块拒按，大便滑下，日晡口渴，气机不畅，舌苔白腻，脉弦滑而数，治宜通经化瘀，兼利湿调气之品。

生海蛤一两（布包先煎）　生鳖甲一钱五分（先煎）　鸡血藤四钱　花蕊石四钱　代赭石三钱　生橘核四钱　川牛膝四钱　旋覆花三钱（布包）　川草薢五钱　炒黑丑一钱　炒白丑一钱　台乌药三钱　桃仁泥二钱　生知母三钱　小川连一钱　干虫二枚　焦麦芽三钱　焦稻芽三钱　石决明一两（生研先煎）　兑黄酒一杯随汤药冲服　二剂

二诊：五月十一日。服药后腹部胀痛减轻，午后发烧亦不似前盛，精神好转，带下颇多，腰肢及小腹有痛楚下坠之感，取脉弦实，瘀血渐活动，再宗原方加减以逐之。

原方加广木香七分（煨）、大腹绒一钱五分、红鸡冠花三钱、白鸡冠花三钱。二剂。

三诊：五月十四日。瘀血已下，量颇多，而腹部仍未舒畅，腿肢酸软无力，湿热已下移矣，饮纳二便皆正常，脉弦而有力，气分仍未和也，再变通前方治之。

石决明一两（生研先煎）　川楝子四钱（打）　全当归三钱　桑寄生六钱　鸡血藤五钱　煨广木香七分　大腹皮二钱　焦谷芽四钱　焦稻芽四钱　炒黑丑二钱　炒白丑二钱　小木

通四钱　生橘核四钱　台乌药三钱　焦栀子四钱　川牛膝四钱　生滑石块五钱　桃仁泥三钱　焦槟榔一钱五分　旋覆花三钱（布包）　代赭石四钱　川芎一钱五分　醋炒小麦皮三钱　落水沉香四分（研细粉分两次冲）　犀黄丸一钱（研细粉二次冲服）　二剂

四诊：五月十七日。腹中痞块已消，按之甚平软，胀痛已止，血下减少，仍夹血带，多透明质黏；舌苔白薄，脉弦滑有力，余皆正常，再进调中滋益之品。

云茯苓四钱　法半夏二钱　生鳖甲一钱五分（先煎）　陈皮一钱　全当归四钱　珍珠母一两半（生研先煎）　桑寄生五钱　台党参七分　生牡蛎五钱（布包先煎）　土炒白芍一钱五分　乌药三钱　川萆薢四钱　益智仁三钱　代赭石二钱　制香附二钱　地黄二钱　何首乌三钱　旋覆花一钱半（布包）　炒焦稻芽四钱

戈女　九月十三日

肝家抑郁，热生于中，腹中旧有积块未除，近因气而动，兼有烦躁易怒之患，仍依前加减。

生左牡蛎四钱（布包先煎）　生石决明六钱（布包先煎）　知母三钱　三棱六钱　旋覆花一钱（布包）　朱莲心一钱　莪术六钱　代赭石一钱　炒杭白芍四钱　川柏二钱　生枳实一钱　侧柏叶三钱　合欢花四钱　白蒺藜三钱（去刺）　生甘草五分　藕一两　川黄连一钱（酒炒）

高妇　九月二十日

初患暑湿带下，适届经期，为补药所阻，经道为之塞滞，少腹左半瘕积，日渐增长，曾服攻克之剂，未通，迄今二月有余，盖湿滞瘀血，兼而有之，左关脉独弦盛，尺部沉涩，姑以咸软芳化，兼畅经络。

生牡蛎三钱　鸡血藤五钱　炒莱菔子三钱　赤小豆三钱　当归尾二钱　橘核三钱（盐水炒）　真川芎一钱　丹皮一

钱（打） 川楝子三钱 丝瓜络一钱 川牛膝一钱 延胡索三钱 泽泻三钱（盐水炒和黄酒小盏）

兰妇 二月二十七日

病情夹杂，复腹有硬块，血结为患，甚则汗出旋呕，气不能畅，带下亦多，此血臌之症也，脉涩而不调，治宜化瘀行气。

当归尾四钱 桃仁泥三钱 杏仁泥三钱 炒灵脂三钱 川芎二钱 蕲艾梗二钱 桑枝四钱 四制香附三钱 金铃子三钱 白芍三钱 赤芍三钱 细生地四钱 焦苡仁四钱 沙苑子二钱 干藕节五钱

高女 十一月初四日

脾为湿困，肝胆热实，发热已久，左胁下有积痞作痛，纳物迟钝，脉弦缓而细，舌赤苔白，当从血分导之。

生牡蛎四钱 三棱八分 栀子炭三钱 生鳖甲一钱半 莪术八分 旋覆花一钱（布包） 盐橘核四钱 代赭石一钱 茵陈一钱半 盐知母三钱 盐黄柏三钱 黛蛤粉四钱（布包） 滑石块四钱 地骨皮三钱 麦芽三钱 稻芽三钱 犀黄丸四分

张女 八月十九日

肝热脾湿，由来已久，渐及经络，胁右结痞，拒按作痛，腿痛颇甚，夜常不寐，咳嗽亦盛，面浮肿，肢亦微胀，舌苔滑白，脉弦滑而细数，治以清疏和化，达络柔肝。

威灵仙三钱 知母三钱 生鳖甲三钱（先煎） 宣木瓜三钱 生石膏四钱 栀子炭三钱 川黄柏三钱 盐橘核四钱 桑寄生六钱 竹茹五钱 甜葶苈二钱 醋炒嫩茵陈二钱半 川牛膝三钱 川草薢三钱 首乌藤一两 淮小麦一两 代赭石一钱 旋覆花一钱（布包）

王女 四月十七日

脘腹痞积，胁痛腹胀，纳呆，时或潮热，便溏，经停四月，证属虚而有湿，脉滑实兼弦，姑予克化，兼通经络。

生牡蛎四钱　云苓皮三钱　旋覆花一钱（布包）　莪术一钱　鸡血藤四钱　炒秫米三钱　代赭石一钱　枳实一钱　湖丹皮一钱半　怀山药二钱　荆三棱一钱　乌药二钱　盐水炒橘核三钱　川牛膝三钱　炒稻芽三钱　醒消丸一钱（分吞）

陆妇　九月二十一日

晋滋摄温化之品，证象较转，但左半少腹以上痞积，拒按而不得消化，恐肝肾为之不和，气血不能调畅，诸症仍不能已，再以前方交通，以攻克化坚之品。

生鳖甲一钱　三棱八钱　生龙齿三钱（布包先煎）　赤小豆三钱　代赭石一钱半　生牡蛎五钱（布包先煎）　莪术六钱　湖丹皮一钱半　旋覆花一钱半（布包）　石决明八钱　盐橘核四钱　杜仲炭二钱（布包）　乌药一钱　炒槟榔炭五钱　泽泻一钱（盐水炒）　醒消丸五钱（分吞）

［按］《圣惠方》云："癥犹征也，坚硬在腹中，按之而应手。通治之法以化癥回生丹为良。若瘕者，以其病未成癥也。总之皆由痛久在络，虽凝聚成形，仍属经病。"《内经》谓："大积大聚，其可犯也，衰其半则止"。

头　痛

索妇　六月十八日

湿热过盛，兼感时邪，遂致头痛，咽喉肿痛，口干思冷饮，肌肤发热，大便不畅，舌红苔黄腻，脉滑数，亟宜清疏凉解。

生石膏六钱　杭菊花三钱　生石决明六钱（同研先煎）　忍冬花五钱　大青叶三钱　鲜芦根一两　板蓝根四钱　白僵蚕三钱　净蝉衣三钱　地骨皮四钱　杏仁泥三钱　薄荷叶二钱　滑石块四钱　霜桑叶三钱　全瓜蒌六钱　生知母三钱　荷叶一个　藕一两　生黄柏三钱　六神丸三十粒（分吞）

陈男　九月二十八日

内有蕴热，外感风寒，头项皆痛，微热恶寒，鼻塞声重，咽痒，涕泪俱下，咳嗽，周身酸楚，舌苔黄薄，脉浮紧右寸关较大，法宜辛散宣解。

紫苏叶二钱　香白芷二钱　真川芎一钱　辛夷花二钱　滁菊花三钱　杏仁泥三钱　白僵蚕二钱　净蝉衣一钱　霜桑叶三钱　白通草一钱　板蓝根四钱　薄荷叶二钱　鲜芦根八钱　鲜杷叶四钱　生甘草五分　鸭梨皮一两

[按] 头为诸阳之会，又为清阳之府，风寒外邪侵袭肌表，寒凝血滞，阻遏清阳之气，络脉不通而致头痛。太阳经脉循行项背，故其痛连项背；风寒束表，卫阳被遏，肺失宣畅则恶寒发热，周身酸楚，咽痒咳嗽。孔师采取辛散宣肺之法，选用紫苏叶、香白芷、辛夷花、薄荷叶、滁菊花等辛散之品以疏风散寒；配合杏仁泥、霜桑叶、净蝉衣、白僵蚕等升清降浊之品以宣肺解表；佐以鲜芦根、鲜枇杷叶、鲜藕、鸭梨皮等甘寒之品以润燥止嗽；其中川芎乃血中气药，用以行血中之气，祛血中之风，上行头目，为治外感头痛之要药。

郭男　五月十三日

肝阳上犯，兼有风邪，头部昏痛颇甚，盛于左半，食不觉味，舌苔白，脾家兼有湿象，脉弦滑而数，当清疏抑化。

石决明六钱　杭菊花三钱　旋覆花一钱（布包）　栀子炭三钱　代赭石一钱　白蒺藜二钱（去刺）　条黄芩三钱　知母三钱　川黄柏三钱　炒稻芽四钱　薄荷一钱五分　辛夷一钱五分　地骨皮三钱　杏仁泥三钱　荷叶一钱　紫雪丹四分（分冲）

梁妇　六月二十日

肝阳旺，脾湿盛，中焦消化较差，气机不畅，头痛烦躁，大便不润，脉弦滑，宜清柔渗化。

生赭石四钱　莲子心二钱　鲜石斛六钱（先煎）　知母三

专病论治

钱　桑寄生六钱　旋覆花四钱（布包）　枳实二钱　滑石块四钱　石决明六钱（生先煎）　辛夷花三钱　木香二钱　川黄柏五钱　莱菔子四钱　川朴花三钱　瓜蒌六钱　荷叶一个　焦稻芽三钱　郁金三钱　焦谷芽三钱

　　〔按〕大便不润，腹气不畅，则以鲜石斛养胃阴，枳实、朴花、莱菔子、瓜蒌、木香理气畅腹。

蒋妇　七月十三日

　　肝脾热重，气机郁阻，以致中焦满闷不适，手心发热，头部作痛，脉弦滑而数，宜清柔渗湿。

　　黄柏三钱　代赭石三钱　旋覆花三钱（布包）　莲子心三钱　知母三钱　生石决明六钱（先煎）　云苓皮四钱　川草薢四钱　龙胆草二钱　滑石块四钱　桑寄生六钱　地骨皮三钱　炒栀子三钱　川牛膝三钱　大腹绒四钱　川厚朴二钱　煨木香一钱半　荷叶一个　紫雪丹四分（分冲）

马男　四月二十八日

　　肝家热重日久，头部晕痛，劳累则剧，饮纳二便均正常，脉滑数，亟宜清柔凉化。

　　旋覆花三钱（布包）　代赭石三钱　生石决明八钱（先煎）　辛夷三钱　生知母三钱　生黄柏三钱　夜交藤一两半　桑寄生六钱　生石膏六钱（先煎）　龙胆草三钱　滑石块四钱　嫩白芷五分　鲜苇茎一两　莲子心二钱　薄荷一钱　川牛膝三钱　白蒺藜四钱　胆南星五分　紫雪丹五分（分冲）

吴男　九月十三日

　　肝家热盛，阴分虚燥，清明被扰，以致头痛，逢劳则甚，夜寐梦多纷纭，口渴喜饮，舌苔白腻，脉弦滑左关大，宜清平柔化。

　　辛夷三钱　生赭石四钱　旋覆花四钱（布包）　知母三钱　黄柏三钱　生石膏一两（先煎）　白芷一钱半　瓜蒌六钱　生石决明一两（先煎）　灵磁石三钱　朱莲心二钱　辰砂一钱

（先煎）　焦栀子三钱　滑石块四钱　龙胆草三钱　桑寄生八钱　薄荷叶二个　紫雪丹五分（分冲）

田男　七月初九日

据述症延数年，劳累用脑太过，肝热盛炽上冲，头部晕痛，脉弦大，宜清抑凉镇。

石决明两　炒龙胆草三钱　茅根一两　川牛膝四钱　川芎三分　辛夷三钱　莲子心二钱　杭滁菊二钱　知母二钱　黄柏三钱　鲜荷叶一个　白芷一钱　栀子三钱　旋覆花三钱（布包）　代赭石三钱　酒黄芩三钱　灵磁石四钱　辰砂一钱　藕一两　紫雪丹五分（分冲）

任男　八月一十七日

旧有偏头风，近又复发，左侧眉骨阵阵作痛，筋络为之跳痛，脉细而伏数，治以柔肝祛风之品。

辛夷花二钱　龙胆草一钱五分　生石决明八钱（研先煎）　真川芎八分　口防风五分　嫩白芷五分　苏薄荷一钱　清半夏三钱　青竹茹五钱　桑寄生五钱　荷叶一个

葛妇　六月二十日

肝阳过旺，上犯清阳，致后脑作痛，近两月作剧，记忆尚差，经治未愈，脉左关盛，宜镇肝抑化。

川黄柏三钱　辛夷三钱　灵磁石三钱（先煎）　朱莲心二钱　知母三钱　生石决明一两（先煎）　白芷一钱　川牛膝三钱　生石膏六钱（先煎）　桑寄生六钱　杭菊花三钱　辰砂一钱（先煎）　滑石块四钱　旋覆花三钱（布包）　生赭石三钱　鲜荷叶一个　紫雪丹四分（分冲）

赵妇　六月三十日

肝阳极盛，上冲头部，左侧偏痛，牵及左目，异常痛楚，目赤而起蒙，脉象弦大而劲，左关尤盛，宜镇肝明目。

密蒙花三钱　嫩白芷一钱　生石决明一两（研先煎）　木贼三钱　代赭石四钱　旋覆花四钱（布包）　荷叶一个　薄荷

一钱半　辰砂一钱（先煎）　龙胆草三钱　川牛膝三钱　灵磁石二钱（先煎）　生石膏四钱　杭菊花三钱　辛夷花三钱　生栀子三钱　谷精草三钱　鲜石斛四钱　藕一两　全蝎二枚

于男　七月十二日

症状近三年，因肝热太重，偏左头痛，每劳则更剧，肺胃亦燥，口渴而热，脉弦大，宜清抑凉化。

白芷一钱　莲子心二钱　生石决明一两（先煎）　地骨皮三钱　川牛膝四钱　辛夷三钱　青竹茹四钱　藕四钱　生石膏八钱（先煎）　龙胆草三钱　代赭石三钱　旋覆花四钱（布包）　杏仁泥三钱　荷叶一个　藁本三分　桑寄生八钱　磁石粉三钱（辰砂一钱同先煎）　紫雪丹五分（分冲）

赵男　八月初六日

肝家热重，兼感风乘，是以偏左头部痛楚，发时颇剧，口干喜饮，脉取弦大左关较感，宜清凉抑化。

薄荷一钱半　旋覆花四钱（布包）　生石决明一两（先煎）　代赭石三钱　生知母三钱　生黄柏三钱　荷叶一个　桑寄生八钱　龙胆草三钱　辛夷花三钱　川牛膝四钱　生石膏六钱（先煎）　嫩白芷一钱　全蝎二枚　焦栀子三钱　藁本二分　藕一两　紫雪丹五分（分冲）

杨男　八月二十六日

近日头部偏左作痛，呛咳痰多，自述较前略轻。唯素体肝旺脾湿，虚阳易动耳。脉见弦滑，治宜清降。

干杷叶三钱（去毛）　杏仁泥三钱（去皮尖）　珍珠母五钱　麦冬三钱　白蒺藜三钱（去刺）　云苓块三钱　花粉三钱　知母二钱　贝母二钱　淡竹叶三钱　盐玄参三钱　橘皮二钱　橘络二钱　白芍药四钱　甘草一钱　生梨皮一两

庞男　九月初三日

肝阳上犯，夹脾湿郁于经络，右半头痛甚重，鼻为涕塞，脉象弦滑而数大，左关较盛，治以滋抑清化并进。

生石决明一两　桑叶三钱　辛夷二钱　竹茹六钱　白芷
一钱　龙胆草二钱　刺白蒺藜三钱　杭菊花三钱　知母三钱
杏仁泥三钱　桃仁泥一钱半　旋覆花一钱半（布包）　代赭
石一钱半　薄荷一钱　荷叶一张　酒黄芩三钱　紫雪丹四分
（分冲）

[按]孔师治疗偏头痛，突破一般常规，抓住病因病机
进行辨证施治。遇到肝热上冲者，则予清平镇抑之法；若阴虚
肝旺者，则予育阴潜阳之法；若有风寒之邪，则佐以祛风散寒
之品；若兼有湿痰肝风者，则佐豁痰熄风之品。并常用苏合香
丸、紫雪丹、犀黄丸等芳香开窍，清热止痛，无论偏左或偏右
头痛，前额或巅顶头痛，其疗效均甚捷。

潘妇　九月十一日

肝热气逆，由来已久，时或上犯，合于胃肠，发为头痛。
妊娠月余，呕吐烦急甚，脉象弦滑两关较盛，法当滋水涵木，
佐以清热安胎。

鲜竹茹一两　生牡蛎四钱　旋覆花三钱（布包）　代赭石
三钱　条黄芩三钱　生石决明一两（先煎）　川楝子一钱五分
生石膏六钱（先煎）　生枳实一钱　小川连一钱五分（吴萸
二分泡水炒）　龙胆草一钱五分　辛夷花三钱　肥知母三钱
薄荷叶八分　白蒺藜四钱　荷叶露水煎药

[按]妊娠头痛，阴虚肝热上逆，确有内热，体不虚，
治同常法，苦寒药亦不避，《内经》云："有故无殒，亦无殒
也"。

徐女　八月十八日

肝热脾湿，头痛头鸣，腰部酸楚，作嗽，四肢倦怠，白
带亦多，经候不匀，或间月一至，脉弦滑，舌白腻，宜渗湿柔
肝。

生石决明一两（先煎）　旋覆花三钱（布包）　代赭石三
钱　桑寄生八钱　炒秫米三钱　龙胆草三钱　青竹茹六钱　云

专病论治

苓皮四钱　鸡冠花三钱　台乌药三钱　辛夷花三钱　川草薢三钱　清半夏三钱　杜仲三钱　炒甜葶苈四钱　炒枳实三钱　竹沥水三钱（分冲）　莲子心二钱　滑石块四钱　瓜蒌五钱　紫雪丹四分（分冲）

〔按〕此例肝热脾湿之头痛头鸣，兼有白带过多，经候不匀或间月一行。孔师在清热柔肝的基础上，配合炒秫米、云苓皮、川草薢、鸡冠花、甜葶苈、滑石块等渗湿健脾之品，使脾健湿去，带净经调。

眩　晕

于男　七月十三日

肝家热盛，气逆于上，以致头晕，呕吐，大便秘，舌苔白腻，脉弦滑而数，宜清柔和中。

生石决明六钱（先煎）　旋覆花三钱（布包）　代赭石三钱　清半夏二钱　知母三钱　川黄柏三钱　陈皮一钱半　白蒺藜三钱（去刺）　瓜蒌六钱　杭菊花三钱　青竹茹六钱　龙胆草二钱　川牛膝三钱　广藿梗三钱　鲜藕一两　鲜荷叶一个　莲子仁二钱　紫雪丹五分（分冲）

谭妇　六月二十八日

肝胃气郁，中焦运化亦差，头晕，脘痛，周身不适，大便较秘，脉象弦滑，宜平柔和中。

广木香二钱　川黄柏三钱　生石决明一两（先煎）　知母三钱　桑寄生六钱　旋覆花四钱（布包）　生赭石三钱　川郁金三钱　川牛膝三钱　杏仁泥三钱　川厚朴二钱　全瓜蒌六钱　枳壳二钱　台乌药三钱　莲子仁二钱　龙胆草三钱　藕一两　鲜荷叶一个

荆男　六月二十九日

肝热气郁上逆，头部眩晕，原有宿症犯之则剧，白睛浑浊不清，蓄有痰象，脉取弦滑，两关较大，宜柔肝和化。

代赭石三钱　生知母三钱　生石决明一两（先煎）　青竹茹六钱　莲子心二钱　旋覆花三钱（布包）　生黄柏三钱辛夷花三钱　生枳实三钱　桑寄生一两　广陈皮三钱　嫩白芷一钱　薄荷叶一钱半　清半夏三钱　滑石块三钱　川牛膝三钱鲜荷叶一个　生石膏八钱（研先煎）　藕一两　紫雪丹四分（分冲）

王妇　七月初八日

肝家热盛，气机上逆，头晕作呕呃，两胁窜痛，牵及四肢，脉弦滑而两关盛，宜平柔达络。

石决明一两　旋覆花三钱（布包）　代赭石三钱　木香一钱五分　威灵仙三钱　莲子心二钱　桑寄生一两　川厚朴二钱川楝子三钱　乌药三钱　菊花三钱　郁金三钱　枳壳三钱青皮三钱　竹茹六钱　牛膝三钱　藕一两　荷叶一个　犀黄丸八分（分吞）

刘妇　七月初一日

产后未弥月，曾两次气郁，激动肝阳，遂致中闷短气，筋聚痉挛，头晕神迷，失眠，脉象左关大，宜以清解抑化。

川郁金三钱　莲子心二钱　生牡蛎四钱（布包先煎）　威灵仙四钱　辛夷三钱　生石决明八钱（研先煎）　伸筋草四钱代赭石四钱　旋覆花四钱（布包）　桑寄生八钱　夜交藤一两半　天竺黄二钱　鲜菖蒲四钱　通草一钱　乌药三钱　生山甲二钱　桑叶三钱　栀子三钱　鲜荷叶一个　藕一两　十香返魂丹一粒（分化）

赵男　九月十八日

肝郁气滞，胃热并重，兼有湿蓄，以致头晕，胸胁满闷不适，身倦，脉弦滑而数，宜清柔宣导。

代赭石三钱　知母三钱　生石决明八钱（先煎）　川牛膝三钱　莲子心二钱　旋覆花三钱（布包）　川黄柏三钱　川郁金三钱　厚朴花二钱　沉香曲三钱　广木香二钱　枳壳二钱

专病论治

87

橘核四钱　莱菔子四钱　乌药三钱　荷叶一个　藕一两　瓜蒌六钱　元明粉一钱　紫雪丹四分（分冲）

张妇　九月十九日

肝胃气机郁阻，以致中焦满闷，时发呕吐，头晕，大便不匀，脉滑数，亟宜清柔和中。

代赭石三钱　川黄柏三钱　旋覆花三钱（布包）　莲子心二钱　知母三钱　生石决明六钱（先煎）　广藿梗三钱　藕一两　白蒺藜三钱（去刺）　焦六曲三钱　龙胆草三钱　滑石块四钱　乌药三钱　青竹茹六钱　川厚朴二钱　清半夏三钱　川牛膝三钱　荷叶一个　紫雪丹四分（分冲）

王男　八月二十四日

肝胃不和，热邪颇重，是以上冲头部，眩晕，过劳尤剧，中脘闷痛，纳食后不适，大便燥秘，脉弦大，宜清平和中。

代赭石三钱　生知母三钱　生石决明八钱（先煎）　瓜蒌八钱　元明粉一钱半　旋覆花四钱（布包）　生黄柏三钱　辛夷花三钱　炒莱菔子四钱　乌药三钱　川牛膝三钱　杭菊花二钱　川朴花三钱　炒枳壳三钱　煨广木香二钱　荷叶一个　鸡内金三钱　火麻仁四钱　藕一两　盐水炒薏米六钱　紫雪丹五分（分冲）

王妇　十月初三日

湿困血分，气滞，经下失畅、色紫而少，腰腹微痛，头目眩晕，脉弦滑，亟宜理气化瘀调经。

全当归三钱　川牛膝三钱　石决明一两　真川芎二钱　旋覆花四钱（布包）　鸡血藤三钱　元胡索三钱　生赭石三钱　大腹皮四钱　乌药三钱　滑石块四钱　青附二钱　知母三钱　川黄柏三钱　川郁金三钱　云苓皮四钱　佛手一钱　荷叶一个　藕一两　大黄䗪虫丸一个（分吞）

马妇　三月二十一日

湿热相郁，肝家亦盛，经行不畅，癸水后期，兼有食后腹胀、头晕失眠等患，脉弦滑而数大，亟宜清疏和化，佐以活血。

云苓皮四钱　首乌藤六钱　鸡血藤五钱　元胡索二钱　炒秫米四钱　炒丝瓜络一钱　醋香附二钱　大腹皮一钱半　盐橘核三钱（炒研）　厚朴花一钱半　川牛膝三钱　生滑石块四钱佩兰叶三钱

［按］此类病例，青壮年患者较多，而且女多于男。其病因病机均系情志内伤，郁怒伤肝，肝失条达，怒则气上，发为眩晕。肝气郁结，横克脾胃，胃气上逆则恶心呕吐，胸脘满闷，食欲不振，胁肋窜痛，大便秘结；肝气不舒，气滞则血瘀，故时见经行不畅，色紫瘀块，少腹胀痛等症。孔师根据"百病皆生于气"的理论，认为肝为刚脏，用柔以济之，采取疏导柔肝为主的治则，选用郁金、乌药、枳实、枳壳、厚朴、陈皮、木香、川楝子等疏肝理气品，先使气机条达舒畅；配以生赭石、旋覆花、清半夏、瓜蒌、藿香、佩兰、沉香曲、竹茹、荷叶等降逆和中以止呕恶，芳香化浊，清除满闷；佐以龙胆草、知母、黄柏、莲子心、元明粉、紫雪丹、生石决明、生石膏、生龙骨、生牡蛎、杭菊花、白蒺藜等苦寒清热，平肝镇抑以防郁久化热并走于上；又用茯苓皮、炒秫米、炒薏米、通草、滑石块、鸡内金、炒莱菔子、鲜菖蒲、天竺黄等健脾渗湿，醒脾化痰；再根据气滞血瘀的程度，加入适量活血化瘀之品，孔师常用鲜藕以通气活血，健脾养胃而收全功。

董妇　九月初三日

小产后伤及阴分，肝阳失潜，遂发头晕，心悸，身作战抖麻痹，失眠疲倦无力，取脉弦滑，亟宜以敛阳育阴以消息之。

生鳖甲一钱半（先煎）　真玳瑁三钱（包先煎）　珍珠母八钱（生先煎）　旋覆花二钱（布包）　合欢皮四钱　盐川柏三钱　川芎一钱　炒远志一钱　血竭花五分　焦枣仁二钱　夜交藤一钱半　朱莲心三钱　青竹茹四钱　藕一两　桑寄生八钱

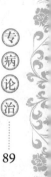

生赭石二钱　朱茯神二钱　全当归二钱

二诊：连晋前方药，诸症见轻。再按前方去血竭花、川芎、全当归，加生龙齿四钱、生牡蛎六钱、焦稻芽四钱、石决明一两、瓜蒌八钱、首乌藤二两及苏合香丸一粒。

迟妇　六月十八日

小产之后，气血大伤，又兼湿邪遏于二肠，二便皆不利，头晕神疲，失眠身热，脉弦数，宜清摄育阴。

血琥珀三分　柏子霜三钱　莲子心二钱　龙齿三钱　合欢花四钱　地榆三钱　盐川柏三钱　盐知母三钱　桑寄生六钱　旋覆花三钱（布包）　代赭石三钱　侧柏叶三钱　栀子二钱　菊花三钱　鲜茅根一两　鲜荷叶一个　珍珠母六钱　青皮三钱　藕一两

马妇　六月二十八日

患怔忡，癸水每潮淋漓十余日不止，血虚不能荣木，上逆头晕，饮纳皆差，四肢倦怠，间时骨蒸，脉弦细，亟宜养血柔肝。

朱莲心二钱　地骨皮三钱　生牡蛎四钱（布包先煎）　生知母三钱　生黄柏三钱　稻芽三钱　阿胶珠三钱　煨木香二钱　生海蛤五钱（布包先煎）　辛夷花三钱　六曲三钱　全当归三钱　旋覆花四钱（布包）　代赭石三钱　生石决明一两（研先煎）　首乌藤二两　生滑石四钱　生龙齿四钱　鲜石斛五钱　台乌药三钱　鲜荷叶一个　鲜藕一两

刘妇　十月十三日

生育较繁，热入血分，肝家失于营养，牵及胃府，头晕，潮热，耳鸣，舌紫无苔，心跳惊悸，夜寐亦难，便燥，脉数兼弦；左关较大，治当从本，清滋镇化重剂治之。

鲜茅根一两　鲜石斛一两　生石决明一两（研先煎）　知母三钱　首乌藤一两　灵磁石四钱（先煎）　黛蛤粉一钱　龙胆草三钱　生鳖甲一钱半（先煎）　川黄柏三钱　郁李仁三

钱　白蒺藜三钱（去刺）　地骨皮四钱　生侧柏叶三钱　栀子三钱　桃仁泥二钱　荷叶露两大瓶（代水煎药）　紫雪丹六分（分冲）

张妇　三月十九日

曾患吐红，治之未当，血虽止而阴分大伤，阳邪尚盛，肝气郁滞，遂致头部眩晕，咳嗽痰盛，心悸，思冷饮，胸膺阻痛，脉弦数，舌苔白腻，宜清柔滋豁。

生牡蛎四钱　珍珠母四钱　生鳖甲三钱　生石决明八钱（上四药同研先煎）　川郁金三钱　苦杏仁三钱　川楝子三钱　苏子三钱　青竹茹六钱　莲子心二钱　旋覆花三钱（布包）　小青皮二钱　台乌药三钱　盐橘核四钱　盐知母三钱　盐黄柏三钱　藕节七枚　血余炭三钱　荷叶一个　生赭石三钱　犀黄丸五分（分吞）

孔妇　四月十八日

鼻衄时发，头部晕楚，此肝肺并热，兼以脾湿所致也，脉弦滑，治以潜阳降热，兼清湿邪。

生石膏四钱　生川牛膝三钱　赤小豆三钱　鲜芦根一两　炒湖丹皮一钱　生石决明六钱（研先煎）　生侧柏叶二钱　血余炭一钱　辛夷一钱半　生桑白皮三钱　知母三钱　荷叶一张　忍冬花三钱　忍冬藤三钱　滑石块四钱　犀黄丸四分（分吞）

王妇　四月初八日

阴虚血热，月水不足时而至，来时量多，四肢倦怠，头目眩晕，近因血下未止，更觉疲困，脉取虚弱，亟宜滋阴和摄。

血余炭三钱　当归三钱　生龙齿五钱（布包先煎）　延胡索三钱　桑寄生六钱　生鳖甲三钱（先煎）　蒲黄炭三钱　川芎二钱　台乌药三钱　辛夷三钱　代赭石三钱　旋覆花四钱（布包）　生知母三钱　生黄柏三钱　石决明八钱（生研先煎）　滑石块四钱　荷叶一个　阿胶珠三钱　盐炒芡实米三钱

藕一两

张妇　六月二十五日

阴虚有热，肝失荣养，由来已久，每届经期，腹痛气短，经后头晕痛，心慌无主，脉大而弦数，亟宜滋镇和肝。

生石决明八钱　地骨皮三钱　生珍珠母八钱（同先煎）　朱拌莲心二钱　柏子霜三钱　台乌药二钱（土炒）　青竹茹五钱　炒杭白芍三钱　盐水炒玄参三钱　栀子炭三钱　知母三钱　川黄柏二钱　夜交藤八钱　天冬二钱　麦冬二钱　荷叶一个

［按］此类病例多由胎产崩漏，或吐、衄、便血，或产多乳众，或素体虚弱，加之饮食失调、缺乏营养等，造成血虚肝旺、脑失濡养而发眩晕。孔师根据《内经》"心生血"、"肝藏血"、"脾胃为后天之本、生化之源"的理论，采取养心安神、滋阴柔肝、健脾养胃等法则。选用朱茯神、炒枣仁、远志肉、柏子仁、全当归、血琥珀、阿胶珠等以养心血，安心神；继以生鳖甲、生珍珠母、生石决明、生牡蛎、生海蛤、生龙齿、真玳瑁、首乌藤、鲜石斛、地骨皮、生知母、生黄柏、白蒺藜等育阴潜阳，滋肾柔肝；佐以生谷稻芽、焦六曲、鲜荷叶、荷叶露等消导和中，健脾养胃；遇有出血未止者，则加用血余炭、蒲黄炭、栀子炭、生侧柏叶、鲜茅根、湖丹皮、赤小豆、血竭花、藕节、鲜藕等凉血止血，活血化瘀。标本兼顾，取效甚捷。

王男　十一月十九日

肝家热郁，气机失调，兼有湿痰为之上犯，遂发眩晕旧疾，脉象滑大而弦数，亟宜凉镇豁痰。

生石决明一两　代赭石一钱半　旋覆花一钱半（布包）法半夏三钱　陈皮二钱　鲜竹茹四钱　梧桑寄生五钱　龙胆草二钱　知母三钱　灵磁石四钱　川黄柏二钱　竹沥水三钱　紫雪丹四分（分冲）

祝男　七月十八日

风热化痰，袭入心包，上系舌本作强，发音不爽，膈上痞闷，气机失畅，头部眩晕，脉取浮弦，宜清心凉化。

川朴花三钱　生石膏八钱（麻黄五厘同先煎）　生栀子四钱　滑石块四钱　鲜菖蒲四钱　旋覆花三钱（布包）　莲子心二钱　云苓皮四钱　枯黄芩三钱　生枳实三钱　黛蛤粉五钱（布包）　莱菔子五钱　代赭石三钱　淡竹沥四钱　生知母二钱　藕一两　荷叶一个　石决明一两　生黄柏三钱　苏合香丸一粒（和入）

邵男　十月初九日

肝胃湿热，气机失畅，又复有入络之势，上焦为邪所动而发晕楚，脉象弦数而盛，当清通涤痰、抑肝达络。

生石膏六钱（研先煎）　旋覆花二钱（布包）　青竹茹六钱　莲子心一钱半　石决明一两（先煎）　杏仁泥三钱　知母三钱　桃仁泥一钱半　青连翘三钱　地骨皮三钱　朱磁石三钱（先煎）　龙胆草二钱　荷叶一个　竹沥水三钱（分冲）　紫雪丹四分（分冲）

刘男　六月二十日

肝热湿痰，内蕴日久，又因不慎跌仆，是以头晕眩转，时或卒厥，流涎神迷，脉取弦大而数，宜以清抑凉化。

鲜菖蒲四钱　龙胆草三钱　生石决明八钱（先煎）　生知母三钱　生黄柏三钱　旋覆花四钱（布包）　辛夷三钱　磁石粉二钱　辰砂一钱（先煎）　杭菊花四钱　桑寄生八钱　莲子心二钱　牛膝四钱　青竹茹四钱　荷叶一个　藕一两　紫雪丹五分（冲入）　苏合香丸一粒（分化）

二诊：证象均减，再按前方加杏仁二钱、滑石四钱。

胡妇　九月一十七日

肝热痰实，头部晕楚，筋络不畅，气逆呃忑，舌苔灰垢，夜不能寐，脉弦滑而细数，宜和肝清化。

代赭石二钱　桑寄生五钱　石决明八钱（研先煎）　杏仁泥三钱　竹茹六钱　旋覆花二钱（布包）　川郁金一钱五分　枳实一钱五分　白蒺藜三钱（去刺）　苏子霜一钱五分　九节菖蒲二钱　知母三钱　盐炒橘核四钱　首乌藤八钱　荷梗一尺许

张妇　五月二十二日

肝热脾湿并盛，头目眩晕，两手筋脉不畅，作麻肉瞤，口渴腰痛，脉弦滑，亟宜柔渗达络。

生石决明一两（先煎）　灵磁石二钱（辰砂钱同先煎）　代赭石三钱　滑石块四钱　旋覆花三钱（布包）　桑寄生一两　小川连一钱半　辛夷花三钱　明天麻一钱　伸筋草三钱　杜仲炭三钱　生知母三钱　生黄柏三钱　薄荷一钱　清半夏三钱　威灵仙三钱

汪男　六月二十七日

肝家热盛，气机郁阻，热邪上犯，头晕胸闷，夜不安寐，舌苔白腻，脉弦数大，亟宜清平抑化。

川黄柏三钱　代赭石三钱　生石决明一两（先煎）　辛夷三钱　知母三钱　旋覆花三钱（布包）　桑寄生八钱　龙胆草三钱　灵磁石三钱（辰砂一钱同先煎）　牛膝四钱　鲜菖蒲根四钱　白蒺藜四钱（去刺）　清半夏三钱　莲子心二钱　厚朴花三钱　鲜荷叶一个　夜交藤一两半　竹茹六钱　紫雪丹四分（分冲）

李妇　十一月初四日

肝风未平，左半身麻木不能用事，时常头晕，且多思虑，脉弦滑，法宜柔肝活络，豁痰熄风。

生石决明一两　生石膏五钱　生鳖甲二钱　生赭石三钱　旋覆花三钱（布包）　生山甲五分（以上同先煎）　去刺白蒺藜三钱　藕一两　川牛膝三钱　盐知母三钱　盐黄柏三钱　桑寄生一两　威灵仙三钱　豨莶草四钱　苏地龙三钱　忍冬藤八

钱　全当归一钱　竹沥水三钱（冲）　生姜汁十滴（冲）　苏合香丸一粒（分四次和入）

[按]此类病例多系由于恣食肥甘厚味，或郁怒过劳，饮食不节，致伤脾胃，中气久虚，脾为湿困，运化无权，聚湿为痰，蒙蔽清窍。则头重眩晕，临床表现虚实夹杂证候。孔师在治疗中抓住健脾燥湿、芳香化浊这一环节，选用温胆汤加减化裁，重用鲜九节菖蒲、竹沥水、胆星、法夏、白矾水浸郁金、苏合香丸等芳香开窍，燥湿豁痰；配以杏仁泥、苏子霜、嫩麻黄、炒莱菔子、甜葶苈、生姜汁等宣肺化痰，祛邪以扶正，邪去则正安。

阎男　七月初八日

疲劳过度，已伤阴分，每遇用脑，则头部晕痛，牵及脊背亦作痛楚，夜寐亦差，大便较秘，舌苔白腻，脉弦滑两关为盛，亟宜镇肝抑化，兼之育阴，交通心肾。

生牡蛎四钱（布包先煎）　生石决明一两半（先煎）真玳瑁三钱（布包先煎）　旋覆花四钱（布包）　莲子心二钱（朱拌）　灵磁石四钱（辰砂一钱同先煎）　杜仲炭三钱　代赭石三钱　青竹茹六钱　盐知母三钱　盐黄柏三钱　夜交藤二两　川牛膝三钱　辛夷花三钱　合欢花三钱　桑寄生八钱　滑石块四钱　鲜荷叶一个　藕一两　十香返魂丹一粒（分和入）

二诊：七月十一日。服药后睡眠较好，便溏，头仍晕沉，脊背压重痛稍减，加威灵仙二钱，杏仁泥三钱。

郭男　十月初九日

阴虚肾气不固，初患失眠，继发梦遗，曾服燥补，头不清爽，眩晕，脉弦滑两尺盛，宜清渗育阴。

盐砂仁二钱　盐黄柏三钱　生牡蛎四钱（先煎）　莲子心二钱　盐知母三钱　生龙齿五钱（先煎）　桑寄生三钱　旋覆花三钱（布包）　代赭石三钱　盐芡实三钱　杜仲炭三钱　磁石三钱　龙胆草二钱　菟丝饼三钱　夜交藤一两四钱　莲房三

专病论治

95

钱　藕一两　荷叶一个

李妇　九月十八日

阴分亏损，脾湿肝热并重，兼因心肾不交而发失眠，偶夜多梦，头晕，周身倦怠且痛，脉弦缓，宜清滋柔化。

生牡蛎五钱（布包先煎）　旋覆花三钱（布包）　桑寄生六钱　莲子心二钱　生龙齿四钱（布包）　白蒺藜三钱　知母三钱　玳瑁三钱（先煎）　川黄柏三钱　生石决明一钱　生鳖甲三钱（先煎）　龙胆草三钱　川牛膝三钱　生茯神三钱　辛夷花三钱　夜交藤三钱　鲜荷叶四钱　真血珀四分　藕一两　代赭石三钱

二诊：九月二十一日。连晋前方药，症均见轻，唯有夜寐不宁，前方再加夜交藤一两、小川连一钱。

叶男　八月初八日

肝热重，肾气不固，时犯遗精，兼因脾湿所扰，饮食不为肌肤，头晕身倦，脉滑数，亟宜清滋和化。

生石决明八钱（先煎）　旋覆花四钱（布包）　生龙齿二钱（布包）　芡实米三钱（盐炒）　代赭石三钱　生牡蛎四钱　藕节七个　莲子心二钱　炒知母三钱　炒黄柏三钱　杜仲炭三钱　焦稻芽三钱　菟丝饼三钱（盐炒）　桑寄生六钱　云茯苓三钱　川朴花三钱　威灵仙三钱　炒栀子三钱　荷叶一个

梁妇　八月二十九日

阴虚肝旺，脾湿素盛，时发晕楚，心下悸颇甚，左脉弦盛而数，右脉滑象亦甚，舌赤，苔糙黄，治以滋化柔肝。

生甘草五分　地骨皮三钱　生石决明一两（研先煎）　钩藤三钱　旋覆花一钱半（布包）　磁朱丸四钱（先煎）　代赭石一钱半　朱茯神三钱　鲜杷叶三钱（去毛布包）　生桑白皮二钱　知母三钱　生鳖甲一钱半（先煎）　川黄柏二钱　栀子三钱　鲜石斛五钱（劈先煎）　荷叶一张

任妇　八月二十五日

阴液不足，消耗过于生化，治之不慎，反助阳邪，经为之夺，过期不下，腹中气逆于上下，眩晕，肝热仍不能平，左关尺二脉弦硬，左右弹指而数，仍当滋水以制阳邪，兼调气机。

生龙齿四钱　当归二钱　知母三钱　生地三钱　炒山药三钱　磁朱丸四钱（先煎）　藕一两　川黄柏三钱　炒湖丹皮一钱　酒炒胆草二钱　台乌药二钱　炒橘核二钱　川牛膝三钱　首乌藤一两　上好紫桂三分（去皮）　生牡蛎六钱（同包先煎）　龟板三钱（先煎）　砂仁米二钱（盐水炒）　芡实米三钱（盐水炒）　生鳖甲三钱（先煎）　玄参心三钱（盐水炒）　川雅连一钱（上二味各研极细末胶囊装服）

顾妇　八月二十七日

肝胃皆盛，上逆清明，头部昏沉，阴分不足，经来不畅而有烧冷，脉弦大两关尤盛，亟宜清柔达络。

薄荷叶一钱半　龙胆草三钱　生石决明一两（先煎）　炒桑寄生一两　代赭石三钱　旋覆花四钱（布包）　生栀子三钱　青竹茹六钱　灵磁石二钱（辰砂一钱同先煎）　杜仲炭三钱　川牛膝三钱　生牡蛎四钱（先煎）　木笔花三钱　莲子心二钱　生石膏六钱（先煎）　藕一两　荷叶二个　生知母三钱　生黄柏三钱　条黄芩三钱　首乌藤二两　紫雪丹六分（冲入）

刘妇　七月二十四日

年已五旬，肝热脾湿并盛，阴分不足，天癸未竭，头晕沉不爽，夜寐欠安，大便秘，脉象弦滑，亟宜清滋平化。

牡蛎四钱　旋覆花三钱（布包）　代赭石三钱　知母三钱　川黄柏三钱　生石决明六钱　莲子心二钱　栀子三钱　滑石块四钱　桑寄生六钱　龙胆草炭三钱　磁朱丸一钱（布包先煎）　菊花三钱　夜交藤一两半　荷叶一个　藕一两　紫雪丹四分（冲）

王妇　九月初六日

产后两月余，乳汁缺少，近因肝家热重，头晕失眠且多梦，脉弦滑，亟宜清柔和化。

生牡蛎三钱（先煎）　旋覆花三钱（布包）　玳瑁三钱
（先煎）　血琥珀四分（冲）　菊花三钱　知母三钱　夜交藤
二钱　决明子八钱　龙胆草三钱　山甲二钱　牛膝三钱　荷叶
一个　川黄柏三钱　莲子心二钱　桑寄生六钱　茯神三钱　藕
一两　代赭石三钱

二诊：九月十八日。症均见轻，白带仍多，加淮小麦一
两、红白鸡冠花三钱、芡实四钱、川草薢四钱。

[按]山甲通乳，鸡冠花、芡实、川草薢止带。

周妇　七月十九日

肝心二经热重，心肾交通被热阻遏，致发失眠头晕，心下
悸，脉象两关较盛，亟宜清柔和化。

生石决明一两（先煎）　旋覆花三钱（布包）　白蒺藜四
钱（去刺）　磁石粉三钱（辰砂一钱同先煎）　代赭石三钱
朱莲心二钱　知母三钱　龙胆草三钱　辛夷三钱　茯神三钱
川黄柏三钱　炒栀子三钱　真玳瑁三钱（先煎）川牛膝三钱
夜交藤二钱　桑寄生六钱　鲜荷叶一个　紫雪丹四分（分冲）

二诊：七月二十一日。连晋前方药，头晕失眠减轻，近日
腹泻，纳物亦差，前方加小川连二钱、焦稻芽四钱、川朴花二
钱。

鲍男　九月二十六日

客岁患痈疡太剧，气血大伤，迄未恢复，肝阳失潜，邪
气逆于经络，左半身腰胁串痛，头部晕楚，脾运亦差，纳后腹
胀，脉弦滑，姑予清滋柔化。

珍珠母一两　生石决明八钱　生鳖甲三钱　玄武板三钱
（以上同先煎）　炒湖丹皮二钱　忍冬藤五钱　鲜九节菖蒲根
三钱　忍冬花五钱　鲜生地八钱　桑寄生六钱　代赭石三钱
盐杜仲三钱　旋覆花三钱（布包）　赤小豆一两　全瓜蒌五钱
藕一两　谷芽三钱　稻芽三钱　犀黄丸五分（分吞）

［按］此类病例，脑力劳动者居多，或因房室过度，致使肾精亏损，髓海空虚不能上充于脑则眩晕，伴有心悸失眠、梦遗滑精等症，其特点为起病缓慢，反复发作，时轻时重，过劳尤甚，临床呈现一派虚象，孔师治疗此病，注重采用血肉有情之品，选用玄武板（龟板）、生鳖甲、真玳瑁、生珍珠母、生石决明、生牡蛎等以滋补肝肾；配以夜交藤、大生地、桑寄生、莲子心、鲜菖蒲、朱茯神、灵磁石、上辰砂、真血珀、盐知母、盐黄柏、盐水炒芡实、盐菟丝饼、盐杜仲、盐玄参心、盐山药，或用川雅连与上好肉桂研面分冲，以交通心肾，养血安神，涩精益气。

曹妇　八月二十一日

肝郁脾湿，荣卫皆不足，是以头晕，失眠身倦，时觉不安，纳食中满短气，经下量多，昔施治者投药不当，不唯不效，症延更剧，取脉弦数，宜以清平渗湿。

朱茯神三钱　桑寄生六钱　真玳瑁三钱（布包先煎）　川牛膝三钱　炒枳壳三钱　生石决明八钱（先煎）　代赭石三钱　川厚朴一钱半　旋覆花三钱（布包）　焦稻芽四钱　首乌藤二两　云苓三钱　辛夷花二钱　清半夏三钱　生牡蛎三钱（布包先煎）　血余炭三钱　炒薏米三钱　藕一两　鲜石斛八钱（先煎）

二诊：八月二十四日。时作呕而不吐，腹胀不喜饮水，加竹茹五钱、大腹绒二钱。

三诊：八月二十八日。失眠顿减，中闷短气作呕未止，加杏仁泥三钱，石决明改一两，川厚朴改二钱，首乌藤加半两，牡蛎改四钱。

四诊：九月初一日。记忆力差，加合欢花四钱、煨鸡内金三钱。

五诊：九月初五日。月经数量减少，加阿胶珠三钱。

六诊：九月初十日。月经已净，腰仍酸，心悸，加桑寄生八钱、柏子霜三钱，去炒薏米。

王妇 八月二十八日

肝热脾湿，头部眩晕，四肢窜痛，素畏纳热食，夜寐不安，脉取弦滑，亟宜柔渗止痛。

代赭石三钱　知母三钱　生石决一两（先煎）　黄柏三钱　威灵仙三钱　台乌药三钱　云苓皮四钱　旋覆花三钱（布包）　辛夷花三钱　桑寄生六钱　莲子心三钱　滑石块四钱　青竹茹六钱　炒栀子三钱　首乌藤一两　炒秫米三钱　合欢皮三钱　藕一两　薄荷一钱　小川连一钱　犀黄丸一钱半（分吞）

[按]以威灵仙通络，乌药行气，犀黄丸散血分瘀滞以止痛。

谭妇 七月十六日

肝肾俱热，脾家湿重，上逆则瞀冒头晕，呕吐绿水，经水过多，脉象弦大，关尺较盛，亟宜轻柔渗化。

生石膏六钱（先煎）　旋覆花三钱（布包）　生石决明一两（先煎）　灵磁石四钱（辰砂一钱同先煎）　代赭石三钱　鲜芦根一两　青竹茹六钱　生知母三钱　生黄柏三钱　清半夏三钱　厚朴花二钱　地骨皮三钱　云苓皮三钱　炒莱菔子五钱　辛夷花三钱　建泽泻三钱　滑石块四钱　煨广木香三钱　犀黄丸一钱（分吞）

二诊：七月十九日。药后症减，月经未净，前方石膏改一两，加川萆薢四钱、血余炭三钱，犀黄丸改清眩丸一粒。

孙男 七月二十日

初因劳思伤脾，湿困中焦，以致失眠，近肝家热盛上犯，头不清爽而眩晕，曾经服敛补之剂，使胃纳不佳，胃胁阻闷，舌苔厚腻，脉弦滑，亟宜清平渗化。

生石决一两（先煎）　旋覆花三钱（布包）　辛夷花三钱　盐知母三钱　盐黄柏三钱　炒龙胆草三钱　全瓜蒌一两　磁

石粉三钱（辰砂一钱先煎）　夜交藤四钱　杏仁三钱　白蒺藜三钱（去刺）　厚朴花三钱　莲子心二钱　炒秫米三钱　清半夏三钱　荷叶一个　藕一两　代赭石三钱　紫雪丹四分（冲）

二诊：七月二十三日。服药后便二次，头仍晕楚，夜不安寐，再加首乌藤一两、云茯苓四钱、川牛膝三钱。

徐男　八月初一日

脾湿肝热并重，已历日久，头晕失眠多梦，身肢倦意，舌苔白腻，脉弦滑而数，亟宜清柔祛湿。

生石决明一两（先煎）　旋覆花三钱（布包）　代赭石三钱　川黄柏三钱　白蒺藜四钱（去刺）　龙胆草三钱　知母三钱　磁石粉三钱（先煎）　辛夷三钱　滑石块四钱　全瓜蒌一两　桑寄生六钱　炒莱菔子四钱　莲子心二钱　牛膝三钱　荷叶一个　藕一两　炒川连八分　云苓皮三钱　紫雪丹五分（冲入）

王男　六月十八日

脾湿肝热，经络气滞，阳邪时或上犯而发晕楚，腰部疲惫无力，周身常发阻痛，脉弦滑数大不畅，拟以清通柔肝，导经达络。

云苓皮四钱　桑寄生八钱　旋覆花一钱半（布包）　代赭石四钱　炒秫米四钱　狗脊二钱（去毛）　威灵仙三钱　盐橘核四钱　黛蛤粉六钱　汉防己四钱　川牛膝二钱　盐杜仲一钱　滑石块四钱　盐知母二钱　冬瓜皮一两　盐黄柏三钱

陆妇　九月初三日

肝阳上犯，脾湿为之冲动，遂发晕楚、呕逆，脉象弦滑而数，舌苔厚腻，脉大而盛于左关，当凉肝芳化。

生石决明六钱　广藿梗二钱　枳实一钱半　杭白菊花三钱　地骨皮二钱　厚朴七分　青竹茹五钱　清半夏二钱　陈皮一钱半　知母三钱　龙胆草一钱半　川黄连一钱半（吴萸三分泡水炒）　荷叶一个　紫雪丹四分（分冲）

杜妇　八月初二日

肝热极盛，头目眩晕，脾湿亦重，四肢倦怠，往来寒热，已经年余，心跳气短，脉弦滑两关盛，宜柔渗和中。

云苓皮四钱　莲子心二钱　生石决明六钱（先煎）　川朴花三钱　地骨皮三钱　木笔花三钱　滑石块三钱　知母三钱　川黄柏三钱　鲜石斛四钱　川萆薢三钱　桑寄生六钱　忍冬花四钱　清半夏三钱　青竹茹六钱　川牛膝三钱　代赭石三钱　旋覆花三钱（布包）　合欢皮三钱　焦稻芽三钱　焦谷芽三钱　鲜藕一两　鲜荷叶一个　生鳖甲三钱（先煎）

郭妇　七月二十日

肝热湿邪并重，头晕目胀，夜寐多梦，手指时觉不能屈伸，带黄下颇多，心神不宁，脉弦数，宜以清平渗湿。

莲子心二钱　合欢皮四钱　真玳瑁三钱（先煎）　滑石块四钱　茯神三钱　生石决明八钱（先煎）　茯苓三钱　夜交藤一两半　盐知母四钱　川萆薢三钱　旋覆花三钱（布包）　代赭石三钱　白蒺藜四钱　桑寄生六钱　鲜荷叶一个　荷梗一两　橘核四钱　盐黄柏四钱　犀黄丸八分（分冲）

李妇　七月二十一日

肝热脾湿并重，上犯清明，头部眩晕，症延较久，舌苔白腻，脉弦左关盛，宜柔渗化。

郁金三钱　灵磁石三钱　生石决明一两（先煎）　知母三钱　川黄柏三钱　旋覆花三钱（布包）　辰砂一钱　生赭石三钱　清半夏三钱　滑石块四钱　桑寄生六钱　川厚朴三钱　白芷一钱半　川牛膝三钱　云苓皮四钱　辛夷三钱　藕一两　鲜荷叶二个

二诊：七月二十四日。药后症减，略有胸闷心悸。加清眩丸一粒、杏仁三钱、紫全苏一钱半。

三诊：七月二十八日。连晋前方药，头晕减轻，胸胁闷痛，加莱菔子四钱、川楝子三钱。

李妇　七月二十八日

肝热脾湿，头部晕楚，腹中冷而不痛，湿邪注于下焦，白带颇多，脉象滑数，舌苔白腻，亟宜清渗温化。

茯苓皮四钱　炒秫米四钱　福泽泻三钱　川萆薢四钱　莲子心二钱　车前子三钱（布包）　小川连一钱五分　广陈皮一钱五分　大腹绒三钱　川牛膝三钱　炮姜炭二分　淡吴萸五分　炒茴香一钱五分　盐橘核四钱　厚朴花一钱五分　两头尖五分　醒消丸一钱（分吞）

〔按〕此类病例，多因肝郁气滞，克脾犯胃，日久肝愈热，脾愈虚。脾不运化，水饮停聚，湿邪上犯则头晕如裹；湿邪下注，带下白浊；湿邪停蓄中焦，则胸脘满闷，四肢倦怠。孔师根据肝热脾湿的病机，在清热平肝的基础上，运用健脾渗湿之法，选用茯苓皮、炒秫米、炒苡米、建泽泻、川萆薢、汉防己、冬瓜皮、车前子、广藿香、鲜荷梗、鲜荷叶、滑石块等健脾渗湿、芳香化浊之品，俾停滞之湿邪从小便排出，同时恢复脾的运化功能。尤其妙在佐以少量吴萸、炮姜炭、肉桂、盐橘核、炒茴香以温暖下元，增补命门之火，以助脾气散精之功。

傅男　六月十六日

阳失阴敛，孤阳上犯而头作眩晕、大汗，汗后呕吐，项筋强直，西医谓高血压症，脉弦大两关，宜柔肝潜阳以达络。

生石决明一两　灵磁石三钱　辰砂一钱　川牛膝四钱　代赭石三钱　旋覆花四钱（布包）　杜仲炭三钱　生牡蛎三钱　生石膏一两（先煎）　鲜苇茎一两　桑寄生一两　威灵仙三钱　生知母四钱　生黄柏四钱　麻黄根一两　莲子心三钱　龙胆草三钱　栀子三钱　鲜荷叶二个　藕一两　紫雪丹五分（分冲）

陈男　七月初二日

肝阳过盛，冲于心包则胸胁痛楚，上逆则头目眩晕，症延数载，脉弦滑而数，亟宜镇肝抑化。

生龙齿四钱（布包先煎）　生磁石三钱（先煎）　生牡蛎

六钱　代赭石三钱　旋覆花三钱（布包）　乌药二钱　威灵仙三钱　生石决明一两（先煎）　朱茯神三钱　百合六钱　陈皮三钱　首乌藤一两　鲜荷叶一个　桑寄生六钱　辛夷三钱　法半夏三钱　朱莲心二钱　玳瑁二钱（先煎）　紫雪丹四分（分冲）

邱男　八月十八日

阴虚痰盛，肝阳失潜，因督脉而犯脑际，跳动时或晕楚，大便燥秘，脉弦滑而实，两关并盛，治以镇逆豁痰、达络润肠之品。

生石决明一两　生珍珠母一两　生石膏五钱　天竺黄二钱　生枳实一钱半　梧桑寄生一两　杏仁泥三钱　桃仁泥一钱半　胆南星一钱半　生川牛膝三钱　鲜竹茹六钱　威灵仙三钱　代赭石三钱　知母三钱　旋覆花二钱（布包）　郁李仁二钱半　川郁金三钱（生白矾水浸）　竹沥水三钱（分冲）　鲜九节菖蒲根四钱（和凉开水捣汁兑入）　荷叶露两大瓶（代水煎药）　局方至宝丹一粒（分四角，每次服一角）

张男　六月二十九日

肝阳上逆，头部晕楚，西医谓之高血压，间时作痛，脉取弦大，亟宜镇肝清热。

辛夷花三钱　薄荷一钱半　生石决明一两（先煎）　生栀子三钱　龙胆草三钱　桑寄生一两　旋覆花四钱（布包）　清半夏二钱　生知母二钱　生黄柏三钱　杭菊花三钱　鲜苇茎一两　代赭石二钱　竹茹六钱　杜仲炭三钱　鲜荷叶二个　藕一两　紫雪丹四分（和入）

程男　九月二十日

肝阳极盛，上逆头部，晕楚，项筋强直不适，夜梦惊悸，胸腹胀满，脉弦大，亟宜清柔抑化。

代赭石二钱　龙胆草三钱　生石决明一两（研先煎）　辛夷二钱　炒莱菔子五钱　灵磁石四钱　生栀子三钱　川牛膝三钱　薄荷一钱半　生知母三钱　旋覆花三钱（布包）　青竹茹

六钱　桑寄生一两　鲜茅根三钱　莲子心二钱（朱拌）　藕一两　荷叶一个　川黄柏二钱　清眩丸一粒（分化）　紫雪丹四分（分冲）

王男　六月二十八日

肝阳极盛，刑于胃土，头项不适，眩晕，大便不匀，耳内膜觉跳，多梦纷纭，西医谓高血压症，脉弦大，亟宜柔肝和中。

生石决明一两（先煎）　旋覆花四钱（布包）　杜仲炭三钱　焦鸡内金三钱　生知母三钱　灵磁石三钱　生栀子三钱　辰砂一钱（先煎）　川牛膝一钱　川厚朴三钱　桑寄生一钱　炒莱菔子四钱　龙胆草三钱　莲子心二钱　滑石块四钱　鲜荷叶二个　藕一两　生黄柏三钱　代赭石三钱　紫雪丹四分（分冲）

李男　九月十五日

肝阳极盛，上逆清明，头晕痛楚，项筋觉强，背亦觉痛，脾湿兼重，腰部久坐起则痛，脉弦大，宜镇肝渗湿。

生石决明一两半（先煎）　旋覆花四钱（布包）　代赭石三钱　辛夷花三钱　杜仲炭三钱　全瓜蒌一两　元明粉一钱半　莲子心二钱　灵磁石三钱　苏薄荷一钱半　辰砂一钱（先煎）　生知母三钱　生黄柏三钱　生栀子三钱　酒炒龙胆草三钱　桑寄生三钱　鲜石斛八钱（先煎）　藕一两　云苓皮四钱　生石膏一两（先煎）　荷叶一个　滑石块四钱　牛膝三钱　紫雪丹四分（分冲）

纪男　七月十一日

症延数月，水不涵木，以致肝阳失潜，上犯头部眩晕，曾作闭厥，脉弦大而数，左关独盛，亟宜清滋柔化。

石决明一钱半（生先煎）　旋覆花三钱（布包）　辛夷三钱　生橘核四钱　鲜菖蒲五钱　桑寄生六钱　代赭石二钱　龙胆草一钱半　生知母三钱　生黄柏三钱　川牛膝三钱　杭菊花三钱　莲子心一钱　白蒺藜三钱（去刺）　滑石块四钱　鲜荷叶一个　藕一两　紫雪丹四分（分冲）

梁男　七月十八日

肝阳失潜而上犯，头晕目迷，兼因脾湿所扰，身倦无力，腰际不适，脉弦滑，亟宜清柔祛湿。

莲子心二钱　知母三钱　旋覆花三钱（布包）　代赭石三钱　龙胆草三钱　生石决明一两（先煎）　桑寄生六钱　杜仲炭三钱　磁石粉三钱（先煎）　滑石块四钱　威灵仙三钱　白蒺藜四钱　辛夷三钱　全瓜蒌一两　鲜荷叶一个　藕一两　川黄柏三钱　紫雪丹四分（分冲）

周男　八月二十二日

肝阳极盛，上逆头目眩晕，心下悸，脾家亦湿，舌苔白腻，脉取弦大两关较盛，亟宜清柔渗化。

桑寄生一两　云苓皮四钱　生石决明一两（先煎）　灵磁石二钱　栀子三钱　辰砂一钱（先煎）　青竹茹六钱　川朴花三钱　旋覆花四钱（布包）　首乌藤一两　杭菊花三钱　代赭石三钱　辛夷花三钱　生知母三钱　生黄柏三钱　朱莲心二钱　滑石块三钱　川牛膝三钱　藕一两　紫雪丹四分（冲入）

朱男　九月初十日

阴分久虚，肝阳失潜，上犯清明，头部晕眩，心悸已久，夜不得寐，脉弦数，亟宜滋柔潜镇，交通心肾。

生牡蛎一两　生龙齿六钱　生石决明一两　磁朱粉三钱（以上同先煎）　首乌藤一两半　桑寄生六钱　白蒺藜三钱　龙胆草炭一钱五分　莲子心三钱　生栀子二钱　青竹茹四钱　焦枣仁三钱　朱茯神三钱　生赭石三钱　生谷芽三钱　藕一两　旋覆花三钱（布包）　焦六曲一钱五分　远志肉一钱五分　生稻芽三钱

另配：川黄连一钱、真血珀一钱、珍珠粉三分、上辰砂三分，研细末为丸，分六次吞服。

［按］此类病例多系素体阴虚，劳脑伤肾，情志不舒，肝失调达，木郁化火，耗伤阴液，以致水不涵木，肝阳失潜，

肝风内动，上窜清窍，扰及精明而作眩晕，孔师宗《内经》"治病必求其本"之旨，采用潜镇滋阴法则为主，选用灵磁石粉、上辰砂、生赭石、生石膏、生石决明、生龙齿、生牡蛎、生珍珠母、真玳瑁、珍珠粉等金石介贝、咸寒沉降之品，潜镇浮阳，收敛阴气；继以首乌藤、干百合、鲜石斛、肥知母、桑寄生、杜仲炭、杭菊花、白蒺藜、双钩藤等滋肾育阴，平肝熄风，使阴平阳秘。

卢妇　十一月十一日

肝热上犯，气机郁阻，以致头晕胸闷，两胁亦觉胀满，兼因湿中，腰部浮肿，脉沉弦滑，法宜清柔和化。

代赭石三钱　生黄柏三钱　生石决明八钱（先煎）　枳实三钱　生知母三钱　旋覆花四钱（布包）　桑寄生六钱　小青皮三钱　乌药三钱　滑石块四钱　辛夷三钱　川楝子三钱（打）　牛膝三钱　冬瓜皮一两　炒龙胆草三钱　鲜荷叶一个　藕一两　瓜蒌一两　元明粉一钱　苏合香丸一粒（分化）

二诊：十一月十三日。连晋前方药，头晕减，胀满未消，脉沉弦。再依前方加减，石决明改一两，牛膝改四钱，加焦稻芽四钱、大腹绒一钱五分。

三诊：十一月十六日。药后症均见轻，腰部浮肿亦消，再变通前方。大腹绒改三钱，加厚朴花、杜仲各二钱，橘核四钱，荷叶改二个。

王妇　八月初七日

肝热脾湿，气机失畅，以致脘闷，头晕，呃逆，腹中结痞，大便秘结，经血无定期，症延日久，脉弦滑，宜柔肝渗湿。

代赭石三钱　黑白丑三钱　生石决明八钱（先煎）　全瓜蒌一两　生知母三钱　生黄柏三钱　荆三棱一钱半　川厚朴二钱　白蒺藜三钱（去刺）　川牛膝三钱　川郁金三钱　旋覆花三钱（布包）　蓬莪术一钱半　大腹绒一钱半　炒莱菔子四钱　炒枳壳二钱　川草薢四钱　煨广木香一钱半　莲子心一钱半

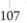

藕一两　犀黄丸一钱（分吞）

[按]腹中结痞，以三棱、莪术、黑白丑、犀黄丸攻之。

钟妇　六月十九日

肝家热邪，上犯清明，头眩耳鸣，身倦心悸并发，经治，服药未效，近则夜寐不安，脉弦数，宜清柔抑化。

生石决明一两（先煎）　旋覆花三钱（布包）　朱莲心三钱　生知母三钱　生黄柏三钱　生赭石三钱　夜交藤二两　生牡蛎四钱（布包先煎）　桑寄生六钱　辛夷花三钱　川牛膝三钱　柏子霜三钱　桑叶三钱　珍珠母六钱（先煎）　朱茯神三钱　鲜荷叶一个　炒龙胆草三钱　藕一两　局方至宝丹一丸（分化）

孙男　七月十六日

肝家极热上犯，头部眩晕，项筋不适，四肢倦怠，两足无力，间有失眠，脉象弦大而长，亟宜清柔通降。

滑石块四钱　龙胆草二钱　生石决明一两半（先煎）　生知母三钱　生黄柏三钱　青竹茹六钱　云苓皮四钱　桑寄生一两　怀牛膝四钱　首乌藤一两　灵磁石二钱（辰砂一钱同先煎）　生栀子三钱　杭滁菊三钱　莲子心二钱　台乌药三钱　辛夷三钱　薄荷一钱半

二诊：七月十九日。连晋前方药，头晕减轻，两足仍乏力，再按前方加减。龙胆草改为三钱，去薄荷、云苓皮，加木瓜三钱、生鳖甲一钱半、川牛膝三钱、鲜荷叶一个、紫雪丹四分、清眩丸一粒。

王妇　十月二十四日

肝家热盛上犯，头部晕楚，又兼湿重困阻，身觉疲顿，脉取两关为大，亟宜清渗和化。

滁菊花四钱　生黄柏三钱　旋覆花四钱（布包）　桑寄生八钱　辛夷三钱　白蒺藜四钱（去刺）　生赭石三钱　生知母三钱　生石决明八钱（先煎）　云苓皮四钱　滑石块四钱　全

瓜蒌一两　炒薏米三钱　川牛膝三钱　荷叶一个　紫雪丹四分
（分冲）

崔男　九月十八日

肝家热邪，上犯清明，头晕痛耳鸣，兼因脾湿困阻，身倦乏力，溲赤，症已日久，脉滑数，宜清柔祛痰。

生石决明一两（先煎）　旋覆花四钱（布包）　生石膏八钱（先煎）　白蒺藜四钱（去刺）　代赭石三钱　炒栀子三钱　滑石块四钱　莲子心二钱　藕一两　磁石粉三钱（先煎）　知母三钱　川黄柏三钱　薄荷一钱　桑寄生六钱　龙胆草三钱　辛夷三钱　牛膝二钱　胆南星八分　荷叶一个　紫雪丹四分（分冲）

王男　七月初五日

肝家热重上犯，头晕痛楚，牵及项筋及肩背，中闷烦逆，腰部筋急作抽，肾囊潮湿，水遏亦盛，脉数大，宜清平渗化。

云苓皮四钱　威灵仙四钱　生石决明一两（先煎）　知母四钱　黄柏四钱　伸筋草四钱　桑寄生八钱　川草薢四钱　川牛膝四钱　龙胆草三钱　莲子心二钱　苏地龙三钱　生山甲三钱　代赭石三钱　旋覆花四钱（布包）　滑石块四钱　辛夷三钱　忍冬花八钱　荷叶一个　生橘核四钱　藕一两　忍冬藤八钱　苏合香丸一粒（分化）

二诊：七月初八日。症略好转，去苏合香丸，加盐橘核四钱、菟丝饼三钱、活络丹一个（分化）。

邹妇　七月十八日

肝家热盛，上犯清阳，头部晕沉，手指作麻，湿痰所致，脉弦细，亟宜柔肝豁痰以达络。

桑寄生一两　清半夏三钱　生石决明一两（先煎）　生知母三钱　生黄柏三钱　杏仁泥三钱　威灵仙三钱　代赭石三钱　旋覆花三钱（布包）　鲜茅根一两　甜葶苈三钱　明天麻二钱　青竹茹八钱　辛夷花三钱　薄荷叶一钱半　鲜荷叶二个

藕一两　灵磁石三钱（先煎）

郝妇　六月二十九日

素因肝热过盛，屡发晕闭，近热邪上犯，兼感客风，是以窜及头背肩部作痛，寒热便溏，溲赤，脉弦大，宜清抑芳化。

生石决明一两（先煎）　旋覆花三钱（布包）　辛夷三钱　生知母三钱　生黄柏二钱　小青皮二钱　桑寄生八钱　苏薄荷一钱　炒龙胆草三钱　川牛膝四钱　代赭石三钱　鲜苇茎一两　磁石粉二钱（辰砂一钱同先煎）　鲜菖蒲四钱　炒川连一钱半　威灵仙四钱　鲜荷叶一个　藕一两　地骨皮三钱　苏合香丸一粒（分化）

二诊：七月初二日。证象已转，风邪渐解，痛楚亦轻，尚有小便不利，是以去薄荷、苏合香丸，加车前子三钱（布包）、乌药三钱、浮小麦一两。

三诊：七月初五日，药后症均减轻，唯周身粟疮刺痒难忍，加白鲜皮三钱、地肤子三钱、滑石块四钱，去紫雪丹、车前子，又改为苏合香丸。

四诊：七月初八日。外邪渐解，湿象太盛，周身粟疮较少，而脾为湿困，膀胱不化，腹痛颇甚，小溲不利，肝家之热未清，脉仍弦滑而数大，再力清通化湿以消之，加大腹皮三钱、瞿麦三钱、萹蓄三钱、冬桑叶三钱，去白芷、辛夷、威灵仙、青皮、桑寄生、灵磁石、辰砂、地骨皮。

郭男　十月初三日

肝家热邪太重，上犯头部，兼为风邪所袭，每届发时似觉脑转，取脉左关大，宜以清抑镇化。

辛夷三钱　藕一两　灵磁石三钱（辰砂一钱同先煎）　生黄柏三钱　生知母三钱　旋覆花四钱（布包）　龙胆草三钱　代赭石三钱　生石决明一两（先煎）　鲜荷叶一个　桑寄生八钱　牛膝四钱　嫩白芷三钱　杭菊花三钱　藁本三分　紫雪丹五分（冲）

[按] 风邪所袭头痛，藁本三分以散风邪，藁本善治厥阴巅顶头痛，用量不可多，因其有升提之性，多用恐引动肝经虚阳上逆。

郭男 三月二十八日

肝阳素盛，时有头晕，近日春天，热生于内，头晕颇剧，后脊背不适，脉象弦数，舌苔黄腻，法宜清平柔肝。

生石决明一两　生赭石三钱　生灵磁石五钱（同先煎）　莲子心一钱五分　川牛膝三钱　旋覆花二钱（布包）桑寄生八钱　白蒺藜三钱　杭菊花二钱　生知母三钱　生黄柏二钱　龙胆草三钱　青竹茹六钱　全瓜蒌四钱　滑石块四钱辛夷花一钱五分　薄荷一钱　荷叶一个　紫雪丹四分（分冲）

[按] 此类病例多见于性情急躁之人，尤其在春阳秋燥之际，热生于内或急热伤肝，郁久化热，临证特点为起病急，病程短，表现为一系列实证。常见头晕目眩，颅顶胀痛，面红目赤多眵，胸胁胀满，大便秘结，小溲黄短等症，脉弦数长。孔师常用清平镇抑之法，重用龙胆草、莲子心、黄柏、川黄连、栀子等苦寒直折其热；配以生石膏、辛夷、藁本、白芷、薄荷等芳香辛散，寓"火郁发之"之意；用生石决明、杭菊、滁菊、白蒺藜、珍珠母、灵磁石、上辰砂以达平肝镇抑之目的；佐以生赭石、旋覆花、郁金、青皮、乌药、川楝子等舒肝降逆之品。孔师善用紫雪丹配合全瓜蒌以芳香开窍，清热通幽，防其郁热日久伤阴耗液而生变证。

专病论治

111

中　风

赵男 除夕

年逾六旬，素患肝阳偏盛而多痰，头晕目眩，手大指次指麻木。今晚在进餐之时，卒然昏仆于地，不省人事，痰涎壅盛，醒后即见口目㖞斜，音暗不语，善哭笑，左半身不遂，舌苔垢，舌心黑，大便秘结，小溲短少，脉象弦大而浮数，此为风湿中络，邪闭心包所致，亟宜豁痰开窍，熄风通络。

麻黄一分　生石膏八钱（同先煎去沫）　犀角二分（分冲）　羚羊角二分（分冲）　鲜石斛一两（先煎）　鲜荷叶一个（带梗尺许）　川郁金四钱　桑枝一两　竹沥水一两（分冲）　苏子霜一钱半　天竺黄五钱　辛夷二钱　青竹茹六钱　桃仁一钱　杏仁一钱　莲子心二钱　龙胆草三钱　全瓜蒌一两　鲜芦根一两　鲜苇茎一两　金银花六钱　鲜九节菖蒲根一两（洗净兑凉开水捣汁，兑入）　安宫牛黄丸一粒　苏合香丸一粒（每次各半粒）

二诊：晋前方药后，证象略减，闭者渐开，肌腠略和，痰出颇多，喝斜减轻，欲言而舌蹇语涩，吐字不清，善烦躁而哭，内风夹痰上犯清窍，肝阳未戢所致，舌脉同前。经曰："风淫于内，治以甘寒。"

仍服原方药加石决明一两（生研先煎）、黛蛤粉一两（布包同煎），一剂。

三诊：晋服攻风祛痰之剂，邪势顿开，络脉渐和，舌歪言蹇均转，左肢虽能稍动，但仍不遂，饮水易呛，痰涎仍盛，烦躁渐平息，悲泣已渐少，舌苔仍黑垢，较前稍润，小溲短赤，大便七日未更衣矣，再依前方稍事变通，佐润下之品，以存阴液。

天竺黄一两　桃仁泥三钱　麻黄二分（先煎去沫）　杏仁三钱　连翘三钱　苏子霜一钱半　胆南星一钱　白蒺藜三钱　桑寄生一两　威灵仙四钱　火麻仁三钱　鲜石斛一两（先煎）　龙胆草三钱　全瓜蒌一两　石决明一两半（生研先煎）　川牛膝三钱　滑石块四钱　旋覆花四钱（布包）　代赭石四钱　独活五分　鲜九节菖蒲根三钱　清宁片三钱（开水泡兑）　局方至宝丹一粒（分化）　苏合香丸一粒（分化）

四诊：口目已正，舌强渐转，遂能语，唇音较正，舌音尚迟，大便下黄褐色球状燥屎，小溲较前通利，臂能举，腿渐能伸屈，精神颇佳，舌上黑苔已少，第包络热邪阻窍之象已退，而络脉犹未和也，脉浮数，左寸关较盛，亟宜柔润通络之品。

川郁金三钱　麻黄二分　生石膏八钱（同先煎去沫）　代赭石三钱　海风藤四钱　石决明一两（生研先煎）　威灵仙四钱　生知母三钱　生黄柏三钱　生山甲三钱　天仙藤四钱　秦艽二钱　川牛膝三钱　桑寄生一两　苏地龙四钱　独活五分　清半夏三钱　全瓜蒌一两　火麻仁三钱　广陈皮二钱　车前子三钱（布包）　小木通一钱　灯心草一钱　旋覆花三钱（布包）　局方至宝丹一粒（分化）　苏合香丸一粒（分化）　二剂

五诊：连晋前方药，症已大转，左肢已渐恢复，腿部仍不良，二便已畅，纳物较佳，舌黑垢苔退变滑薄，语言仍较缓涩，肝阳渐平，脾家尚困，前进滑凉，然柔润之功尚须偏重，免致劫烁津液，此外切忌劳倦、食伤等。

鲜石斛一两半　生龙齿五钱　威灵仙五钱　络石藤四钱　鲜地黄五钱　生山甲三钱　苏地龙三钱　海风藤四钱　珍珠母一两半　桑寄生一两　桃仁泥二钱　旋覆花三钱（布包）　川牛膝四钱　代赭石三钱　川郁金三钱（生白矾水浸）　生芪皮五钱　化橘红一钱半　火麻仁二钱　肥玉竹三钱　秦艽一钱　牛黄清心丸一粒（分化）　三剂

六诊：晋服前方药，诸症均好转，㖞僻、语言皆正，湿痰得宣化之后，目下卧蚕已收，唯臂不能高举，行路无力，神疲欲寐，脉较平匀而缓，邪势已去，元气未复，再予清滋益气、通经达络之品，

生牡蛎六钱　北沙参三钱　桂枝尖五分　稆豆衣五钱　珍珠母一两　生山甲三钱　合欢皮四钱　生黄芪三钱　生海蛤一两　桑寄生一两　火麻仁五钱　秦艽五分　淡苁蓉五钱　苏地龙三钱　川牛膝六钱　玳瑁一钱　大活络丹一粒（分化）　虎潜丸一钱（分化）　四剂

牟男　七月二十日

素患手指麻木，卒为风邪所中。经云："厥气走喉而不

言"。陡然舌强，语暗，右手不用，足软无力，咳而痰壅，舌中苔垢、边缘赤，脉浮而弦，先予芳香辛凉开窍，以祛风邪。

麻黄一分五　天竺黄三钱　生石膏八钱（先煎去沫）　广藿梗三钱　桃仁二钱　杏仁二钱　桑寄生八钱　竹茹六钱　滑石块四钱　莲子心二钱　鲜菖蒲根四钱　磁朱粉三钱（先煎）威灵仙三钱　蝉衣三钱　苏合香丸一粒（分化）　二剂

二诊：七月二十三日。前方药晋服两剂，诸恙渐轻，痰咳均少，声音渐出而仍不成语，手已渐用，寝食二便如常，舌赤苔腻。风中心脾，舌络仍强，脉象同前，亟宜解语汤加减之。

桂枝尖五分　连翘心三钱　生石膏六钱（先煎）　羌活七分　鲜石斛六钱　口防风三钱　蝉衣二钱　橘红一钱半　明天麻七分　桑寄生八钱　生甘草五分　菖蒲三钱　天竺黄三钱威灵仙四钱　竹沥水三钱　羚羊角一分　牛黄清心丸一粒（分化）　三剂

三诊：风邪已渐平息，言语已恢复，第阴分本属不足，肝脾更是虚馁，足肢仍是困疲，不良于行，脉细弦，再依培气固本之法。

生石决明一两（研先煎）　熟地黄三钱（砂仁五分拌）　干百合五钱　附片五分　淡苁蓉一两半　龟板三钱　桂枝尖七分　独活五分　全当归三钱　桑寄生一两　伸筋草五钱茯苓五分　生黄芪一两　杜仲炭三钱　鸡血藤五钱　土炒杭芍二钱　吉林清水人参二钱（另煎兑入）　三剂

金男　七月十八日

痰中，迁延失治，症延较久，左半身经络为痰所困，麻木不仁，左关脉较盛大，六脉皆滑实而数，治以通络涤痰。

桃仁泥三钱　杏仁三钱　生鳖甲三钱　络石藤三钱　瓜蒌三钱　法半夏三钱　桑寄生一两　莲子心一钱　木通三钱　广陈皮二钱　威灵仙三钱　鲜九节菖蒲根一两　生滑石四钱　天仙藤三钱　竹沥水四钱（分冲）　苏合香丸一粒（分化）　健

步虎潜丸一钱半（分化）

马男　六月初八日

去岁痰中，今春身体始渐恢复，近日左半身又逞不遂，周身发赤疹，舌苔白腻，脉滑大而数，寸关盛于尺脉，盖湿热又为贼风所闭，亟宜开窍逐风，化湿达络。

麻黄三厘　川芎五分　生石膏四钱（先煎去沫）　云苓皮三钱　广皮一钱半　桃仁一钱半　杏仁一钱半　桑寄生五钱　法半夏三钱　莲心一钱半　全当归一钱　威灵仙三钱　广藿梗三钱　知母三钱　天竺黄三钱　川牛膝二钱　苏子霜一钱半　生滑石块四钱　竹沥水三钱（分冲）　苏合香丸一粒（分化）　牛黄清心丸一粒（分化）　一剂

二诊：六月初十日。晋前方药后，风象较减，伤风亦解，第湿痰过盛，舌苔退未及半，尺脉已复，左脉大于右，肝家之热较盛，再依前方加减之。

淡苁蓉四钱　朱拌莲心一钱半　旋覆花二钱（包）　麻黄三厘　桃仁二钱　生石膏四钱（同先煎去沫）　杏仁二钱　天竺黄三钱　川芎六分　代赭石二钱　全当归一钱半　桑寄生五钱　法半夏三钱　威灵仙三钱　生山甲一钱半　豨莶草四钱　知母三钱　六曲三钱　滑石块四钱　苏子霜一钱半　牛膝三钱　竹沥水四钱（和入）　苏合香丸一粒（分化）　牛黄清心丸一粒（分化）　一剂

三诊：六月十一日。风象较减，痰涕渐浓，咳嗽头脑震痛，舌苔白腻较薄，第经络痛楚，左半身仍不能动，脉象已较平缓，再变通前方。

麻黄三厘　生鳖甲一钱半　生石膏四钱（先煎去沫）　生山甲一钱半　当归一钱半　豨莶草三钱　天竺黄三钱　川芎六分　威灵仙三钱　桃仁二钱　杏仁二钱　辛夷一钱半　生海蛤六钱　桑寄生三钱　旋覆花二钱（布包）　代赭石二钱　木瓜三钱　焦六曲三钱　法半夏三钱　台乌药三钱　川牛膝三钱

藕一两　苏子霜一钱半　竹沥水三钱（分冲）　牛黄清心丸一粒（分化）　大活络丹一粒（分化）　一剂

四诊：六月十二日。病象均减，第左半身尚无动机，筋络痛楚减，气仍未达，湿痰之象尚实，气不能行亦难望复，再予清透渗化之品，试以益气之品消息之。

麻黄三厘　当归一钱半　生石膏四钱（先煎去沫）　桑寄生五钱　杜仲炭一钱半　石决明六钱　川芎六分　淡苁蓉四钱　威灵仙四钱　川牛膝三钱　生鳖甲二钱　生山甲二钱　桃仁一钱半　台乌药三钱　生海蛤三钱　首乌藤六钱　莲子心二钱　旋覆花二钱（布包）　生箭芪一钱　稻芽三钱　麦芽三钱　代赭石二钱　法半夏三钱　竹沥水三钱　藕一两　牛黄清心丸一粒　大活络丹一粒（各服半粒）

五诊：六月十三日。睡眠渐安，经络仍阻，助气之品服后，左手肿痒发赤，风湿遏于皮肤，不能畅达于表，舌苔仍薄而白，脉息左大于右，再为疏化豁痰达络。

麻黄三厘　当归一钱半　生石膏四钱（先煎去沫）　威灵仙三钱　淡苁蓉八钱　生鳖甲三钱　生山甲三钱　川芎三分　桃仁二钱　杏仁二钱　首乌藤六钱　石决明六钱　莲子心二钱　生箭芪三钱　地肤子三钱　生海蛤二钱　杜仲一钱半　桑寄生一两　盐知母三钱　盐黄柏三钱　代赭石二钱　稻芽三钱　麦芽三钱　旋覆花二钱（布包）　滑石三钱　竹沥水四钱　藕一两　苏合香丸一粒（分化）　大活络丹一粒（分化）

六诊：六月十四日。左臂稍有动机，尚未通畅，风邪遏于皮肤者渐解，大便亦下，脉息大而有力，舌苔薄白，再重用通络化湿法。

麻黄二厘　桑寄生一两　生石膏四钱（先煎去沫）　杜仲三钱　淡苁蓉八钱　石决明六钱　威灵仙三钱　地龙三钱　盐知母三钱　盐黄柏三钱　生鳖甲三钱　生山甲三钱　桃仁二钱　杏仁二钱　木通三钱　地肤子三钱　滑石块四钱　莲子心二

钱　焦稻芽三钱　焦麦芽三钱　首乌藤五钱　生黄芪八钱　代赭石二钱　旋覆花二钱（布包）　竹沥水三钱　藕节一两　苏合香丸一粒（分化）　活络丹一粒（分化）

七诊：六月十六日。原方加伸筋草四钱、炒枳壳一钱半。

八诊：六月十七日。左半身稍有动机，大便微燥，风象渐息，热象亦平，第舌苔微有黄色，胃气尚燥，脉息颇平，再增减前方。

麻黄二厘　桃仁二钱　生石膏五钱（先煎去沫）　杏仁二钱　淡苁蓉一两　杜仲三钱　石决明六钱　桑寄生一两　苏地龙三钱　木通三钱　生鳖甲三钱　生山甲三钱　威灵仙三钱　伸筋草三钱　知母三钱　黄柏三钱　炒枳壳二钱　莲子心二钱　火麻仁二钱　生黄芪一两二钱　首乌藤一两　代赭石二钱　藕一两　旋覆花二钱（布包）　滑石块四钱　竹沥水四钱（分冲）　苏合香丸一粒　大活络丹一粒（各服半粒）

九诊：六月十八日。左半身动机尚迟，大便已畅下，心包络痰热未清，舌强尚未减，舌苔尚属黄糙，阳明仍热，脉象如前，再为变通前方。

麻黄二厘　桑寄生一两　生石膏五钱（先煎去沫）　威灵仙三钱　豨莶草四钱　石决明六钱　台党参二钱　大云一两　伸筋草三钱　生山甲三钱　生鳖甲四钱　生箭芪一两四钱　杜仲三钱　苏地龙三钱　旋覆花二钱（布包）　代赭石二钱　竹沥水三钱　藕一两　首乌藤一两　苏合香丸一粒（分化）　活络丹一粒（分化）

十诊：六月十九日。原方加焦六曲三钱、竹茹六钱、牛黄清心丸一粒（分化）。

十一诊：六月二十日。补剂有效，病家自觉筋络迟滞，进步未速，大便仍未下而神厥，舌苔均好，脉息无变化，再增益气之品，以冀速效。

麻黄二厘　生芪二两二钱　生石膏五钱（先煎去沫）　桑

寄生一两　宣木瓜三钱　石决明六钱　党参三钱　威灵仙三钱　苏地龙三钱　生山甲三钱　生鳖甲四钱　杜仲三钱　淡苁蓉一两　盐知母三钱　盐黄柏三钱　炒枳壳二钱　莲子心二钱　竹茹八钱　首乌藤一两　山萸肉三钱　六曲三钱　代赭石二钱　藕一两　旋覆花二钱（布包）　竹沥水三钱　牛黄清心丸一粒　活络丹一粒（各服半粒）

十二诊：六月二十二日。原方党参改四钱、生芪改三两，加当归一钱半、南红花二钱半、再造丸一粒（分化）。

十三诊：六月二十四日。病象均逐渐减，左半身动机较强，但胃家热未清，牙龈无力，脉象左大于右，舌苔薄黄，再依前方加减。

麻黄二厘　杜仲炭三钱　生石膏五钱（先煎去沫）　苏地龙三钱　六曲三钱　石决明六钱　南红花三钱　盐知母三钱　盐黄柏三钱　莲子心二钱　生山甲三钱　生鳖甲五钱　首乌藤一两　醋竹茹二钱　枳壳二钱　当归身三钱　生箭芪四两　党参四钱　桑寄生一两　淡苁蓉一两　代赭石二钱　威灵仙三钱　竹沥水四钱　旋覆花二钱（布包）　牛黄清心丸一粒　再造丸一粒（各服半粒）

十四诊：六月二十五日。原方加鲜石斛四钱、桃杏仁各二钱。

十五诊：六月二十六日。连晋前方药，证象均好转，经络较通，左半身上肢能抬举，第唯有晨间目仍糊，脾湿肝热蒸腾于上也，大便二日未下，大肠稍有燥意，脉象弦滑，舌苔薄黄，再依前方变通之。

嫩麻黄二厘　生箭芪四两　生石膏五钱（先煎去沫）　淡苁蓉一两　知母三钱　黄柏三钱　石决明八钱　台党参五钱　桑寄生一两　莲子心二钱　生山甲三钱　生鳖甲五钱　山萸肉三钱　威灵仙三钱　杜仲三钱　伸筋草四钱　全当归三钱　南红花三钱　神曲三钱　桃仁二钱　杏仁二钱　火麻仁三钱　首

乌藤一两　稻芽三钱　竹沥水四钱　藕一两　牛黄清心丸一粒
苏合香丸一粒（各服半粒）

十六诊：六月二十九日。原方加鹿角胶一钱、桂枝尖一分。

刘女　七月初六日

痰中经络，日久风邪未除，口歪语塞，右半身不适，手指麻木，脉弦滑而数，舌赤苔白，亟宜平肝熄风，豁痰通络。

麻黄三厘　生山甲一钱半　生石膏五钱（先煎去沫）　竹茹六钱　桃仁二钱　石决明六钱（生研先煎）　杏仁二钱　威灵仙三钱　口防风三钱　竺黄三钱　桑寄生六钱　全当归一钱　苏地龙三钱　莲子心一钱半　豨莶草三钱　竹沥水三钱　牛黄清心丸一粒（分化）　苏合香丸一粒（分化）

二诊：七月初十日。晋前方药后，证象略减，唯有经络尚未调达，肢木腿沉，行路不便，口歪渐轻，语言发塞，脉两关弦滑，舌赤苔白，再依前方加减。

麻黄二厘　生石膏八钱（先煎去沫）　代赭石二钱　杭菊花四钱　旋覆花二钱（布包）　石决明六钱　川郁金三钱　双钩藤三钱　明天麻三钱　桃仁二钱　杏仁二钱　九节菖蒲三钱　地龙三钱　全瓜蒌一两　生山甲三钱　桑寄生一两　威灵仙三钱　生芪五分　全当归一钱半　竹沥水三钱（分冲）　苏合香丸一粒　活络丹一粒（各服半粒）

金男　四月二十四日

旧患痰中经络，近以针后为风邪袭于经络，左目斜视，筋络恐为重伤，脉象数大，亟宜豁痰达络。

麻黄三厘　当归一钱　生石膏六钱（先煎去沫）　豨莶草五钱　威灵仙三钱　石决明一两（生研先煎）　川芎五分　白僵蚕三钱　白蒺藜三钱　桑寄生一两　辛夷三钱　忍冬藤一两　全瓜蒌八钱　青竹茹八钱　桃仁二钱　杏仁二钱　地骨皮三钱　磁朱粉三钱　代赭石三钱　川牛膝三钱　旋覆花三钱（布

包）　杭滁菊三钱　盐炒玄参二钱　荷叶一个　藕一两　紫雪丹四分（分冲）

卢妇　四月初六日

客冬痰中之后，未得治愈，心包络痰涎尚盛，神志迷离，舌苔白腻，脉象洪滑而数，亟宜开窍涤痰。

云苓皮四钱　青礞石四钱　桑寄生八钱　竹茹八钱　炒秫米四钱　海浮石五钱　威灵仙三钱　知母三钱　清半夏三钱　石菖蒲三钱　莲子心二钱　瓜蒌五钱　川郁金三钱（用生白矾水浸）　牛黄清心丸一粒（分化）

吴男　二月二十四日

痰中重复之后，迄未大转，经络未畅，夜寐仍差，言语窒塞，大便仍秘，心胃不和，气机郁阻，脉象弦滑而实，亟宜清宣和中达络。

珍珠母一两　桑寄生一两　青竹茹三钱　雅连一钱半　石决明一两　莱菔子三钱　知母三钱　莲子心二钱　旋覆花三钱（布包）　代赭石三钱　首乌藤一两　内金三钱　稻芽三钱　谷芽三钱　全瓜蒌八钱（元明粉一钱拌）　白蒺藜三钱　藕一两　小郁李仁二钱　威灵仙三钱　九节菖蒲根一钱

索女　五月十一日

肝郁湿热，入于经络，右半身筋络麻木，手指作胀，足跟痛，头晕脑涨，项背不适，舌强语塞，口渴喜饮，舌赤苔白，脉象弦缓，亟宜平肝熄风，渗湿达络。

生石决明八钱　郁金三钱　威灵仙三钱　代赭石三钱　菖蒲一钱　旋覆花三钱（布包）　忍冬藤八钱　桑寄生一两　双钩藤四钱　地龙三钱　茯神木四钱　生海蛤八钱　桃仁泥三钱　杏仁泥三钱　仙露半夏三钱　苏合香丸一粒（分化）

二诊：加滁菊花四钱，生知母、生黄柏各三钱，滑石块四钱，首乌藤三钱，藕片一两。

吉男　九月初九日

气血不和，湿痰郁阻，左半身不遂，肢麻腿沉，头不清爽，舌强，语言发塞，胁际作痛，舌苔白腻，脉象弦大而实，亟宜涤痰达络，兼调气血。

当归身二钱　川郁金二钱　旋覆花三钱（布包）　代赭石三钱　天仙藤三钱　川芎三分　威灵仙三钱　台乌药三钱　桑寄生一两　桃仁二钱　杏仁二钱　竹茹五钱　滁菊花五钱　藕一两　苏合香丸一粒（分化）

张男　十二月十八日

脾家湿盛，郁于经络，左半身麻木不遂，舌苔白腻，不喜饮水，脉象弦滑，亟宜渗化柔肝、达络之法。

麻黄五厘　桃仁二钱　生石膏八钱（先煎去沫）　杏仁二钱　法半夏三钱　豨莶草四钱　桑寄生一两　云苓皮三钱　广陈皮一钱半　生知母三钱　生黄柏三钱　威灵仙三钱　滑石块四钱　竹茹三钱　川牛膝三钱　藕一两　苏合香丸一粒（分化和入）

二诊：十二月二十二日。晋前方药后，经络较畅，麻木微减，头不清爽，脉弦滑，舌苔薄白，再依前方加减。

麻黄五厘　桑寄生一两　生石膏八钱（先煎去沫）　桃仁二钱　杏仁二钱　知母三钱　生黄柏三钱　天竺黄三钱　石决明一两（先煎）　法半夏三钱　豨莶草三钱　生山甲一钱半　苏地龙三钱　威灵仙三钱　广陈皮二钱　滑石块四钱　茯神木三钱　藕一两　青木香三钱　竹沥水三钱　苏合香丸一粒（分化和入）

梁女　七月十二日

年逾五旬，肝胆内风旋动，邪居上焦已久，昨晚昏睡不醒，鼾而喉中多痰，右半身不遂，面红如醉，唇青，舌紫苔褐而糙，小溲自遗，脉象弦大有力，左寸关尤盛，亟宜芳香宣窍，以开心包。

嫩麻黄一分　胆南星一钱　生石膏六钱（先煎去沫）　全

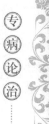

121

蝎二枚　滑石块五钱　川郁金三钱　双钩藤五钱　龙胆草二钱　青竹茹六钱　天竺黄四钱　白蒺藜五钱　莲子心二钱　鲜荷叶一个　竹沥水一两（分四次兑入）　鲜九节菖蒲根一两（用凉开水捣汁兑入）　局方至宝丹一粒（分化）　苏合香丸一粒（分化）　二剂

二诊：七月十五日。神识渐醒，明昧不定，舌蹇语涩，目歪斜，唇舌转为红润，苔白糙褐，面红稍退，脉弦数而滑大，风邪未熄，肝阳未戢，胸膺时有烦热闷损之征，再依前方稍事加减。

麻黄一分　川郁金三钱　生石膏六钱（先煎去沫）　全蝎二枚　鲜苇茎一两　天竺黄四钱　双钩藤五钱　鲜荷叶一个　生石决明一两（研先煎）　白蒺藜五钱　胆南星一钱　莲子心二钱　鲜菖蒲一两　苏子霜二钱　青竹茹六钱　滑石块四钱　龙胆草三钱　犀角尖二分（另研兑入）　竹沥水一两（分冲）　局方至宝丹一粒（分化）　苏合香丸一粒（分化）

三诊：七月十八日。晋前方芳香宣窍之剂，闭者已开，神志已清，右臂已能转动，唯有经络尚未调达，言蹇，面红赤，大便不通，脉弦而数，风邪痰势渐去，再依通络除热润导之法。

麻黄一分　银花六钱　生石膏一两（先煎去沫）　银藤六钱　秦艽五分　旋覆花四钱（布包）　鲜石斛一两　嫩桑叶三钱　嫩桑枝六钱　代赭石四钱　独活五分　地骨皮三钱　鲜茅根一两　鲜芦根一两　杭菊花四钱　龙胆草三钱　火麻仁五钱　威灵仙四钱　栀子四钱　川黄柏三钱　川牛膝四钱　全瓜蒌一两（元明粉一钱拌）　苏合香丸一粒（分化）　局方至宝丹一粒（分化）　三剂

四诊：七月二十一日。言蹇、㖞斜均好转，大便下而未畅，小溲仍较短赤，腿肢已能伸屈，仍是软弱无力，手指渐用而未灵活，胸热已除，精神颇佳，脉数，左手弦盛。经云：

"肝为刚脏"。肝阳上越已久，津液被夺，经络久失濡养。再以柔肝为主，兼调肝脾，可向愈也。

鲜生地一两　生龙骨五钱　生牡蛎五钱　生知母三钱　生黄柏三钱　珍珠母一两半（生研先煎）　紫贝齿三钱　淡苁蓉五钱　鲜石斛一两（先煎）　火麻仁五钱　润玄参五钱　桑寄生一两　云苓三钱　龙胆草二钱　粉丹皮五钱　威灵仙三钱　当归尾三钱　羚羊角片二分　活络丹一粒（分化）　三剂

王女　四月十一日

肝阳亢盛，胃家又实，聚液成痰而流入经络。左腿麻木，头眩目花已年余之久，更因失治，火势遂盛，入春以来证象加剧，左手持陶有时不能自主，呆笑，或语塞不清，大便秘，脉弦滑而数，舌赤苔黄，亟设镇坠深化潜阳之剂，免致仆中。

石决明一两（生研先煎）　旋覆花三钱（布包）　代赭石三钱　鹅枳实三钱　刺白蒺藜三钱　生知母三钱　生黄柏三钱　明天麻五分　梧桑寄生一两　炒莱菔子三钱　全瓜蒌六钱（元明粉一钱拌）　川牛膝三钱　灵磁石三钱　竹叶卷心二钱　龙胆草三钱　滑石块四钱　威灵仙四钱　朱茯神五钱　菖蒲三钱　天仙藤四钱　金礞石二钱　苏合香丸一粒（分化）　紫雪丹四分（分冲）

江女　四月十七日

肝火夹痰，脾湿久困，脉络壅塞不畅，迁延数月，经医未能治愈，近因嗔怒之后，肝阳暴动，陡然而风动中络，舌塞不语，左臂不遂，两腿麻木，二便俱少，舌苔白腻，脉弦滑而数，亟宜豁痰熄风，镇肝宣窍。

麻黄二分　天竺黄三钱　生石膏八钱（先煎去沫）　藿梗三钱　瓜蒌皮五钱　川郁金五钱　龙胆草三钱　老苏梗三钱　生铁落四钱（先煎）　胆南星五分　栀子五钱　黛蛤粉一两（包）　嫩桑枝一两　白蒺藜三钱　银花三钱　银藤三钱　肥知母三钱　鲜荷叶一个　鲜九节菖蒲四钱　酒黄芩三钱　羚羊

角片二分（冲入）　竹茹四钱　猴枣二分（研细冲服）　苏合香丸一粒（分化）　二剂

二诊：四月十九日。所闭者一剂即开，证象大转，今日已能言语而且清利，臂肢已渐和，唯有麻木尚存，出痰颇多，然胸膺仍觉不畅，溲如茶，大便下燥矢，且伴裹痰液，状如胶质，痰热未清，气机尚滞，是以经络未得通畅，脉弦滑而数，再依前方稍事变通。

麻黄二分　金礞石二钱　辰砂七分（冲）　桑寄生八钱　酒芩三钱　白蒺藜三钱　黛蛤粉五钱（包）　旋覆花三钱（布包）　石决明八钱（先煎）　生石膏八钱（先煎去沫）　竹茹四钱　代赭石三钱　海风藤四钱　灯芯草一钱半　川郁金四钱　威灵仙四钱　口防风四钱　川黄柏三钱　滑石块四钱　川牛膝四钱　秦艽一钱　龙胆草三钱　磁石粉三钱　竹沥水五钱（冲入）　局方至宝丹一粒（分化）　二剂

盛男　五月十三日

老年阴亏，肝阳妄动，右肢偏枯，神识不清，愦然欲寐，舌强而短，语蹇不清，脉细弦而不匀，姑从复脉汤加减，固其欲脱。

麦门冬二钱　炙甘草二钱　花旗参一钱半（另煎兑入）　生地黄五钱　桂枝木一钱　血琥珀五钱（冲入）　吉林清水人参三钱　龟鹿二仙胶二钱（烊化）　二剂

许女　七月二十日

年近四旬，茹素，旷居十余载。心劳积久，独阴不长，脂液不充，脾阴大亏。前患不寐，心下悸，怔忡，饮食不为肌肤，诸证经医调治，无效。昨日向午之际，卒然舌蹇语暗，足痹不用，第心肾不交，肾脉不营舌络所致，脉象濡，舌赤苔白，姑拟地黄饮子加人参服之。

耳环石斛三钱　五味子二十粒　石菖蒲二钱　淡苁蓉六钱　巴戟天五钱　麦门冬三钱　云茯苓五钱　熟地黄一钱半　制

附片五分　生箭芪一两　远志肉二钱　上官桂一钱　吉林清水
人参一钱　二剂

李男　七月初九日

土虚木胜，痰困于中，风火在内旋动已久。仆中之后，卒
然神昏，痰壅，舌卷不语，左半身不遂，面红，舌苔垢腻，脉
左寸关位弦大而数，右手脉伏，大便秘结，小溲不自禁而黄，
亟宜清宣芳化。

麻黄三分　忍冬花五钱　生石膏一两（先煎去沫）　胆星
五分　海浮石五钱　川郁金四钱　藿香梗三钱　竹茹六钱　滑
石块四钱　连翘心二钱　莲子心二钱　鲜芦根一两半　鲜苇茎
一两半　炒栀子三钱　鲜菖蒲根一两　灵磁石二钱　辰砂七分
鲜荷叶一个　竹沥水五钱（冲）　局方至宝丹一粒（分化）
苏合香丸一粒（分化）

二诊：七月十二日。昏睡已苏，神识未清，时明时昧，舌
蹇语声含混，口眼歪斜，痰涎壅重，脉左寸关位仍盛，余详前
方，毋庸赘叙，再依前方加减。

原方减连翘心、白蒺藜、滑石块；加石决明一两、双钩藤
四钱、全瓜蒌一两（元明粉七分拌）、礞石滚痰丸一钱半。

三诊：七月十五日。晋服前方药后，风邪渐熄，痰热之象
亦随之减轻，大便下物质黏而腐臭，小溲已转为清利，喝僻、
舌蹇皆有好转，脉弦而滑，两关较大，肝胃两阳尚盛，气机虽
有略和，经络仍未调达，再予平肝通络，柔润和中。

麻黄二分　石决明一两　旋覆花四钱（布包）　威灵仙四
钱　滑石块四钱　生石膏八钱（先煎去沫）　代赭石四钱　川
牛膝四钱　生知母三钱　生黄柏三钱　桑寄生一两　清半夏三
钱　鲜菖蒲五钱　青竹茹八钱　全瓜蒌一两　陈皮二钱　火麻
仁五钱　龙胆草三钱　独活五分　玳瑁二钱　牛黄清心丸一粒
（分化）　苏合香丸一粒（分化）

四诊：七月十八日。经络渐和，右臂已能举，口目仍不

专病论治

甚正，喜笑之时显而易见，神识已恢复如常，阳明热邪尚未清肃；欲食厚味，纳量已安，脉弦而数，两关未平，再依清胃、通络、化痰之法。

麻黄二分　桑寄生八钱　生石膏一两（先煎去沫）　莱菔子四钱　代赭石四钱　旋覆花四钱（布包）　生山甲二钱　威灵仙三钱　天竺黄三钱　白蒺藜三钱　甜葶苈三钱　川郁金五钱　川厚朴二钱　鹅枳实二钱　瓜蒌一两　龙胆草三钱　络石藤四钱　犀角一分（研）　猴枣一分（研）　牛黄一分（研）　羚羊角一分（研）　活络丹一粒（分化）

五诊：七月二十一日。诸象大转，手足渐能屈伸，但仍腿软无力，不良于行，久坐则感麻木不仁，寐食二便皆已正常，脉弦而滑，舌苔薄白，再以活血通络法。

生海蛤一两　明天麻五分　旋覆花三钱（布包）　桑寄生八钱　桃仁泥二钱　石决明一两半（生研先煎）　代赭石三钱　威灵仙四钱　生山甲三钱　苏地龙三钱　枳实三钱　天仙藤四钱　合欢皮四钱　焦栀子四钱　苏木一钱半　川牛膝四钱　宣木瓜四钱　火麻仁四钱　独活一钱　白花蛇一具　活络丹一粒（分化）　三剂

常女　九月十七日

仆中之后，经医误治，迁延半载，已成痿痹，下肢不能用，左腿肌肉渐脱，左手亦拘挛不能伸屈，饮纳皆差，大便燥结，舌络亦不甚和，语謇不清，经云："虚则痿躄，坐不能起。"脉细而带弦象，姑予滋阴养荣，通络和脉，以培土益肝而强肾。

当归尾五钱　生黄芪八钱　熟地黄一两（砂仁五分拌）　金毛狗脊三钱　淡苁蓉一两　火麻仁五钱　生牡蛎一两　北细辛一钱　败龟板三钱　苏地龙三钱　鸡血藤一两　杜仲炭五钱（盐水炒）　阿胶珠三钱　枸杞子三钱　山萸肉三钱　金沸草一钱半　白花蛇一具　酒浸川牛膝四钱　再造丸一粒（黄酒一

盅温化分服） 三剂

张男　八月初六日

客春曾患中痰而发右半身不遂多时，经医调即渐复，但步履仍蹒跚，日前不慎又为风束，症复，幸不剧，中闷气促，痰涎壅盛，皮肤色呈灰白，双目下透露卧蚕，皆属湿邪痰蓄象征，右半身觉沉重，饮纳二便如常，两脉弦大，亟宜清豁涤痰，疏活达络。

生石膏八钱　桃杏仁各二钱　威灵仙四钱　旋覆花三钱（布包）　嫩麻黄半分　黛蛤粉八钱（包）　莲子心二钱　代赭石三钱　天竺黄三钱　桑寄生八钱　甜葶苈子三钱　地龙三钱　川牛膝三钱　生知母三钱　生黄柏三钱　豨莶草三钱　天仙藤三钱　竹沥水三钱（分冲）　苏合香丸一粒（分化）

吴男　五月初十日

痰咳减后，盖为邪闭，热不外达，遂致风生自里，目睛斜视似不能见，口噤不语，六脉大而缓，右有伏象，治以开窍熄风。

生石膏三钱（研先煎）　石决明四钱（生研先煎）　代赭石七分　麻黄梢二厘　生牡蛎三钱　朱麦冬二钱　桑寄生五钱　当归身一钱　灵磁石三钱　旋覆花七分（布包）　青竹茹三钱　知母二钱　桃仁一钱半　杏仁泥三钱　朱莲心一钱　川郁金一钱半　川芎三分　鲜九节菖蒲根三钱　炒赤芍一钱半　苏合香丸一粒（分化）

葛男　五月初四日

肝郁湿痰，风邪中络，左半身麻木不利，舌苔黑，脉弦滑数，宜清柔豁痰达络。

嫩麻黄一分　生石膏六钱（先煎去沫）　威灵仙三钱　络石藤三钱　川牛膝三钱　石决明八钱　清半夏二钱　生知母三钱　生黄柏三钱　桑寄生八钱　豨莶草三钱　苏地龙三钱　苏合香丸一粒（分化）

二诊：五月初七日。加天麻三钱、生山甲三钱、首乌藤一两。

三诊：五月初十日。头仍发涨，加朱莲心二钱、牛黄清心丸一粒（分化）。

四诊：五月十二日。连晋前方药，证象好转，唯有湿痰尚盛，语言不清，经络尚未尽畅，左半身麻木，脉象滑数，舌赤苔白，再依前方加减之。

原方加天竺黄三钱、甜葶苈三钱、秦艽三钱、牛黄清心丸一粒（分化）、大活络丹一粒（分化）。

五诊：五月十六日。晋服前方药后，经络较畅，上肢能举，语言清晰，脉弦滑而数，舌赤苔腻，再依清透、豁痰、达络之法。

生石膏八钱　桑寄生八钱　天竺黄三钱　知母三钱　嫩麻黄一分　威灵仙三钱　口防风三钱　川黄柏三钱　桃仁一钱半　杏仁一钱半　天仙藤三钱　苏地龙三钱　牛膝三钱　竹沥水三钱（分冲）　活络丹一粒（分化）

王男　七月十一日

肝热湿痰，注于经络，兼感风束，以致右半身不遂，胸闷，脉象滑数，亟宜清疏达络。

生石膏六钱　旋覆花三钱（布包）　代赭石三钱　桃仁二钱　杏仁二钱　生知母三钱　生黄柏三钱　嫩麻黄一分　朱莲心一钱半　龙胆草二钱　石决明八钱　威灵仙三钱　川牛膝三钱　宣木瓜三钱　桑寄生六钱　苏地龙三钱　银花六钱　银藤六钱　独活五分　苏合香丸一粒（分化）

二诊：七月十三日。原方加伸筋草三钱、法半夏三钱。

郝女　九月二十三日

六脉弦滑而起，三五不调，湿痰过盛，已成类中。左半身不遂，头晕脑涨，语言不清，胸闷有痰，心中烦急不适，脉弦，两关并盛兼滑，舌赤苔白，姑予通窍豁痰，滋柔达络。

石决明八钱　桃仁二钱　杏仁二钱　朱莲心一钱半　竹茹四钱　桑寄生一两　络石藤三钱　威灵仙三钱　川郁金二钱（白矾水浸）　黛蛤粉三钱　地肤子三钱　龙胆草一钱半　首乌藤八钱　白鲜皮三钱　天仙藤三钱　知母二钱　川黄柏一钱半　鲜荷叶一个　牛黄清心丸一粒（分化）　苏合香丸一粒（分化）

范男　十一月二十六日

痰中心络，舌强语蹇，迁延较久，治之未能得宜，脉滑伏而实，姑予豁痰开窍，以通心胃。

生石膏六钱　旋覆花二钱（布包）　代赭石二钱　知母三钱　丝瓜络一钱　黛蛤粉一两　嫩麻黄三厘　玉竹二钱　海浮石五钱　鲜竹茹一两　炒葶苈三钱　玄参三钱　板蓝根二钱　鲜九节菖蒲根四钱（和凉开水捣汁冲入）　紫雪丹四分（分冲）

金妇　七月十八日

痰中经络，半身麻痹，言语迟滞，头晕烦急，大便自利，脉弦滑而大，亟宜辛凉疏化，涤痰达络。

麻黄二厘　杭菊花三钱　生石膏五钱（先煎去沫）　陈皮二钱　桃仁泥二钱　杏仁泥三钱　川芎一钱　桑寄生五钱　龙胆草二钱　当归一钱　竹茹六钱　威灵仙三钱　知母三钱　小川连一钱半　竹沥水三钱（分冲）　鲜荷叶一个　清半夏三钱　苏合香丸一粒（分两剂药内合入）

赵妇　十一月初七日

风痰闭于经络，似有类中象，尚不甚重，第痰涎较实，舌苔极垢，脉象滑大而实，亟宜疏化涤痰。

知母三钱　麻黄梢四厘　生石膏六钱（先煎去沫）　桑寄生一两　龙胆草二钱　旋覆花一钱半（布包）　甜葶苈二钱　代赭石二钱　黛蛤粉六钱（布包）　当归一钱　桃仁泥三钱　青竹茹一两　全瓜蒌八钱　炒赤芍三钱　威灵仙三钱　竹沥三分（和）　苏合香丸一粒（分四角，每服一角）

陈男　九月十一日

痰滞逐渐清楚，筋络尚有未净处，脏腑则恢复过半，第痰去中空，气血不能即充，且虚则易阻遏不畅。脉息仍较常人为数，拟滋益气血，兼豁余痰。

生牡蛎四钱（先煎）　生鳖甲三钱（先煎）　黛蛤粉一两（布包先煎）　干百合三钱　旋覆花一钱半（布包）　珍珠母一两（研先煎）　云苓三钱　杭白芍三钱　桑寄生一两　威灵仙三钱　当归身一钱　代赭石二钱　陈皮三钱　炒稻芽三钱　知母三钱　川牛膝三钱　郁李仁一钱半　竹沥三钱（冲）　局方至宝丹一粒（分十角服）

疟　疾

王妇　八月二十一日

湿热内蓄，为时邪所闭，咳嗽寒热，午后即发，状如疟，舌苔白腻，脉象滑数，两关并盛，亟宜清疏芳化。

鲜芦根一两　杏仁泥三钱　枯黄芩三钱　肥知母三钱　嫩茵陈二钱　焦栀子三钱　地骨皮三钱　龙胆草炭二钱　冬桑叶三钱　紫苏梗一钱半　莲子心二钱　忍冬花四钱　全瓜蒌六钱　紫雪丹四分（分冲）

二诊：加生石膏六钱、石决明六钱、酒军七分（开水泡兑）。

［按］酒军开水泡兑，是只取其气而不用其味也。

孙男　七月十二日

暑湿内伏，初兼时感，往来寒热。西医针后，病渐止而湿热郁阻未除，遂致复，状颇类疟，胃弱失复，湿邪渐深陷，脉象弦滑而伏数，舌苔白腻，当从阴分导之外达。

生鳖甲一钱半　橘核四钱　地骨皮三钱　嫩青蒿三钱　炒透常山一钱半　桑叶三钱　栀子炭三钱　陈皮一钱半　清半夏三钱　知母三钱　鲜芦根一两　川黄柏三钱　生滑石块五钱

苏合香丸一粒（分二角，每煎化合一角）

［按］生鳖甲、青蒿、地骨皮入阴分，导邪外达。

王女　十二月十一日

温邪内蕴，湿邪较盛，初兼外邪，未解渐成疟，寒热一日一作，黎明汗出遂解，六脉弦滑而数，宜从阴分清化之。

生鳖甲三钱　青蒿梗三钱　杏仁泥三钱　地骨皮三钱　炒常山三钱　青连翘三钱　旋覆花二钱（布包）　代赭石二钱　大腹绒二钱　知母三钱　川黄柏三钱　龙胆草一钱半　大青叶三钱　郁李仁二钱半　薄荷一钱半　紫雪丹四分（分冲）

二诊：十二月十三日。加生石膏四钱、生枳实一钱半。

三诊：十二月十六日。湿热化疟，一日一作，迁延较久，服药转轻，尚不能止；又以食后动肝，气食交滞，脉仍弦数，气遏较甚，再为变通前方。

生石膏六钱（先煎）　石决明六钱（生研先煎）　地骨皮四钱　旋覆花三钱（布包）　代赭石三钱　川柴胡五分　生枳实二钱　槟榔炭一钱　六曲二钱　山楂三钱　竹茹八钱　大青叶三钱　清半夏二钱　盐知母三钱　盐黄柏三钱　火麻仁三钱　落水沉香二分　生鳖甲三钱　安宫牛黄丸一粒（分四角）

孙男　九月十三日

寒热，湿邪较盛，发为疟，头痛綦重，寒重热轻，左关脉独大，右脉滑数，当分解泻肝，清化湿邪。

石决明六钱　炒透常山一钱半　生石膏八钱（先煎）　生鳖甲一钱半　地骨皮三钱　炒大腹绒一钱半　青蒿梗二钱　栀子炭三钱　生滑石块四钱　川黄柏三钱　知母三钱　辛夷三钱　薄荷一钱半　紫雪丹三分（加元明粉三分，分和）

［按］左关脉独大，肝旺可知。

翟男　十月二十七日

初患时感，未得疏解，渐转成疟，寒热有时，甚于午后，脉弦大而数，宜清芳疏解之。

鲜茅根一两　鲜芦根一两　辛夷三钱　嫩白芷五分　冬桑叶三钱　生石膏六钱　薄荷一钱半　焦栀子三钱　大青叶二钱　生鳖甲一钱半　僵蚕三钱　嫩茵陈一钱半　龙胆草二钱　忍冬花六钱　炒透常山三钱　全瓜蒌八钱　荷叶一个　生知母三钱　生黄柏三钱　酒军一钱（开水泡兑）　紫雪丹四分（加元明粉一钱，分冲）

［按］时感失疏成疟，寒热定时，甚于午后，邪伏阴分温疟也。治用芦根、茅根、白芷、辛夷、桑叶、薄荷以芳化清透，生鳖甲清阴分伏热。炒透常山佐茵陈以清半表半里之湿热，而除寒热之交作，龙胆草、知母、黄柏、大青叶、酒军、元明粉、紫雪丹清火解毒退热。性专力宏。

周男　十月二十九日

疟发三阴，形冷而不作烧，亦不喜饮，间日一作，舌苔白腻，脉弦滑，宜疏化湿邪。

嫩茵陈三钱　枯黄芩三钱　云苓皮四钱　连翘三钱　焦栀子三钱　焦槟榔一钱　炒秫米四钱　金银花三钱　川朴花一钱半　鲜芦根三钱　青竹茹六钱　清半夏一钱半　陈皮一钱半　藿梗三钱　知母三钱　地骨皮三钱　炒透常山三钱　滑石块四钱

［按］三阴疟，形冷而不烧，不欲饮，舌苔白腻，湿重可知，截疟七宝饮化裁。

马男　十一月初六日

曾患疟，愈后脾胃转输尚未恢复，近以饮食失调，遂致中满形冷，口渴喜饮，脉弦数实，亟宜旋转中焦以和中。

法半夏三钱　广陈皮一钱半　鲜芦根一两　山楂炭一钱半　炒莱菔子五钱　杏仁泥三钱　上川连二钱　川厚朴一钱半　青竹茹一两　焦麦芽三钱　肥知母三钱　川黄柏三钱　大腹绒一钱半　生枳实一钱半　焦六曲二钱　旋覆花二钱（布包）　代赭石二钱　荷梗一尺许　苏合香丸一粒（分四次服）

[按]疟后食复，滞热在中，药用宣和化滞多效。羊肉热补气血，温热病最忌，此属温疟犯忌致复。先生对治外感温热病或阴虚肝旺证，大都切嘱勿食羊肉，以免助热滋邪，有碍清解。

孙妇 六月二十三日

暑湿郁阻，发为疟，间日一作，寒热相等，脉象弦滑而数大，亟宜分化疏解之。

桑叶二钱　地骨皮三钱　生鳖甲一钱半（先煎）　大腹绒一钱半　鲜芦根一两　薄荷一钱半　炒常山二钱　青蒿梗二钱　生滑石块四钱　知母二钱　清半夏三钱　莲子心一钱半（朱拌）　酒黄芩三钱　瓜蒌六钱　大青叶三钱　紫雪丹四分（分冲）

赵女 六月十九日

湿郁已久，每届夏令即感不适，兼有痛经，往来寒热，状如疟，此湿邪陷于阴分所致也。脉弦滑而数，左关盛于右，当从阴分导之外出。

生鳖甲一钱半　炒常山一钱半　青蒿梗二钱（同炒先煎）　旋覆花一钱半（布包）　代赭石一钱半　盐知母三钱　盐黄柏二钱　冬桑叶三钱　生海蛤六钱（布包先煎）　滑石块四钱　地骨皮三钱　大腹绒二钱　台乌药三钱　橘核二钱　吴萸二分（泡水炒）　小川连一钱半　赤小豆四钱　生牡蛎四钱（包先煎）　川牛膝三钱　紫雪丹三分（分二次冲入）

章女 十一月二十三日

大疟止后，湿热随血分而下达，经停半月而复下血块，腰腹痛楚，脉象弦滑而数，再以前方增减。

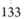

青蒿梗三钱　赤小豆四钱　生鳖甲三钱（先煎）　桃仁二钱　杏仁二钱　湖丹皮一钱半　制香附三钱　血余炭三钱　川牛膝三钱　桑寄生五钱　川黄柏三钱　藕一两　杜仲炭三钱（盐水炒）

[按]此疟后调经之法。

水　肿

李男　八月初四日

脾不行水，渐入经络，发为肿胀，泻后伤及肝阴，肿渐下行，按脉弦滑，左关较盛，拟从肝脾膀胱治之。

青蒿梗三钱　云苓皮四钱　旋覆花一钱半（布包）　代赭石一钱半　防己二钱　生鳖甲五钱（先煎）　炒秫米四钱　炒橘核五钱　细辛五分　大腹皮三钱　冬桑叶二钱　滑石块五钱　知母三钱　陈葫芦二两　车前子三钱（布包）　川黄柏三钱　川牛膝三钱

姜妇　七月二十日

心与小肠相表里，热邪所遏，表里不通，水湿泛滥，遂致四肢浮肿，小溲下则肿遂消，小溲闭结则肿剧；畏寒口干，肢倦乏力，纳物亦差，时或夜寐不安，屡治屡未根除，脉取弦滑而数，治以清渗利湿，以消息之。

汉防己四钱　代赭石三钱　旋覆花三钱（布包）　生知母三钱　滑石块四钱　瞿麦三钱　莲子心三钱　北细辛一钱　生川柏三钱　桑寄生八钱　萹蓄三钱　云苓皮四钱　川萆薢四钱　炒甜葶苈三钱　生橘核四钱　炒秫米三钱　鲜冬瓜皮一两　肾精子八粒（装腔囊后下）

二诊：七月二十三日。药后小溲较畅，湿水蓄久，脾困不化，胃纳较差，夜不安寐，取脉弦大，再为变通前方。

瞿麦三钱　萹蓄三钱　牛膝四钱　川萆薢四钱　汉防己四钱　焦谷芽五钱　川厚朴二钱　北细辛七分　葶苈三钱　桑寄生八钱　云苓皮四钱　莲子心三钱　焦稻芽三钱　代赭石六钱　旋覆花四钱（布包）　知母二钱　滑石四钱　炒秫米三钱　木瓜三钱　鲜冬瓜皮二两　黄柏二钱

张男　闰月初八日

脾家湿困，膀胱不化，肿胀颇甚，小溲短赤，脉滑伏不和，亟宜渗行导湿，以通膀胱。

云苓皮四钱　川牛膝三钱　大腹皮二钱　盐知母三钱　炒秫米四钱　莲子心二钱　滑石块四钱　川椒目一钱　盐橘核五钱　北细辛一钱　丝瓜络一钱　冬瓜皮一两　汉防己三钱　杏仁泥三钱　车前子四钱（布包）　盐黄柏三钱

范男　九月初二日

气血两虚，脾失运化，渐有水入经络，面发浮肿，腿部为甚，脉濡细而滑，当滋益醒脾渗化，以达经络。

生鳖甲三钱　北沙参三钱　炒秫米四钱　土白术一钱半　生蛤壳一两　大腹绒四钱　嫩桑枝一两　建泽泻三钱　云苓皮四钱　盐橘核一钱半　谷芽三钱　旋覆花一钱（布包）　冬虫夏草三钱　川椒目一钱半　甘草一钱　稻芽三钱

［按］滋补气阴，选北沙参、冬虫夏草，以避温燥。

薛男　九月二十三日

脾湿胃热，泻后腹胀，腿肿，日晡后形冷，脉右寸关大而数，亟宜清化利湿。

鲜石斛五钱　知母四钱　川牛膝四钱　莲子心三钱　黛蛤粉一两　川黄柏三钱　滑石块三钱　茵陈三钱　大腹绒一钱半　盐炒橘核五钱　栀子炭三钱　泽泻三钱　鲜芦根一两　车前子三钱（布包）

李男　五月初二日

水湿极盛，三焦不能化，渐入经络，浮肿由面至足，舌苔白腻，脉沉滑而不濡，亟宜燥湿利水。

云苓皮四钱　炒秫米四钱　嫩茵陈三钱　桂枝尖一钱　栀子炭三钱　小川连三钱　清半夏三钱　土炒苍术二钱　川厚朴一钱　橘核四钱　泽泻三钱　生川牛膝三钱　生滑石块四钱

［按］阳虚水泛，少取桂枝尖以温通。

任女　六月初六日

脾湿极盛，暴怒伤肝，气机横逆，三焦膀胱皆失职，遂致肿胀，小溲短，脉弦大而滑数，治以柔肝利湿。

生海蛤粉一两　大腹绒三钱　旋覆花二钱（布包）　知母三钱　石决明六钱　生赭石三钱　莲子心一钱　川黄柏三钱　生鳖甲一钱半　盐橘核五钱　嫩青蒿三钱　牛膝三钱　生滑石块四钱　西瓜皮二两　车前子四钱（布包）　落水沉香二分

〔按〕肝气横逆，气闭于下，以生石决明、生赭石、旋覆花柔肝，生鳖甲、嫩青蒿疏透，沉香、橘核入下焦理气以开闭；水停者再以渗利之品以畅之。

张妇　五月十二日

湿热郁阻，经已逾期，渐至湿入经络，发为浮肿，脘痞膈痛，精力疲顿，舌苔白腻，右寸关脉滑大而数，当先清化导湿，兼畅经络。

云苓皮四钱　炒秫米四钱　川郁金一钱半　盐橘核三钱　地肤子三钱　乌药二钱　生牛膝三钱　鸡血藤四钱　炒大腹绒一钱五分　知母三钱　川黄柏三钱　川厚朴一钱　黛蛤粉六钱（布包）　旋覆花一钱五分（布包）　生赭石一钱五分　益元散四钱（布包）　栀子炭三钱（青蒿梗一钱同炒）

〔按〕先生认为：三阴结谓之水，脾之为病也，"诸湿肿满，皆属于脾"，脾不制水，肾关不利。水停于内者名水饮，水溢于外者名水肿。治水之患或以急药缓投法，或开，或利，或逐瘀，或散结，或扶正，唯以通因通之。

遗　精

陈男　三月二十四日

旧有遗精之患，愈后近又复发，相火炽盛，多梦纷纭，病发后，次日作烧，阴分已伤，脉弦数，治宜滋摄并进。

生牡蛎四钱　生龙齿三钱　磁朱丸五钱　远志一钱　砂仁米一钱半　珍珠母一两　首乌藤八钱　知母三钱　龙胆草三钱　朱莲心一钱半　焦枣仁三钱　川黄柏三钱　地骨皮五钱　玄

参三钱　白蒺藜二钱（去刺）　莲房一个　盐炒芡实米三钱

高男　闰月初七日

肾窍不固，滑精已久，一月四五次而无梦，脉象滑大兼弦，左尺较盛，亟宜滋摄固精。

生牡蛎四钱　山芋肉三钱　生龙齿六钱（同布包先煎）　远志一钱　胡桃仁一枚　菟丝饼三钱（盐水炒）　炒山药三钱　知母三钱　砂仁二钱（盐水炒）　大熟地三钱　川黄柏三钱　覆盆子三钱（盐水炒）　酒黄芩三钱　苦桔梗二钱　杭芍药三钱（土炒）　芡实米三钱　丹参三钱　焦酸枣仁三钱（研）　龙胆草二钱　杭菊花三钱　玄参心三钱

于男　八月初九日

肝肾俱热，又兼气郁，每遇激怒，遂致少腹脘次发热，精关不固，时作滑精，昼犯亦不自禁，脉左关尺大，治以清平滋摄。

盐炒芡实米三钱　盐橘核四钱　生牡蛎五钱（布包先煎）　盐知母三钱　生赭石三钱　旋覆花三钱（布包）　朱莲心二钱　焦枣仁三钱　生石决明八钱（先煎）　盐菟丝三钱　合欢花四钱　桑寄生六钱　朱茯苓三钱　朱茯神三钱　砂仁米三钱（盐水炒）　藕一两　川郁金二钱（生白矾水浸）　盐黄柏三钱

二诊：八月十二日。加盐水炒胡桃仁一枚，黑芝麻三钱。

三诊：八月十六日。药后遗精渐少，头目眩晕，前方牡蛎改六钱，加磁朱丸四钱、杭滁菊三钱，石决明改为一两。

四诊：八月十九日。服前方药后，遗精止，脘闷纳差，时有恶心，前方再加厚朴花三钱、青竹茹四钱。

〔按〕交媾可腾精魄，而遗精、滑精、有梦、无梦，或起于相火妄动之情思，或造成肾关滑脱而不固，三才封髓、六味、八味皆可对证施治。先生用生牡蛎、菟丝饼加盐水炒，量至多时成两半。并于固涩肾窍同时注重清制相火，以上三例，皆类乎此。

血　证

赵男　六月二十日

脾湿肝热，吐红太多，阴分为之大伤，肺家之气亦弱。纳物极少，津液不复，小便短赤，吐红盈口，六脉短滑而数，舌苔中微见黄糙，亟宜清育养阴，兼维后天。

川黄柏三钱　肥玉竹三钱　磁朱丸四钱（包先煎）　血余炭三钱　知母三钱　生珍珠母一两（研先煎）　鲜地黄四钱　龙胆草三钱　黛蛤粉六钱（布包先煎）　生川牛膝三钱　地骨皮三钱　鲜石斛八钱（先煎）　鲜茅根一两　藕节五枚　犀黄丸六分（分两次随汤药化服）

二诊：六月三十三日。晋服前方药之后，证象较转，但阴液正气不能即复。近以冬至后阳动热生，外兼邪束，肺令又不能畅，吐红已少，胁下仍有痞痛之感，脉如前，宜遵前方变通。

蜜紫菀三钱　苦桔梗一钱　生石膏六钱（先煎）　地骨皮三钱　芡实米三钱　珍珠母一两（生研先煎）　川黄柏三钱　砂仁一钱五分　犀黄丸四分（研细二次冲服）　焦麦芽三钱　焦稻芽三钱　磁朱丸四钱（布包先煎）　炙款冬花三钱　生甘草一钱　黛蛤粉八钱（包先煎）　苏子霜一钱　知母三钱　鲜杷叶四钱（洗净去毛）　合欢花一两　地黄八钱　甜葶苈子一钱五分　甜杏仁泥三钱　二剂

三诊：六月二十六日。前方治标较力，证势大转，唯阴虚已久，胃热未熄，肺络仍虚而多痰，吐血已止，偶于痰中尚夹有血丝，脉象亦转，不似以前之短数，再予标本兼顾之法。

炙冬花三钱　生侧柏叶二钱　磁朱丸四钱（布包先煎）　合欢花一两　炒稻芽四钱　生牡蛎八钱（布包先煎）　地骨皮三钱　鲜藕一两　黛蛤粉六钱（布包煎）　蜜紫菀三钱

甜杏仁三钱　石决明一两（生研先煎）　砂仁米一钱五分
焦六曲三钱　珍珠母八钱（生研先煎）　鲜九节菖蒲根三钱
竹沥水二钱（冲服）　血琥珀三分（冲）　车前子四钱（布
包）　生龙骨四钱（先煎）　珍珠粉一分（冲）　二剂

张男　七月初二日

湿热素盛，膀胱不化，小溲浑浊，经注射药针后，即迫血
妄行而吐红，有时呛咳于痰中伴出，有时则呕逆吐出盈口，胸
膺作热，脘次痞满，舌苔垢浊，脉象滑数而大，治当从本，清
化导湿下行。

生滑石块四钱　知母三钱　黛蛤粉一两（布包先煎）　生
侧柏叶三钱　云苓皮四钱　血余炭三钱　全瓜蒌八钱　炒秫米
五钱　灵磁石五钱（先煎）　橘核四钱　生川牛膝三钱　生川
草薢三钱　鲜藕一两　焦栀子四钱　犀黄丸八分（随汤药分两
次化服）　二剂

二诊：七月初五日。出血之象，自投药后即迎刃而解，
胸热脘痞皆解，然湿热阻遏，气机失畅已久，心肾二气亦属不
和，上下两焦热势犹存，小便尚未清利，两寸关脉并盛而兼
滑，尺部较弱，当再清通凉化以达之。

生川牛膝三钱　生滑石块四钱　黛蛤粉六钱（布包
煎）　生知母三钱　川黄柏三钱　桑寄生四钱　枯黄芩三钱
芡实米三钱　菟丝饼三钱　焦栀子三钱　莲子心一钱　竹茹三
钱　莲须二钱　络石藤三钱　盐橘核四钱　二剂

蒋女　十月初八日

咳逆上气，吐血盈碗，胸膺闷热而口渴，大便秘燥，第以
热邪上迫于肺，使血妄行所致。面色黄而颊赤，脉弦滑而数，
亟宜平肝清肺凉血降逆以安之。

酒黄芩三钱　龙胆草炭三钱　炒栀子四钱　炒丹皮一钱五
分　鲜茅根一两　忍冬花四钱　生地榆三钱　醋军炭一钱五分
生石膏八钱（研先煎）　川郁金四钱　侧柏炭三钱　肥知母

专病论治

139

三钱　甜葶苈子三钱　生桑皮三钱　地骨皮三钱　瓜蒌皮三钱
青竹茹四钱　鲜石斛一两（先煎）　杏仁泥三钱　紫雪丹六
分（随汤药分二次冲服）

唐女　十月二十日

禀赋素弱，肝脾皆虚，近因卒受惊恐而损于肺络，宗气不
敷，心包亦伤，遂致吐血盈口，心悸，怔忡，气短，脉细数，
当摄神养心，兼补肝脾。

丹参三钱　朱茯神四钱　怀山药三钱（土炒）　全当归
三钱　鲜生地四钱　血琥珀二钱（先煎）　麦冬一钱五分　阿
胶珠一钱五分　稆豆衣三钱（布包）　台党参一钱五分　云茯
苓四钱　败龟板三钱（先煎）　盐菟丝饼一钱五分　珍珠母一
两（生研先煎）　生牡蛎五钱（布包先煎）　西洋参一钱五分
（另煎取汁分二次兑入）　黄土汤煎　二剂

陈女　八月初六日

心脾不足，阳虚不能制阴，遂致吐血，心悸，夜不能寐，
大便秘结，脉紧而细，亟宜纳火安血。

莲须炭三钱　花蕊石三钱　生牡蛎五钱（布包先煎）　朱
茯神三钱　侧柏叶三钱　血琥珀二钱（先煎）　血余炭三钱
生地三分　生龙齿四钱（布包先煎）　藕节五枚　火麻仁四钱
肉苁蓉四钱　焦麦芽三钱　焦稻芽三钱　盐水炒川柏三钱
丹参三钱　犀角二分（镑片，另煎兑入）　二剂

杨女　七月十九日

湿热吐红愈后，业经三载，近又复发，热象颇炽，口渴思
冷，六脉滑细而数，兼呈不匀之象，舌苔白腻。湿热极盛，阴
伤较重，形冷入夜作烧，姑予清化以安血分。

鲜茅根六钱　甜杏仁泥三钱　鲜枇杷叶四钱（洗净去毛）
地骨皮三钱　代赭石一钱五分　旋覆花一钱五分（布包）
鲜藕一两　冬桑叶三钱　蛤粉四钱（布包）　生侧柏叶三钱
栀子炭三钱　忍冬花二钱　忍冬藤三钱　生紫菀三钱　益元散

三钱（布包煎）　生橘核三钱　肥知母二钱　羚羊角尖一分（镑片，另煎兑入）　二剂

刘男　七月二十三日

吐血十余日，肝肺气郁，湿热所阻，胸膺两胁际不适，脉滑数而弦，亟宜清凉渗化兼肃肺络。

炒丹皮二钱　血余炭三钱　赤小豆六钱（布包煎）　全瓜蒌六钱　青竹茹四钱　鲜茅根一两　蒲黄炭三钱　桃仁泥二钱　杏仁泥二钱　川郁金四钱　鲜藕一两　川楝子四钱（打）苏子霜一钱五分　知母三钱　鲜石斛一两（先煎）　浙贝母三钱　生橘核四钱　二剂

二诊：七月二十五日。吐红止后，肝肺之气未调，左半肺络太空，纯为湿热所阻，呼吸之气不匀，左胁上冲动而为心跳，咳时痰壅，舌苔白腻，脉仍弦滑，再清抑疏化，以肃肺络。

鲜茅根一两　全瓜蒌八钱　生石膏六钱（研先煎）　莲心一钱　甜葶苈子二钱　旋覆花一钱五分（布包）　代赭石一钱五分　焦栀子三钱　杏仁泥三钱　生侧柏叶三钱　肥知母三钱　石决明六钱（生研先煎）　鲜藕一两　黛蛤粉八钱（布包先煎）　犀黄丸一钱（分二次化服）　三剂

李男　六月十九日

湿热上犯，曾经吐红，屡愈屡复，痰涎极盛，气为之阻，脉象滑实而数大，右寸两关并盛，亟宜清化豁痰，导血归经。

鲜地黄八钱　天竺黄二钱　川牛膝三钱（生）　知母三钱　鲜茅根一两　血余炭一钱　海浮石三钱　川黄柏三钱　栀子炭三钱　花蕊石三钱　瓜蒌六钱　黛蛤粉一两（布包先煎）藕一两　礞石滚痰丸三钱（布包）

李男　七月二十日

客岁吐红，中西医治，使血瘀肺络，服前方药痰涎渐和，瘀血上出而吐黑血，左胁痛楚未除，肝家尚盛，再依前方增

专病论治

141

减之。

血余炭三钱　天竺黄三钱　生石膏六钱（研先煎）　知母三钱　代赭石三钱　旋覆花三钱（布包）　花蕊石三钱　川黄柏三钱　石决明一两（生研先煎）　海浮石四钱　侧柏叶三钱　黛蛤粉一两（布包先煎）　焦谷芽三钱　焦稻芽三钱　生川牛膝三钱　乌药三钱　藕一两（切片）　川楝子三钱（打）　犀黄丸五分（分二次吞下）

孔男　七月二十三日

阴虚痰盛，虚阳盛炽久嗽，曾经吐红，左颧时呈赤色，脉象数大而弦急，两寸上鱼际，舌赤苔垢，治当清滋凉化。

鲜茅根一两　代赭石一钱半　旋覆花一钱半（布包）　莲子心一钱　地骨皮三钱　生石决明六钱（研先煎）　知母三钱　郁李仁一钱半　忍冬藤四钱　忍冬花四钱　湖丹皮一钱　生石膏五钱（研先煎）　生紫菀三钱　川黄柏三钱　磁朱丸三钱（先煎）　梨一两　藕一两　杏仁泥三钱（苏子霜一钱　同研）枇杷叶膏三钱

袁男　七月十七日

肺胃实热湿郁，兼为邪袭。咳嗽形冷，痰带血丝，夜不成寐，脉右寸关大而滑实，舌苔浊垢，当疏化降热。

甜葶苈子三钱　首乌藤一两　生石膏六钱（研先煎）　肥知母三钱　杏仁泥三钱　鲜茅根一两　莲子心一钱　川黄柏三钱　全瓜蒌六钱　霜桑叶三钱　青竹茹八钱　薄荷一钱五分（后下）　鲜藕一两　鲜九节菖蒲根三钱　紫雪丹六分（分二次冲服）　二剂

周女　九月十八日

伤感动肝，热生于中，迫血随湿热上逆于肺而为咳嗽，咯痰带血，脉象弦滑而数，左关较盛，治以清肺抑肝之品。

川郁金四钱　龙胆草二钱　鲜石斛一两（先煎）　生侧柏叶三钱　鲜茅根一两　旋覆花二钱（布包煎）　代赭石二钱

栀子炭三钱　黛蛤粉六钱（布包）　生川牛膝三钱　地骨皮三钱　石决明六钱（生研先煎）　杏仁泥三钱　鲜藕一两　鲜鸭梨一两（洗净带皮煎）　板蓝根三钱　肥知母三钱　二剂

张男　八月十八日

咳逆吐红，气促不匀，第肝家气郁，血热妄行，又兼肾不纳气，血随气升所致也。脉弦滑，左关大，宜平热降逆以达气海。

杏仁泥三钱　焦栀子三钱　代赭石一钱五分　生川牛膝三钱　盐橘核四钱　磁朱丸四钱（布包先煎）　生侧柏叶三钱　生滑石块四钱　黛蛤粉一两（布包）　台乌药三钱　血余炭三钱　旋覆花一钱五分（布包）　鲜藕一两　盐水炒肥知母三钱　犀黄丸八分（分二次化入）　二剂

李男　八月初八日

阴分不足，肺胃热郁，湿热乘肝阳上越而犯于上焦，再兼外邪袭之，遂致头痛、咳吐血痰、鼻衄、咽痛、寒热交作，舌苔白腻，脉弦数，两关大，宜先予清凉疏化。

鲜茅根一两　忍冬花四钱　生石膏一两（先煎）　桑叶四钱　白僵蚕三钱　焦栀子四钱　蒲公英四钱　薄荷叶一钱五分　连翘三钱　知母三钱　川黄柏三钱　鲜藕一两　鲜荷叶一个　地骨皮三钱　黛蛤粉八钱（布包先煎）　龙胆草二钱　生滑石块四钱　安宫牛黄丸一粒（分二次冲入汤药）　二剂

二诊：八月初十日。服前方药后，外邪已解，热势颇减，然肺胃热郁非一朝一夕，牙龈时有血出，痰中带血亦久，皆湿热并盛所致。脉象仍属弦大兼滑，再以清化凉血，兼平肺胃。

侧柏叶三钱　地骨皮三钱　生石膏八钱（研先煎）　肥知母三钱　鲜茅根一两　板蓝根四钱　忍冬花五钱　川黄柏三钱　石决明五钱（生研先煎）　龙胆草二钱　青竹茹五钱　全瓜蒌八钱　荷叶一张　小郁李仁二钱　薄荷一钱（后下）　羚羊角一分五厘（镑片，另煎兑入）　犀黄丸一钱（分二次化服）

二剂

三诊：八月十二日。阴分虚燥，肝胃郁盛日久，脾肺亦因之不和，服药以来湿热之邪势虽已大减，第仍未清楚，舌苔白腻较退，脉数大亦平，再依前加减。

鲜茅根六钱　肥知母三钱　生石膏四钱（研先煎）　桑寄生八钱　青竹茹六钱　石决明一两（生研先煎）　焦稻芽六钱　生滑石块四钱　黛蛤粉八钱（布包先煎）　天花粉三钱　莲子心一钱五分　生川郁金一钱五分　首乌藤一两　台乌药一钱五分　盐橘核四钱　荷叶一个　生枳实八钱　犀黄丸七分（分二次化服）　三剂

高男　七月二十六日

七情所伤，肺络被损，湿热乘势上犯，阴分又属不足，是以日晡发热，咳而吐红，痰涎亦盛，口唇均干，饮纳皆少，脉弦而细数，亟宜清热化燥，润肺除痰以止血。

鲜茅根一两　地骨皮三钱　鲜石斛一两（先煎）　血余炭三钱　法半夏三钱　酒黄芩二钱　川贝母三钱　杏仁泥三钱　焦栀子三钱　青竹茹四钱　知母三钱　生牡蛎四钱（布包先煎）　代赭石一钱五分　旋覆花一钱五分（布包煎）　黛蛤粉六钱（布包煎）　鲜藕节七枚　侧柏炭三钱　犀黄丸五分（分二次化服）　二剂

二诊：七月二十九日。证象渐转，第因湿热未清，复经邪袭，表里不畅，遂致湿热迫血，咳而痰血仍盛，脉左关较盛，当清疏凉化从标治之。

鲜茅根一两　鲜苇茎一两　冬桑叶三钱　地骨皮三钱　炒粉丹皮一钱　生侧柏叶三钱　忍冬花四钱　全瓜蒌四钱　薄荷叶一钱（后煎）　肥知母三钱　鲜藕一两　益元散三钱（布包）　犀角二分（研极细粉，分二次冲服）　犀黄丸五分（分二次化服）

三诊：八月初二日。证象转后，痰血均少，而面红仍未正，肺络损处，盖犹未合，气分亦尚未尽畅，经络仍属空乏，阴液虽伤，尚可随证恢复，再从前方稍事增减。

苏子霜一钱　杏仁泥三钱　生牡蛎六钱（布包先煎）　代赭石一钱五分　生川牛膝二钱　旋覆花一钱五分（布包）　生侧柏叶三钱　血余炭二钱　黛蛤粉一两（布包）　台乌药一钱五分　桑寄生五钱　鲜茅根一两　栀子炭三钱　忍冬藤八钱　地骨皮三钱　瓜蒌皮三钱　生谷芽四钱　知母三钱　六曲三钱　生橘核三钱　鲜藕一两　磁朱丸十粒（第一次随汤药化服二粒，间日加二粒至十粒止）　犀黄丸六分（分二次化服）五剂

李男　五月十五日

蓄热兼时感，饮水较多，湿热上犯，肝肺并盛，咳痰带血，喉痛头晕，脉大而数，亟宜凉化芳通。

龙胆草二钱　忍冬花五钱　生石膏六钱（研先煎）　板蓝根四钱　川牛膝三钱　薄荷叶一钱五分（后下）　蒲公英四钱　大青叶三钱　鲜茅根一两　全瓜蒌八钱　地骨皮三钱　肥知母三钱　杭菊花三钱　六神丸三十粒（分二次化服）　二剂

姚女　七月十七日

湿痰郁阻肺络，气机不得下降，以致呛咳，痰中带红，五心烦热，午后较剧，舌苔白腻，脉弦滑左关盛，亟宜清肃豁化。

鲜茅根一两　鲜苇茎一两　旋覆花四钱（布包）　生赭石三钱　血余炭四钱　生知母三钱　生黄柏三钱　鲜菖蒲四钱　石决明一两半（先煎）　杏仁泥三钱　滑石块四钱　生石膏六钱（先煎）　青竹茹六钱　川牛膝四钱　黛蛤粉八钱（包先煎）　桑寄生六钱　鲜荷叶二个　龙胆草炭三钱　藕一两　地骨皮四钱　犀黄丸一钱半（分吞）

张男　九月初九日

湿热下注膀胱，小溲带血，左侧肾囊肿坠，腰痛，症延四

年余，迄未治愈，脉滑数，宜清化利湿。

血余炭三钱　盐橘核四钱　生海蛤八钱（布包先煎）　盐知母三钱　盐黄柏三钱　赤小豆六钱（包）　侧柏炭三钱　荔枝核三钱　海金沙四钱　湖丹皮一钱半　大蓟一钱半　小蓟一钱半　川萆薢四钱　忍冬花三钱　旋覆花二钱（布包）　代赭石二钱　条黄芩三钱　盐泽泻三钱　藕一两　犀黄丸一钱（分吞）

许男　十二月十六日

心络肝胆热迫湿邪，膀胱气化遂阻，溲血旧疾又发，少腹痛楚，夜间较甚，脉大而滑数，亟宜清化降热。

鲜茅根一两　代赭石二钱　旋覆花二钱（布包）　知母三钱　川萆薢四钱　黛蛤粉一两　川黄柏二钱　忍冬花五钱　大蓟三钱　小蓟二钱　川楝子三钱　橘核四钱　海金沙二钱　益元散五钱　乌药三钱　血余炭三钱　藕一两　犀黄丸八分（分吞）

杨男　十二月十八日

证象均减，第晨间小溲尚清畅，仍不免有血块（下血块数个），膀胱仍有未复，瘀血湿邪仍留注其间，再依前方出入。

石决明八钱　龙胆草二钱　小蓟四钱　盐知母三钱　盐黄柏三钱　花蕊石五钱　莲子心二钱　通草一钱半　川萆薢三钱　橘核五钱　丹皮二钱　川牛膝二钱　地骨皮三钱　血余炭三钱　滑石块四钱　车前子四钱　犀黄丸二钱

二诊：十二月二十日。加赤小豆四钱、生牡蛎三钱、生草梢二钱。

三诊：十二月二十六日。加芡实米三钱、黛蛤粉一两（用黄土汤煎）。

李男　九月十一日

阴分中湿热较盛，下注膀胱，郁久而为溲血，业已二年余，时发时止，阴液愈伤，湿邪愈盛，肝家阳邪渐至上犯，脉弦滑而数，左关尺较盛，拟清滋并进，兼抑肝邪。

生侧柏叶三钱　云苓皮三钱　生珍珠母一两（先煎）　知母三钱　血余炭二钱　生左牡蛎四钱（布包先煎）　炒秫米三钱　川黄柏三钱　鲜茅根八钱　盐橘核四钱　代赭石一钱　旋覆花一钱（布包）　通草二钱　湖丹皮一钱　赤小豆四钱　藕一两　犀黄丸五分（分二次吞）

张男　五月初四日

脾湿过盛，下注大肠，便后下血，胸膈气机不畅，大便燥结，小溲亦少，脉弦滑数，亟宜清渗凉血。

生石膏六钱　鲜茅根八钱　血余炭三钱　生侧柏叶三钱　地榆炭三钱　生槐实三钱　代赭石三钱　全瓜蒌六钱　旋覆花三钱（布包）　肥知母三钱　川黄柏三钱　郁李仁一钱五分　藕节七枚　脏连丸二钱

黄女　九月初七日

素有肠风下血疾，肝气亦旺，近日又发，心跳胁胀，腹腰脊背皆痛，此肝气四窜之故。脉见弦洪，经水六月未见，法当清肝通经。

桑寄生四钱　仙鹤草三钱　炒黑栀子三钱　赤芍药三钱　大蓟炭二钱　小蓟炭二钱　白通草二钱　当归尾三钱　川芎二钱　酒黄芩一钱　细生地三钱　血余炭三钱　鲜藕一两　酒川军一钱　甘草一钱

宋男　二月二十四日

脾湿素盛，肝热下迫，遂发便血，旧疾气逆，呃忒胸膈不畅，脉象弦滑，右关尺较盛大，治以清化柔肝之品。

云苓皮四钱　川楝子二钱　小青皮一钱半　炒秫米四钱　槐花炭三钱　地榆炭三钱　血余炭三钱　代赭石一钱半　旋覆花一钱半（布包）　泽泻二钱　盐知母三钱　盐黄柏三钱　沉香曲一钱　小川连二钱　藕节五枚

［按］血贯中焦，经谓"中焦受气取汁变化而赤是为

血"。其为害也，或因于热，或因于寒，或瘀涩不活，或妄行无定。衄、吐、呕、咳、崩、淋、便、漏、痨损癥瘕，不一而现，先生常于危急险要血证中独取净黄土煎水煮药而得奇验。

五行之中土最中和，故以生万物；土性极柔，用治一切血证，意在一柔字。

案中用犀黄丸者，取其化瘀止血，引血归经。

水　饮

林妇　八月初七日

脾湿悬饮，痰阻肺络，久患咳嗽，鼻流清涕，经治愈后，而湿热迄未根除，脉象弦滑而数，宜渗化宣清肺络。

云苓皮四钱　石决明三钱　旋覆花三钱（布包）　代赭石三钱　方通草一钱　炒秫米四钱　生桑皮三钱　杏仁泥三钱　法半夏二钱　地骨皮三钱　广陈皮一钱半　青竹茹一钱半　白蒺藜三钱　滑石块三钱　川郁金一钱半（生白矾水浸）　辛夷二钱　川牛膝三钱

高妇　十月十一日

悬饮已久，旧患咳嗽，湿热在中，每经邪袭，气分闭塞，即致彻夜不得卧，口干而渴，胸膈闷损，右寸关两脉滑大而数，仿青龙法加减。

竹茹六钱　甜葶苈二钱　生石膏六钱（研先煎）　麻黄梢半分　通草一钱　全瓜蒌八钱　杏仁泥三钱　代赭石一钱半　旋覆花一钱半（布包）　知母三钱　黛蛤粉五钱

某男　十一月十七日

三焦悬饮，上泛肺络，喘促已久，心下悸亦甚，口渴喜饮，脉弦滑而数大，舌赤苔滑，宜清疏豁痰。

生石膏八钱　杏仁泥三钱　旋覆花三钱（布包）　九节菖蒲一钱半　代赭石三钱　炒甜葶苈三钱　黛蛤粉八钱　川郁金二钱　嫩麻黄三厘　青竹茹六钱　法半夏三钱　川牛膝三钱

益元散四钱　知母三钱　竹沥水三钱（分冲）

陈女　四月十六日

悬饮而致气促多涎，心下悸，背痛，腹胀牵及腿肢痿乏无力，兼因血分湿阻，汛事三月不至，脉弦而滑数，当先清利宣化。

桃仁泥三钱　杏仁泥三钱　甜葶苈子四钱　代赭石三钱　嫩桑枝一两　旋覆花三钱（布包）　知母三钱　苏子霜一钱五分　福泽泻三钱　生滑石四钱　生川牛膝四钱　盐水炒橘核四钱　川黄柏三钱　大腹绒二钱　威灵仙四钱　宣木瓜三钱　云苓皮四钱　二剂

二诊：四月十九日，脉滑而数，服前药后，经水卒潮，色黑夹有瘀块，腹中隐痛，血行而未畅通之势，然气促、心下悸、背痛、腹胀均减，宜因势利导。

桃仁泥三钱　杏仁泥三钱　煨广木香七分　延胡索三钱　桑寄生八钱　鸡血藤四钱　生川牛膝四钱　炒栀子三钱　黛蛤粉八钱（布包）　清半夏三钱　厚朴花一钱五分　旋覆花二钱（布包）　代赭石二钱　生川萆薢五钱　大腹绒二钱　炒粉丹皮一钱五分　威灵仙四钱　落水沉香四分（研细末分二次冲）　二剂

三诊：四月二十一日，汛事得前方而畅，停饮瘀邪遂能逐出，诸恙均减，唯仍觉脘次气阻，卧则上逆多涎，舌苔已薄而尚白，脉仍较滑，再健脾运痰主之。

云苓皮四钱　焦谷芽四钱　焦稻芽四钱　法半夏三钱　老苏梗一钱　生川牛膝四钱　甜葶苈四钱　厚朴花一钱五分　生海蛤八钱（先煎）　代赭石三钱　生滑石五钱　旋覆花二钱（布包）　全瓜蒌四钱　炒秫米四钱　石决明八钱（研先煎）　全当归二钱　竹沥水五钱（冲服）　三剂

陈男　八月初五日

肝郁三焦悬饮不化，食后脘痛，潮热，腹常胀满，脉大而弦滑，两关并盛，亟宜解郁和脾，化湿抑肝。

生石决明六钱　川郁金二钱　大腹绒二钱（炒）　炒秫米三钱　生枳实一钱半　代赭石一钱半　带皮茯苓三钱　焦栀子三钱　旋覆花一钱半（包）　知母三钱　泽泻三钱　盐炒橘核四钱　川牛膝三钱　车前子三钱（包）

蓝男　十二月二十八日

脾湿肝郁，气逆上犯肺络，痰涎亦盛，胸膺阻痛，或觉气动，久则恐成悬饮，脉弦滑，宜柔肝解郁豁痰。

云苓皮五钱　旋覆花三钱（布包）　代赭石三钱　炒秫米五钱　焦稻芽四钱　广陈皮二钱（盐水炒）　法半夏四钱　台乌药二钱　川郁金二钱（生白矾水浸）　杏仁泥三钱　苏子霜二钱　杜仲炭三钱（盐水炒）

［按］"悬饮"为湿热痰涎郁阻，肺失清降，水饮停于胁下，三焦气化失宣，初责在气，久则入络，治以清渗化痰逐饮为主。先生常用泻白散、二陈汤、麻杏石甘汤、半夏秫米汤、葶苈大枣泻肺汤、大小青龙汤化裁。肝气郁滞者，佐用生白矾水浸郁金、乌药、大腹皮、石决明、白蒺藜；饮邪偏盛者，佐以通草、滑石或益元散；痰涎壅阻、咳喘引痛者，配以鲜菖蒲、杏仁泥、苏子、竹沥水以疏肺豁痰止咳喘；病久误补、痰喘吐红者，选用血余炭、花蕊石、鲜茅根、鲜荷叶以凉血散瘀兼通络。子龙丸为涤逐痰饮之峻剂，上下、三焦、腠理、经络，靡所不及，先生每于"悬饮"和湿痰流注等疾患，用之辄效。

毕男　七月十八日

水气上凌，心阳不得下交而为失眠，心下悸，午后形冷，小便秘短，近数日面部粟疮发之也剧，疮溃并溢出血水，此亦因湿热壅于上焦所致也。脉伏数而滑细，当清渗利水兼交心肾。

连皮茯苓四钱　鲜茅根一两　生侧柏叶三钱　炒薏米五钱

淡竹叶三钱　朱莲心一钱　首乌藤一两　忍冬藤四钱　盐水炒黄柏三钱　生川牛膝三钱　忍冬花四钱　盐水炒知母三钱焦栀子三钱　桑叶三钱　盐水炒橘核四钱　全瓜蒌六钱　犀黄丸一钱五分（分两次吞服）　二剂

二诊：七月二十一日。失眠、形冷及面部湿疡之象，服前方药业已渐转，第湿气尚未下行，且有肝家逆阻未顺，大便秘，小溲仍黄短，再以前法兼顾及之。

连皮茯苓四钱　炒秫米四钱　清宁片一钱五分（开水泡兑）　郁李仁三钱　生侧柏叶四钱　车前子五钱（布包）　薏苡仁三钱　朱莲心二钱　清半夏三钱　首乌藤一两　生川牛膝四钱　盐水炒橘核四钱　代赭石四钱　地肤子四钱　旋覆花三钱（布包）　冬瓜皮四钱　大腹皮二钱　盐水炒知母三钱　犀黄丸一钱五分（分两次吞服）　三剂

姚女　七月十五日

心下停饮，气机被阻失畅，胸胁支满，脘次亦闷，时而上逆，冲及贲门位悸动不适，脉滑而数，左关独弦，宜降逆通化。

甜葶苈子四钱　郁金四钱　川楝子五钱（打）　盐水炒橘核四钱　煨广木香七分　云苓皮四钱　土炒台乌药三钱　佛手片二钱　丝瓜络一钱五分　代赭石三钱　桂心三分　旋覆花四钱（布包）　广陈皮一钱五分　川厚朴一钱　干木通三钱　知母三钱　西瓜翠衣五钱　三剂

李男　十月初九日

心下积液，寒痛如冰，经医屡进温补，不唯邪未得宣解，反使津液凝滞，辟积有成形之势，出痰皆顽、黏而胶固，间或呕逆欲吐，食水均不收纳，胸膺闷满，脉之两寸滑大，先予开软兼施之法。

海浮石一钱　铁心甘草七分　川郁金六钱（生白矾水浸）　炒黑丑五分　炒白丑五分　乌梅一枚　苦桔梗五分　菖蒲根

三钱　煨广木香七分　鹅枳实一钱五分　苏子霜二钱　黛蛤粉一钱（布包）　炒白芥子七分　瓜蒌皮四钱　醋炒竹茹四钱　落水沉香一条　生枳实一枚　鲜石斛一两（先煎）　生槟榔一枚　台乌药一块（后四味清水研磨，各取汁十五滴，兑入汤药内服）　二剂

[按]后四味取四磨饮之意，去人参之壅补，加枳实，磨汁，下气散结，消痰逐饮之力甚强。

陈女　四月十九日

聚液成痰，留于肠胃，兼客于经络四肢，脘胁常作痛满，心下悸，按有水声，背、脊腰部及四肢时感窜痛，体堕无力，小溲黄，白带颇盛，脉滑而数，宜渗湿化痰，和中通络。

生川草薢一两　南石韦五钱　桑寄生一两　威灵仙五钱　天仙藤四钱　川牛膝五钱　宣木瓜五钱　清半夏三钱　旋覆花二钱（布包）　朱茯神四钱　杜仲炭三钱　车前子四钱（布包）　独活五分　代赭石三钱　乳香一钱　没药一钱　海金沙三钱　瞿麦四钱　木通三钱　煨广木香一钱　盐橘核五钱　醋炒小青皮三钱　苏合香丸一粒（分二次化）　犀黄丸二钱（分二次吞服）

[按]痰饮滞于经络，渗利诸药力恐不胜，则取苏合香丸、犀黄丸之芳通辛散以逐之。

赵男　五月二十三日

阴分不足，脾经久困，湿满中焦已久，相火上炎，肺络不得雾露之溉，更不得下行化合。如此则水谷化物不生津液，亦不生血，皆被痰饮劫夺，口干喜饮，唇红而焦，形体瘦弱，脘痞多痰，二便俱少，六脉细滑而乏神力，亟宜滋阴化燥，培土生元大法以缓图之。

天冬二钱　麦冬二钱　生牡蛎一两半（先煎）　肥玉竹三钱　元参二钱　耳环石斛三钱（另煎兑入）　云茯苓五钱　生麦芽一两　鸡内金二钱（砂仁三分研同煨）　盐知母三钱　盐

黄柏三钱　生龙齿一两（先煎）　合欢花一两　水炙甘草五钱　肉苁蓉一两　六味地黄丸二钱（分二次吞服）　更衣丸一钱（煎服）　二剂

穆男　八月初六日

体态肥盛，湿热恒多，痰涎素重，两胁气逆，停饮痛而鸣响，头部眩晕，寐中常因痰壅气阻或胁痛致醒，醒则立即坐起，俟咳出大量痰液，始得安定。舌苔白滑，脉象弦盛，两关大数，亟宜重剂消水涤痰。

生石膏八钱（先煎）　石决明一两五钱（生研先煎）　川楝子五钱（打）　川郁金五钱（生白矾水浸）　白蒺藜一两　甜葶苈子一两　盐水炒橘核四钱　嫩麻黄二分　鲜九节菖蒲根一两　土炒台乌药三钱　法半夏三钱　海浮石六钱　黛蛤粉一两（布包煎）　瞿麦五钱　瓜蒌仁四钱　车前子四钱（布包）　知母三钱　焦谷芽四钱　竹沥水一两（冲）　炒稻芽四钱　夏枯草五钱　礞石滚痰丸一钱五分（煎服）　十香返魂丹一粒（分二次化）　二剂

乔男　六月十七日

痰饮较重，延日较久，甚则呕吐，脉大而滑数，亟宜豁痰平胃，以肃上焦。

瓜蒌皮三钱　甜葶苈二钱　生石膏八钱（先煎）　代赭石二钱　桑白皮二钱　旋覆花二钱（布包）　炒知母三钱　青竹茹四钱　大青叶三钱　杏仁泥三钱　板蓝根三钱　鲜茅根一两（绞汁兑入）　紫雪丹三分（分冲）

何女　八月二十四日

停饮于中，脾肺失和，遂致心下及两胁均冷，纳食后则感懊恢欲呕，俟吐出大量稀涎后始安，脘及腹部作胀，间有水声鸣响。脉弦而滑，左关大，宜平肝降逆，宽中利膈。

云苓皮五钱　炒白芥子一钱　炒甜葶苈四钱　川芎一钱　广陈皮一钱　石决明一两（生研先煎）　代赭石四钱　打金铃

子四钱　旋覆花三钱（布包）　盐橘核四钱　厚朴花二钱　桑寄生六钱　大腹绒二钱　川郁金四钱　法半夏三钱　紫苏叶五分　水炙甘草五分　苏合香丸一粒（分两次化）　二剂

骆女　十一月初二日

积饮下迫，肝气横逆，脘痞若有物阻，饮纳俱减，少腹胀，白带颇多，头晕眩转，小便浑，脉弦而滑数，舌苔白腻，宜和肝行水以畅之。

生川草薢一两　冬瓜皮一两　海金沙四钱（布包）　大腹皮二钱　石韦五钱　车前子四钱（布包）　鸡冠花五钱　代赭石三钱　旋覆花三钱（布包）　盐橘核五钱　瞿麦四钱　夏枯草五钱　紫苏叶五分　焦槟榔一钱五分　石决明一两（生研先煎）白蒺藜五钱　犀黄丸一钱五分（分二次随汤药吞服）　二剂

某男　八月十二日

脾湿久蓄成饮，肝家又属热盛，小溲频短，腹胀腰疼，脉滑大而数，亟宜清平利湿，兼达筋络。

桑寄生六钱　忍冬藤六钱　石决明一两（生研先煎）　生杜仲三钱　知母三钱　川黄柏三钱　生川牛膝四钱　莲子心一钱五分　生滑石块四钱　代赭石三钱　小川连一钱五分　旋覆花三钱（布包）　犀黄丸一钱（分二次冲入汤药中）　三剂

夏女　二月十九日

湿热下注，腰部痛楚，服药不当，使水聚于左半腰际，牵及腋下作痛，脉象弦滑，姑予清通化湿以消息之。

云苓皮五钱　杜仲炭三钱　生石膏六钱（先煎）　桑寄生八钱　紫花地丁四钱　黄花地丁四钱　桃仁泥二钱　杏仁泥二钱　生知母四钱　川黄柏三钱　生川牛膝四钱　生滑石块四钱　龙胆草三钱　天仙藤四钱　焦栀子三钱　生橘核五钱　丝瓜络一钱　犀黄丸一钱五分（随汤药分两次冲服）　三剂

嵇女　四月十八日

三焦蓄水，肝家气逆，上犯胃脘，发则痛楚，左胁水声辘辘，气机阻胀，舌苔白腻，两关脉弦滑而大，治当疏化三焦，以和肝胃。

云苓皮四钱　槟榔炭一钱　甜葶苈二钱　清半夏三钱　炒大腹皮三钱　旋覆花一钱五分（布包）　炒秫米四钱　代赭石一钱五分　土炒台乌药三钱　知母三钱　车前子三钱（布包）　二剂

二诊：四月二十日。晋服前方药后，水气较减，气机尚为湿阻，脘胁不得尽畅，舌苔白厚而腻，脉弦滑，两关稍平，仍依前议，稍事增减。

鲜石斛六钱（先煎）　旋覆花一钱五分（布包）　甜葶苈子三钱　代赭石一钱五分　黛蛤粉六钱（布包）　土炒台乌药三钱　盐橘核三钱　石决明一两（生研先煎）　槟榔炭一钱　炒大腹皮二钱　车前子三钱（布包）　盐知母三钱　盐黄柏三钱　炒六曲三钱　郁李仁三钱　厚朴花一钱五分　三剂

三诊：四月二十三日。连服平逆和中之剂，三焦中蓄水已减，腹胀尚不能尽除，脉象弦多滑少，再以前方变通，兼事滋养以扶正祛邪（肝家气逆、阳邪仍炽）。

珍珠母六钱（生研先煎）　打金铃子一钱五分　生鳖甲一钱五分（先煎）　旋覆花二钱（布包）　甜葶苈子三钱　盐水炒橘核三钱　代赭石二钱　丝瓜络二钱　黛蛤粉一两（布包）
白蒺藜三钱　大腹绒三钱　台乌药三钱　六曲三钱　厚朴七分　盐知母三钱　盐黄柏三钱　三剂

苏男　九月二十七日

脐下常悸，发有数月之久，最近常吐涎沫，纳食少，且不为肌肤，脾肠不和，停水所致，脉弦而滑，舌苔白腻，宜健脾和中，化湿行水以内消之。

云苓皮五钱　大腹皮二钱　广陈皮一钱五分　盐水炒橘核五钱　苏叶五分　沉香曲二钱　桃仁泥三钱　杏仁泥三钱　车前子三钱（布包）　煨广木香一钱　炒枳壳一钱五分　延胡索

二钱　萹蓄四钱　川椒目三分　石斛四钱（先煎）　生赭石二
钱　泽泻三钱　旋覆花二钱（布包）　焦麦芽六钱　煨粉葛根
五分　三剂

何男　九月十四日

按脉滑数而力差，右关为盛，脾为湿困，由来已久，大肠
与肺相表里，上下皆有水湿，大便滑泄，有后重意，时或上泛
而吐稀涎，中脘时作胀满，舌赤苔白，亟宜渗化和中，兼疏肠
肺。

云苓皮四钱　炒秫米四钱　法半夏三钱　炒小川连一钱
煨莱菔子三钱　广陈皮二钱　代赭石二钱　厚朴花一钱五分
旋覆花二钱（布包）　盐橘核三钱　煨广木香七分　生草薢四
钱　猪苓三钱　生川牛膝二钱　赤小豆四钱（布包）　福泽泻
三钱　活络丹一粒（每次化四分之一粒）　二剂

消　渴

董妇　十二月初七日

消渴之患本于阴分，滋潜之品，当能渐愈，时届冬令，寒
燥太甚，热生于中而烁其上，脉亦较数，再本前方出入。

生珍珠母一两　石决明一两　生石膏八钱　旋覆花三钱
代赭石三钱　首乌藤一两　黛蛤粉一两　天花粉四钱　清半夏
二钱　鲜地黄一两　肥玉竹四钱　杏仁泥三钱　盐知母三钱
盐黄柏三钱　淮小麦一两　辛夷二钱　炒稻芽四钱　盐水制元
参三钱　莲子心二钱　荷叶一个　藕汁一杯　梨汁一杯

二诊：正月初六日。连晋前方药，肿胀渐消，而消症仍
甚，多饮多食多溲更甚，肝家之热，势如燎原，脉象较前为柔
而数，仍当标本并治。

生珍珠母一两　生石决明一两　花粉四钱　生石膏四钱
炒山药三钱　熟地六钱　玉竹四钱　首乌藤一两　盐知母五钱

盐黄柏五钱　黛蛤粉一两　山萸四钱　台乌药三钱　川牛膝三钱　旋覆花三钱　代赭石三钱　川黄连一钱　炒焦杭芍三钱藕一两　淮小麦一两　金匮肾气丸三钱（和入上好桂二分，分二次吞下）

魏男　二月十三日

经西医检查为糖尿病，是阴分不足，兼因脾湿所扰，以致食纳过多，小溲频数，脉缓滑，亟宜清渗祛湿。

盐黄柏三钱　代赭石二钱　旋覆花三钱（布包）　熟地二两　盐知母三钱　生牡蛎四钱（布包先煎）　杜仲炭三钱　云苓皮四钱　山萸肉三钱　元参三钱　猪苓三钱　上好肉桂五分桑寄生六钱　炒山药四钱　去心麦冬三钱　泽泻三钱　附片八分　盐覆盆子一钱半　生龙齿三钱（布包先煎）

阎男　六月二十一日

下消较久，服滋补之剂已见效，第上中二焦尚无病象，脉亦以尺部力差，是宣导滋下焦为治。

生牡蛎四钱　盐知母三钱　生龙齿六钱（同布包先煎）　盐黄柏三钱　炒山药三钱　菟丝饼三钱　炒杭白芍四钱　山萸肉四钱　甘枸杞四钱　杜仲炭三钱　甘草梢一钱炒六曲三钱　盐水炒覆盆子五钱　大熟地二两（砂仁二钱同拌）　上好清水桂二分（去皮研，分冲）

孙妇　五月十五日

消渴太久，初晋清滋之剂即应，外感咳嗽有痰，曾发寒热，大便秘结三日未下，脉滑大而数，亟宜清解疏化。

鲜苇茎一两　杏仁泥三钱　地骨皮三钱　莲子心二钱　滑石块四钱　冬桑叶三钱　嫩白芷一钱　南薄荷一钱半　鲜石斛一两（先煎）　鲜荷叶一个　杭滁菊三钱　生石决明八钱（研先煎）　生知母三钱　生黄柏三钱　首乌藤一两半　紫雪丹四分（冲）

李妇　五月二十二日

湿热下注膀胱，运化亦差，消渴，便秘，周身皮肤刺痒，头晕不清，脉滑数，宜清柔祛湿。

云苓皮四钱　泽泻三钱　生海蛤六钱（布包先煎）　稻芽三钱　猪苓三钱　生石决明八钱（先煎）　代赭石三钱　知母三钱　旋覆花三钱（布包）　黄柏三钱　桑寄生六钱　灵磁石三钱（先煎）　莲子心二钱　炒栀子三钱　龙胆草三钱　地肤子三钱　荷叶一个　犀黄丸一钱

二诊：五月二十八日。药后消渴减，大便秘，前方犀黄丸改为一钱半，加全瓜蒌八钱、元明粉一钱、僵蚕三钱。

李男　九月初一日

症经西医检查谓糖尿病，阴虚肝热并重，口渴喜饮，小溲频短，脉象弦滑而数，宜清疏以滋化。

猪苓三钱　代赭石三钱　旋覆花三钱（布包）　盐川柏三钱　炒丹皮二钱　元参一两（秋后水炒）　鲜苇茎一两　川草薢四钱　生石膏八钱（先煎）　杜仲炭三钱　桑寄生六钱　泽泻三钱　莲子心二钱　竹茹四钱　藕一两

二诊：九月初四日。连服前方药，口渴渐轻，大便秘，上方再加郁李仁二钱、瓜蒌一两、大生地一两、九节菖蒲二钱。

周男　八月二十七日

消渴宿疾三十年矣，述素检尿含糖质，迄今复发，中空易饥，肢怠乏力，时或痰带血出，第阴分不足，湿热不重，脉取不匀，时欲停息，宜养阴止血。

盐知母五钱　代赭石二钱　旋覆花二钱（布包）　莲子心二钱　桑寄生六钱　生牡蛎四钱（包先煎）　盐黄柏五钱　鲜苇茎一钱　鲜茅根一钱　甘草一钱　血余炭三钱　生石决明八钱（先煎）　鲜石斛一两　瓜蒌根四钱　清半夏三钱　云茯神三钱　云茯苓三钱　合欢皮四钱　玉竹三钱　藕一两

［按］"膏粱之变，足生大疔"，犀黄丸非治其消渴也，然晚期消渴，肤痒难安，或起疮疖。紫雪散凉营，热在血分或

反不渴，或渴亦不甚。故紫雪之用也非治其消渴，临症微茫，法外有法。通常而言，先生善用金匮肾气丸。至于熟地佐研拌砂仁，皆知虑熟地腻膈、中满，而不知消渴用生石膏，更有助于滋阴药之濡津增液也。

痹　症

黄妇　六月二十四日

湿邪入络，发为痛痹。热遏湿乘，经来前期，脉象弦滑而数大，右寸两关并盛，亟宜清通凉化，柔肝达络。

生石膏五钱　麻黄三厘　忍冬藤一两　知母三钱　桑寄生一两　旋覆花三钱（布包）　龙胆草二钱　代赭石三钱　川黄柏三钱　威灵仙三钱　小木通三钱　苏地龙三钱　橘核四钱　滑石块四钱　藕一两　紫雪丹四分（分冲）

郭男　十二月十二日

肝脾两郁，湿邪亦盛，腰部酸软无力，脘腹微痛不适，腰际痛楚，脉象滑数兼弦，亟宜化湿柔肝解郁法主之。

生石决明六钱　威灵仙三钱　旋覆花三钱（布包）　盐橘核三钱　桑寄生六钱　代赭石三钱　滑石块四钱　茯神木三钱　盐水炒杜仲三钱　宣木瓜三钱　川牛膝三钱　盐知母三钱　盐黄柏三钱　忍冬藤六钱　谷芽三钱　稻芽三钱　云苓皮三钱　酒炒上川连一钱半

金男　六月初十日

脾湿肝热，由来已久，初患兼有风邪，以腿部痛起，渐至周身，肤如虫行，或痒或刺痛，症以右半身为重，按脉弦滑而数，左关独大而有力，痛已较久，姑予清化。

生石膏六钱　芥穗炭八分　当归身一钱　盐橘核四钱　桃仁二钱　杏仁二钱　龙胆草一钱半　赤芍药二钱　胆南星一钱　地肤子三钱　炒川楝子一钱　知母三钱　川黄柏二钱　汉防

己二钱　益元散四钱（布包）

吕女　九月二十七日

肝热阴虚，湿痰相乘，曾因肝空而入络，春间有半身痹麻象。近则肺为邪阻，胸膺闷损，舌苔白腻，脉大而弦滑，治以豁痰柔肝疏肺达络。

川郁金一钱半　生石决明八钱（生研先煎）　威灵仙二钱　知母三钱　桑寄生八钱　郁李仁二钱　瓜蒌六钱　旋覆花一钱半（布包）　桃仁泥一钱半　杏仁泥三钱　代赭石一钱半　苏子霜一钱半　龙胆草一钱　竹沥水三钱　苏合香丸一粒（分六角）

侯男　六月初四日

筋痿，腿疲顿，指中下陷，肝虚之征也，脉弦大而力弱，当补肝强筋为法。

茯神木三钱　川牛膝三钱　熟地四钱（砂仁拌）　制乳香一钱半　杭芍药四钱　桑寄生八钱　宣木瓜三钱　山萸三钱　威灵仙三钱　首乌四钱　狗脊三钱　当归身二钱　鸡血藤四钱　藕一两

赵男　七月初四日

湿痰入络，发为麻痹，项部较甚，渐及于臂，六脉弦滑而数大，治当清通渗化，兼达筋络。

桑寄生一两　旋覆花一钱　威灵仙三钱　知母三钱　黄柏三钱　云苓皮四钱　代赭石一钱　丝瓜络一钱　橘核三钱　炒秫米四钱　清半夏三钱　龙胆草一钱半　青蒿一钱半　栀子炭三钱　醋炒竹茹五钱　滑石块四钱　川牛膝三钱　独活二钱　苏合香丸一粒

王男　二月初十日

脾湿肝热，经络气滞，阳邪时或上犯而发晕楚，腿部痹疲无力，周身常发阻痛，脉弦滑数大不畅，拟清通柔肝，导湿达络。

云苓皮四钱　桑寄生八钱　旋覆花一钱半（布包）　炒秫米四钱　狗脊二钱（去毛）　威灵仙三钱　代赭石一钱　橘核四钱　黛蛤粉六钱　汉防己一钱　川牛膝二钱　杜仲一钱　滑石块四钱　盐知母二钱　盐黄柏二钱　冬瓜皮一两

宗女　九月初六日

肝肾两虚，为湿所注，脊骨痛楚，不易俯仰，筋络亦急，湿邪入络，渐吊麻痹，肝家气盛，横逆于中，脉象弦虚而数，治当清通化湿达络，兼补益肝肾。

云苓皮四钱　桑寄生六钱　独活一钱　威灵仙三钱　炒秫米四钱　旋覆花五钱（布包）　杜仲一钱半　天仙藤三钱　法半夏二钱　代赭石一钱半　竹茹五钱　滑石块四钱　桃仁泥一钱半　杏仁泥三钱　去毛金毛狗脊三钱

关女　九月十一日

湿乘血虚，郁阻经络，麻痹无定处，脘次痞满，胸胁不畅，头晕津短，舌赤苔白，脉弦滑，亟宜平肝降逆，渗湿通络。

旋覆花三钱（布包）　生牡蛎四钱（布包先煎）　石决明六钱（研先煎）　全瓜蒌八钱（元明粉五分拌）　竹茹四钱　代赭石二钱　首乌藤一两　枳实一钱半　桑寄生五钱　生石膏六钱（研先煎）　威灵仙二钱　六曲三钱　朱莲心一钱半　法半夏二钱　陈皮一钱半　地骨皮三钱　藕一两　紫雪丹四分（分冲）

奉男　九月十九日

痰阻经络，迁延过久，服豁痰达络之品略效，但呆滞之象太久，不能即复，脉弦滑，舌苔白腻，宜豁痰达络，柔肝抑化。

石决明八钱　九节菖蒲一钱半　法半夏二钱　桑寄生六钱　川郁金二钱（生白矾水浸）　朱莲心一钱　宣木瓜三钱　知母二钱　麻黄梢二厘　茯神木三钱　滴乳香五分　远志一钱

威灵仙三钱　桃仁泥一钱半　杏仁泥三钱　陈皮一钱半　醋军炭四分　竹沥化痰丸四钱（包）

赵男　五月二十日

湿痰入络，发为麻痹，腿部较甚，渐及于腰，六脉弦滑而数大，治当清通渗化，兼达筋络。

桑寄生一两　旋覆花一钱　威灵仙三钱　知母三钱　青蒿梗一钱半　云苓四钱　代赭石一钱　丝瓜络一钱　川黄柏三钱　栀子炭三钱　炒秫米四钱　清半夏三钱　龙胆草一钱半　橘核三钱　滑石块四钱　醋炒竹茹五钱　生川牛膝三钱　独活二钱　苏合香丸一粒（和化）

陈男　九月二十八日

晋滋柔清化之剂，尚无不和，惜未能久。筋络因血虚、湿乘，腿部尤痛楚不适，精力亦疲顿，脉象弦滑，治以疏肝达络。

炒秫米四钱　鸡血藤三钱　石决明六钱（生研先煎）　橘核三钱　生珍珠母六钱　银花三钱　银藤三钱　炒栀子三钱　知母二钱　带皮苓四钱　络石藤二钱　旋覆花一钱（布包）　梧桑寄生六钱　威灵仙三钱　生赭石一钱　谷芽三钱　稻芽三钱　醋炒竹茹三钱　滑石块四钱　荷叶一张（带梗尺许）

张女　六月十一日

阴虚肝旺，热郁经络，风邪乘虚，窜入筋络，偏头痛，兼作牙龈痛楚，脾湿亦重，脉弦滑而数大，亟宜滋抑达络。

生石决明八钱　生珍珠母八钱　辛夷一钱　络石藤四钱　代赭石一钱　旋覆花一钱（布包）　白芷五分　醋炒竹茹五钱　龙胆草一钱半　梧桑寄生五钱　地骨皮三钱　栀子三钱　生甘草五分　知母三钱　鲜茅根一两　鲜荷叶一张

齐男　六月十七日

肝热气逆，入于筋络，两臂痛楚，伸屈皆差，脉象弦滑，肾囊潮凉，兼有湿也。当平肝化湿通络。

石决明一两　清半夏二钱　伸筋草三钱　络石藤三钱　桑寄生八钱　云苓皮四钱　生知母三钱　生黄柏三钱　金沸草三钱　威灵仙三钱　生橘核四钱　天仙藤三钱　代赭石三钱　泽泻三钱　藕一两

张男　五月十八日

风湿入络，迁延较久，筋络抽掣作痛痹，舌赤苔滑，脉弦滑而数大，治当清通舒化，兼达经络。

旋覆花一钱半（包）　竹茹四钱　石决明八钱（生研先煎）　茯神木三钱　代赭石二钱　黛蛤散一两（布包）　丹皮一钱　威灵仙三钱　桑寄生一两　龙胆草二钱　栀子三钱　炙乳香五分　炙没药五分　桃仁泥二钱　杏仁泥三钱　知母三钱　薄荷一钱　竹沥水三钱

徐女　六月二十四日

湿乘血虚，兼入经络，病发痛痹，而非历节，患延日久，经络阻滞太甚，脉滑实有力，左脉弦盛，亟宜清化血分，兼通经络。

163

生鳖甲三钱　鸡血藤四钱　旋覆花二钱（布包）　络石藤三钱　桑寄生一两　粉丹皮一钱　代赭石二钱　盐知母三钱　盐黄柏三钱　汉防己四钱　威灵仙三钱　莲子心一钱半　川牛膝三钱　滑石块四钱　车前子三钱（布包）　竹茹一两　藕一两

陈男　七月十九日

肝热脾湿，入于筋络，左臂痛痹渐麻木，牵及腰背，服药过燥，遂致心阳下通膀胱，而发溲赤旧疾，脉大而弦滑，左盛于右，治以清通达络。

威灵仙三钱　龙胆草二钱　生石决明八钱（研先煎）　小木通三钱　络石藤三钱　生石膏六钱（研先煎）　知母三钱　朱莲心一钱　桑寄生五钱　鲜茅根一两　川黄柏三钱　黛蛤粉八钱（布包）　桃仁三钱　杏仁三钱　血余炭三钱　藕一两　鲜九节菖蒲根四钱

徐妇　八月初二日

湿邪袭入经络，浸及肢节，发为痛楚，脾亦为湿所固，中脘饮水后觉不畅，溲短便燥，脉弦滑，亟宜渗湿达络。

云茯苓四钱　天仙藤三钱　地龙三钱　络石藤三钱　桑寄生一两　杜仲炭四钱　萆薢四钱　滑石块四钱　威灵仙三钱　莲子心二钱　知母三钱　黄柏三钱　全瓜蒌一两　犀黄丸二钱

温男　五月二十八日

湿邪下注，经络失畅，胯膝关节作痛，行路不便，肌肉萎缩，经西医检查谓关节炎，脉弦滑，舌苔白腻，拟渗湿通络。

桑寄生八钱　天仙藤四钱　茯神木一两　鸡血藤三钱　威灵仙三钱　杏仁泥三钱　杜仲炭四钱　忍冬藤一两　豨莶草三钱　伸筋草三钱　川牛膝三钱　生知母三钱　生黄柏三钱　苏合香丸一粒（分化）　犀黄丸二钱

何男　六月初七日

脾湿气郁，经络不畅，卧则上半身浮肿而兼麻痹，痰涎渐盛，脉象弦滑而不和，治宜清通化湿，兼调气机。

桑寄生六钱　川郁金一钱半　威灵仙三钱　络石藤四钱　云苓皮四钱　滑石块四钱　川天麻一钱　炒秫米四钱　代赭石一钱半　法半夏二钱　独活一钱　旋覆花一钱半（布包）　鲜荷梗一尺许

何男　七月初九日

脾家湿邪下注，腰足浮肿，筋络痛楚，脉象滑实而不匀，气为湿郁。防成痛痹，亟宜清通导湿达络。

云苓皮四钱　猪苓二钱　威灵仙三钱　知母三钱　炒秫米四钱　泽泻三钱　桑寄生八钱　川黄柏三钱　大腹皮三钱　橘核四钱　汉防己一钱半　牛膝三钱　生滑石块四钱　车前子三钱（布包）

李男　七月十三日

湿热痛痹，病在肌肤及筋络，近兼邪袭，故又头痛。痹久春秋易发，腰部尤甚，舌苔白腻，口渴，湿热之征也。脉弦滑而数大，当清渗达络之法。

云苓皮四钱　知母三钱　生石膏五钱（研先煎）　滑石块四钱　桑寄生六钱　炒秫米四钱　地龙三钱　威灵仙三钱　旋覆花一钱半（布包）　法半夏三钱　菊花四钱　代赭石一钱半　川黄柏二钱　鲜荷叶一个　金毛狗脊三钱

关男　七月初十日

脾为湿困已久，由病后痰湿入络，阻于四肢，脾气未得转输，以致手足发木，已经数载，兼有脘痞、中满气逆等，脉象滑大而弦实，舌苔白腻，拟渗化和脾，以消息之。

茯神木三钱　茯苓皮三钱　广陈皮二钱　宣木瓜三钱　乳香五分　炒秫米三钱　法半夏三钱　丝瓜络一钱　竹茹五钱　桑寄生六钱　厚朴花一钱半　络石藤三钱　栀子二钱　明天麻一钱半　菟丝饼一钱半　盐知母二钱　荷叶一个　盐黄柏二钱

郭男　八月二十二日

脾湿痰盛，经络被阻，肩臂时作麻痹，兼作泄泻，脉滑数，舌苔白腻，亟宜渗化利湿。

云苓皮四钱　桑寄生六钱　石决明八钱　威灵仙三钱　炒秫米四钱　宣木瓜三钱　白蒺藜三钱　泽泻三钱　法夏三钱　明天麻二钱　山楂核三钱　广陈皮二钱　代赭石三钱　旋覆花三钱（布包）

王男　八月二十六日

脾湿肝热，经络气滞，阳邪时或上犯而发晕楚，腿部痹疲无力，周身常发阻痛，脉弦滑数大不畅，治以清通柔肝，导湿达络。

云茯苓四钱　桑寄生八钱　旋覆花一钱半　狗脊二钱　炒秫米四钱　威灵仙三钱　代赭石一钱半　橘核四钱　黛蛤粉六钱　汉防己一钱　川牛膝二钱　杜仲一钱　盐知母二钱　盐黄柏二钱　滑石块四钱　冬瓜皮一两

马男　二月二十二日

脾家湿热，肝经抑郁，入于经络，足指麻痹，渐及肢体，舌苔白腻，脉弦滑，左关较盛，亟宜解郁柔肝，化湿达络。

桑寄生一两　宣木瓜三钱　旋覆花三钱（布包）　滑石块四钱　威灵仙三钱　苏地龙三钱　代赭石三钱　川牛膝三钱　白蒺藜三钱　清半夏三钱　丝瓜络一钱　盐知母二钱　盐黄柏二钱　七制香附三钱　龙胆草二钱　藕一两

程妇　九月初八日

产后湿邪入络，遂发麻痹，肢体无力，脾家困而气不能畅达，脉弦滑而不和，治当渗化达络。

连皮苓五钱　川郁金三钱　威灵仙三钱　炒高粱米五钱　天仙藤三钱　络石藤三钱　梧桑寄生八钱　法半夏二钱　滑石块四钱　杏仁泥三钱　桃仁泥一钱半　穿山甲一钱半　地龙三钱　橘核四钱　盐知母三钱　盐黄柏三钱　大活络丹一粒（分六角，每次一角）

何男　六月初七日

脾湿气郁，经络不畅，卧则上半身浮肿而兼麻痹，痰涎渐盛，脉弦滑而不和，治宜清通化湿，兼调气机。

桑寄生六钱　川郁金三钱　明天麻一钱　独活一钱　威灵仙三钱　旋覆花一钱半（布包）　法半夏二钱　橘核三钱　云苓皮四钱　代赭石一钱半　滑石块四钱　荷梗一尺许　络石藤三钱

何女　六月初六日

湿困经络已久，遂发痛痹，腰酸腿疼，膝关节疼剧，行路不便，脉滑数，舌苔白腻，亟宜清通渗化，导湿导络。

桑寄生一两　滴乳香二钱　知母三钱　川黄柏三钱　大腹皮二钱　茯苓皮四钱　茯神木三钱　威灵仙三钱　猪苓三钱　龙胆草二钱　宣木瓜三钱　炒秫米四钱　泽泻三钱　川牛膝三钱　炒橘核四钱　滑石块四钱　防己二钱　车前子三钱（布

包）

何女　六月初四日

脾家湿邪下注，腿足浮肿，筋络痛楚，脉象滑实不匀，气力湿郁，遂发痛痹，亟宜清通导湿达络。

云苓皮四钱　橘核四钱　威灵仙三钱　知母三钱　川黄柏三钱　炒秫米四钱　泽泻三钱　桑寄生八钱　牛膝三钱　大腹皮三钱　猪苓二钱　防己一钱半　生滑石四钱　车前子三钱（布包）

邱妇　十二月初一日

阴分不足，肝家失养，湿乘虚入经络，周身麻痹，经四阅月未下，气机为湿郁而阻痛，脉象弦滑而数，当滋阴化湿，益肾行气，以达经络。

朱莲心一钱　乌药二钱　生牡蛎四钱（先煎）　稽豆衣六钱　桑寄生五钱　土杭芍三钱　丝瓜络二钱　首乌藤一两　旋覆花一钱（布包）　青竹茹四钱　代赭石一钱　大腹绒一钱半　藕一两　磁朱丸三钱（布包）

赵男　六月二十九日

湿热痛痹，误治以补剂，六脉数大而兼滑实，治以清通化湿达络法。

桑寄生一两　独活一钱　威灵仙三钱　滑石块五钱　知母三钱　忍冬花五钱　乌药二钱　天仙藤三钱　忍冬藤五钱　络石藤三钱　川黄柏三钱　小木通三钱　丹皮一钱半　龙胆草二钱　炒枳壳一钱半　紫雪丹五分（分冲）

张男　七月二十日

肝肾两经热郁，兼有血虚湿乘之患，久则渐注下焦，足跟痛，不良于行，左关尺两脉弦滑而数，治当清通滋益兼达经络。

生石决明八钱　生海蛤八钱　金毛狗脊三钱　山萸肉二钱　川黄柏三钱　梧桑寄生五钱　忍冬花四钱　忍冬藤四钱　天

仙藤三钱　砂仁一钱半　酒制胆草二钱　威灵仙三钱　生滑石四钱　生川膝三钱

赵男　二月十二日

湿热痛痹，误治以补剂，六脉数大而兼滑实，治以清通化湿达络法。

桑寄生一两　独活一钱　威灵仙三钱　滑石块五钱　乌药二钱　忍冬花藤各五钱　天仙藤三钱　络石藤三钱　小木通三钱　丹皮一钱半　龙胆草二钱　炒枳壳一钱半　盐知母三钱　盐黄柏三钱　紫雪丹四分（分冲）

顾女　六月十九日

阴虚湿乘，水不涵木，肝主筋络失养，初患脘胁痛楚，西法治之，更见伤阴，左半身渐致痛痹不举，脉象弦盛而数，左关较盛，亟宜清疏达络。

生牡蛎五钱（先煎）　生鳖甲三钱（先煎）　威灵仙三钱　川郁金三钱　桃仁二钱　杏仁二钱　络石藤三钱　宣木瓜三钱　桑寄生一两　忍冬藤三钱　茯神木三钱　竹茹五钱　天仙藤三钱　藕一两

邢男　十一月十二日

症延十二载余，初因肝热脾湿，注入筋络，渐发为痛痹，经医治疗，时犯时愈，近则腰胀腿拘挛，难于步履，口渴喜饮，脉大而弦数，姑予清渗达络之品。

桑寄生一两　清半夏三钱　伸筋草四钱　忍冬藤一两　威灵仙四钱　龙胆草三钱　焦栀子三钱　豨莶草三钱　川牛膝四钱　知母三钱　滑石块四钱　桃仁泥二钱　犀黄丸一钱半

缴女　六月二十三日

湿邪太重，蓄久而下注，是以发为痛痹，胯腿皆痛，舌苔白腻，脉弦大而数，亟宜清渗达络。

桑寄生八钱　豨莶草三钱　知母三钱　云苓皮四钱　威灵仙三钱　宣木瓜三钱　川柏三钱　旋覆花三钱　银花六钱　银

藤六钱　牛膝三钱　滑石块四钱　代赭石三钱　天仙藤四钱
苏地龙三钱　藕一两　犀黄丸一钱（分吞）

姜妇　五月十三日

湿入经络，关节不利，气为湿郁，下注腿部而为痛楚，六脉弦大而数，当清通渗化，以利关节。

桑寄生一两　丝瓜络一钱半　盐知母三钱　威灵仙三钱
络石藤四钱　伸筋草三钱　乳香四分　木瓜三钱　乌药三钱
茯神木三钱　盐川柏三钱　独活一钱　川牛膝三钱　橘核三钱
益元散四钱（布包）

姜男　五月十三日

近日又有血不荣筋，经络失柔，湿邪入络，腿部筋又弦急不适，脉象弦滑，左关独盛，姑从标治，化湿柔肝达络。

当归三钱　川芎五分　桃仁一钱半　云苓皮四钱　炒秫米
四钱　桑寄生一两　茯神木三钱　宣木瓜三钱　生川牛膝二钱
知母三钱　川黄柏三钱　朱莲心一钱　首乌藤一两　代赭石
七分　旋覆花一钱（布包）　鸡血藤四钱　藕一两　醒消丸六
分（分吞）

柴男　五月初三日

肝热脾湿入络，左腿痛楚，甚则至足，此湿痹也，脉弦滑而数，拟清通化湿达络。

云苓皮四钱　炒秫米四钱　黛蛤粉八钱（包）　桑寄生八
钱　威灵仙三钱　旋覆花一钱五分（布包）　代赭石五分　石决
明六钱（生研先煎）　生滑石块四钱　川牛膝三钱　盐知母三钱
盐黄柏三钱　乌药二钱　络石藤三钱　橘核四钱　藕一两

胡妇　十一月二十日

节交冬至，手腕拘挛加剧，唯湿重气弱，动则作喘耳，脉见弦滑，以渗湿益气、活动筋络为治。

桑寄生五钱　桑枝三钱　首乌藤八钱　海风藤三钱　宣
木瓜四钱　炒苡米四钱　茯苓块四钱　全当归五钱　狗脊四钱

（去毛）　白芍四钱　台党参三钱　海浮石三钱（布包）　甘草一钱　荔枝核五枚

戴妇　九月十三日

据述两腿时发紧痛，左轻于右，病缘气恼，发则心悸颇甚，证系血不荣筋，气无所附，兼夹湿邪为患，脉沉弦而滑，宜和肝理气，渗湿活络。

桑寄生五钱　川郁金三钱　盐青皮二钱　杜牛膝三钱　当归须四钱　川芎二钱　宣木瓜三钱　制续断三钱　狗脊三钱（去毛）　白芍药四钱　海风藤四钱　甘草节二钱　艾梗三钱

杨妇　九月十六日

晋前方药数剂，筋络较前通畅，痛痹虽未尽除，然较前已缓，第左关脉过盛，右关亦大，湿热之象尚重，再以前方加减。

桑寄生八钱　旋覆花一钱半　黛蛤粉六钱（布包）　滑石块四钱　生石膏四钱　桃仁泥三钱　杏仁泥三钱　代赭石一钱半　知母二钱　鲜石斛四钱　款冬花八钱　威灵仙三钱　生鳖甲一钱半　首乌藤八钱　鲜竹茹六钱　藕一两　苏合香丸一粒（分八角）

沈妇　九月十三日

筋络渐通，痛楚未已，湿郁经络不能即达，脉息较前为畅大，弦滑之势较减，仍以前议增减治之。

威灵仙四钱　穿山甲三钱　生鳖甲三钱（先煎）　地龙三钱　桑寄生一两　金沸草一钱半（布包）　鸡血藤三钱　代赭石二钱　黛蛤粉一两半（布包）　天仙藤三钱　龙胆草一钱半　桃仁泥一钱半　滑石块四钱　络石藤三钱　知母二钱　瓜蒌五钱　鲜茅根一两　当归身一钱半（酒浸）　苏合香丸一粒（分八角）

马男　九月二十日

湿入经络，发为痛痹，近兼滑泄，腹中湿滞作痛，脉弦滑而数，舌苔白腻，治当清通化湿，兼达经络。

青蒿梗一钱半　川黄连一钱半　黛蛤粉六钱（布包）　桑寄生六钱　栀子炭三钱　滑石块四钱　威灵仙三钱　天仙藤三钱　盐橘核四钱　鲜芦根八钱　知母三钱　川黄柏三钱　车前子三钱　苏合香丸一粒（分八角）

李男　十二月二十四日

痰涎太盛，气机经络皆为之阻闭，窜痛于周身，夜则气阻口干，脉滑大而不畅，时或促止，弦象亦盛。治当清通豁痰，以畅经络、调气机。

威灵仙二钱　半夏二钱　黛蛤粉八钱（布包）　天竺黄一钱半　鲜竹茹五钱　旋覆花一钱（布包）　陈皮二钱　朱茯神三钱　鲜石斛四钱（劈先煎）　代赭石一钱半　朱莲心一钱　桑寄生五钱　藕一两　竹沥水二钱（分冲）　苏合香丸一粒（分八角）

[按] 痹因于风寒湿三气杂合之论，始于《内经》；热痹之说，起于仲景；由是风、寒、湿、热皆可为痹矣。古方多以寒湿论治，且多杂用风药。而先生认为，临证所见寒湿固有，热湿尤多。寒热未分，虚实不辨，药用之误，其害非浅，所成坏病废残者，屡见不鲜，误认热是寒，乌、附浪施，再因本误于寒，更误寒而又虚，参、芪与当归、熟地过量壅补。三五十剂服者其幸不死，医未知错，犹谓气血大虚真寒不减，不仅前药照用，又加以番木鳖为得意之作。最可叹者，患者难明，本因病之害，仍遵医之误，岂不惜命？贪生之想，苟求可安，任其医者误之再误，参、芪、当归、熟地不改，去马前以易巴豆，堪谓大毒治病，然未见其全。其热之为痹，误伤其热药，愈演愈烈。斯时也，骨筋疼烦，筋拘挛，经络急，忽而阳邪窜扰其上，清窍瞀瘈，其壅于内者，由腑及脏，热毒聚陷日深。五内焦躁，津夺液耗，精气欲竭，神焉能守，命属何存？患家疑虑，患者不暇自顾，医者愦愦，似曾闻中巴豆之毒，解之以

甘草，又觉绿豆平和，还促病家急取予患者服用，侥幸方得暂缓，医者歧途未出，自信于此际另立填塞阴液之大剂，断无"功亏一篑"之嫌，于是胶拣龟鹿，果采杞萸，觥觞以进山羊之血，锡壶而温虎骨之浆。岂不察吴塘先生有言："……寒痹势重，而治反易，热痹势缓，而治反难，实者单病躯壳易治，虚者兼病脏腑，夹痰饮腹满等证，则难治也"。可想而知，本一热痹，未夹痰饮腹满，奈何以极热而加壅补，更奈何又以胶黏填塞？本无痰饮腹满，今则促之以成！古人云："医之用药，将之用兵，医本无杀人之心，而医之用药不当，真能死人，热痹一证，足成借鉴。"三十余年来，吾等常思先师治痹之方，确较治他证用药多，然多而不乱，其多处是兼治变法，其简处可约而为之者，如吾师常言："豨莶丸，严用和使以治痹，当效其法。豨莶草、威灵仙、天仙藤、川牛膝、汉防己、晚蚕砂、宣木瓜、薏苡仁、生滑石、鸡内金、丝瓜络、粉萆薢皆可妥用。"《灵枢》谓："胃热则廉泉开，痹之因热，或在暑天，有面赤口涎自出者，必重用生石膏。设若元明粉冲服，是病期短而热实急，虽骠壮之人难忍痛剧以成泣，便结不下、下而如球，舌红而有黄糙苔，甚则苔黑起芒刺者。更或热邪扰营，舌绛不渴，身起疹斑，焮灼肿痛，小便短赤，脉数而伏，则又当灌服紫雪丹。热毒已经聚于内，迫血妄行，神明欲乱，须投犀角、犀黄丸并以赤小豆皮煎汤送下"。至于地龙以治风热，皂荚利便通痰，竹茹而坚筋骨，石斛能使肉生，白花蛇疗其瘫废，虎潜丸以起沉疴，非一语所能详尽，请于案中留意，临症细推，举一反三，庶痹之一证可应手而愈也。

疮疖癣

王男　七月初九日

脾湿胃热，喜食辛凉，肝家血分热盛，迫湿下注而发疮疖，经医割治，素邪未尽，蔓延腿腹，按脉滑弦而伏数，邪仍在里，当从血分清化。

生石膏六钱　生桑皮三钱　盐知母三钱　盐黄柏三钱　藕一两　黄花地丁五钱　紫花地丁五钱　地肤子三钱　生地榆三钱　川牛膝三钱　忍冬花五钱　地骨皮三钱　莲子心二钱　龙胆草二钱　益元散四钱（布包）　犀黄丸一钱

〔按〕发于外，生于内，割治岂能除？非清里不可。

陶男　八月十八日

肝胃实热，上聚项间筋络，耳底皆发疮疖，溃烂，渐至窜攻肩部，脾湿与热相合也。拟从血分解之。

生石膏六钱　鲜茅根一两　杏仁泥三钱　桃仁泥一钱半　龙胆草三钱　夏枯草三钱　地骨皮三钱　鸡血藤三钱　嫩桑枝一两　忍冬花五钱　忍冬藤五钱　知母三钱　芦荟五钱　紫花地丁四钱　黄花地丁四钱　滑石块三钱　六神丸三十粒（分吞）

黄男　四月十一日

右腮际发小疖，治之未当，已蔓延成疮，腐化之势已胀大，脉大而数，亟宜清化内消之。

生石膏八钱　忍冬花三钱　薄荷一钱　甘草节一钱　全瓜蒌一两　青连翘三钱　知母三钱　青竹茹五钱　蒲公英五钱　地骨皮三钱　酒川军一钱　白僵蚕三钱　白芷五分　梅花点舌丹二粒

萧女幼　七月二十九日

血分湿毒遏于皮肤，周身发为疮疥，肌热烦急，手关纹紫长而伏，兼有表邪，亟宜清疏解毒。

紫花地丁二钱　黄花地丁二钱　生石膏五钱（研先煎）　忍冬花三钱　地肤子三钱　青连翘二钱　芥穗炭二分　知母三钱　川黄柏三钱　鲜茅根一两　甘草节一钱　地骨皮三钱　薄荷一钱半　醋军炭五分　僵蚕二钱半　梅花点舌丹二粒

专病论治

173

外用：净青黛二钱，真血珀二钱，血余炭五分，上梅片二分，生滑石三钱，川黄柏四钱，薄荷水四分，枯矾三分。上药共研极细粉，猪油调敷。

二诊：八月十一日。证象渐转，疮疥渐退，但肠胃滞象尚实，便前腹痛，手纹稍退，仍属青紫而大，再以前方稍事变通之。

炒莱菔子二钱半　地骨皮三钱　生石膏六钱（研先煎）　紫花地丁四钱　蝉衣二钱　车前子三钱（布包）　黄花地丁四钱　小川连一钱半　生枳实一钱　忍冬花三钱　地肤子三钱　青连翘三钱　白芷六分　焦山楂三钱　益元散四钱（布包）　知母三钱　川黄柏三钱　僵蚕三钱　薄荷一钱　橘核三钱（乌药一钱五分同炒）　犀黄丸八分（分吞）

王男　十月初六日

脾家湿热，肝盛过旺，肌肤生癣一年余矣。倦怠肢疲，有时头部不适，脉象弦滑而数，舌苔白腻，亟宜柔肝渗湿。

石决明八钱　地肤子四钱　炒川连一钱五分　忍冬花五钱　白蒺藜三钱　川草薢四钱　桑寄生八钱　青连翘三钱　白鲜皮四钱　薄荷叶一钱半　蒲公英四钱　盐橘核四钱　滑石块四钱　川牛膝四钱　地骨皮三钱　生石膏六钱　荷叶二钱　藕一两　净蛇蜕三钱　犀黄丸一钱五分

余妇　三月十二日

风湿到达，发为癣疥，兼有鹅掌风，服药尚未觉效，延日较久，且肺胃热象亦盛，再依前方加减。

云苓皮四钱　汉防己一钱　生石膏五钱（研先煎）　蝉衣二钱　龙胆草二钱　地骨皮三钱　盐橘核三钱　桃仁泥一钱半　白鲜皮三钱　口防风一钱　滑石块四钱　蛇蜕二钱　晚蚕砂四钱　肥知母三钱　川黄柏三钱　藕一两　犀黄丸五分（分吞）

周男幼　五月十七日

肝热过盛，脾湿亦重，腿弯生癣，刺痒，易怒汗多，大便燥秘而干，手纹青长，宜柔化渗湿以润之。

石决明五钱　代赭石三钱　旋覆花三钱（布包）　橘核三钱　知母二钱　桑寄生三钱　木瓜二钱　白鲜皮二钱　黄柏二钱　生石膏五钱　龙胆草一钱半　蒲公英四钱　地肤子三钱　莲子心一钱　滑石块三钱　藕一两　牛黄抱龙丸一粒

乳痈乳核

王妇　九月二十三日

乳痈割后，余毒未净，昼心中发热，时作咳嗽，血虚有热，病情夹杂，脉仍弦数，治宜清肝解毒。

生地炭八钱　竹茹二钱　甘草节三钱　金银花四钱　连翘三钱　甘菊花二钱　生栀子三钱　蒲公英四钱　酒黄芩二钱　赤芍药三钱　丹皮二钱　白当归四钱　土茯苓五钱　土贝母三钱

李妇　十一月初十日

乳痈溃破。

当归三钱　蒲公英六钱　忍冬花五钱　桑枝八钱　桃仁泥一钱半　杏仁泥一钱半　甘草节一钱　赤芍药二钱　连翘三钱　炙乳香五分　炙没药五分　瓜蒌八钱　嫩白芷一钱　莲子心一钱　苦桔梗一钱半　落水沉香二分（开水泡兑）　犀黄丸一钱（分吞，兑黄酒一杯）

赵妇　六月十二日

初因乳聚经络不畅而发乳疮，经医施行右乳手术后，近则左部又发红肿作痛，身烧，大便秘，脉滑数，宜清柔达络。

生石膏六钱　旋覆花四钱　代赭石四钱　桑寄生六钱　知母三钱　黄柏三钱　瓜蒌一两　乌药三钱　石决明八钱　紫花地丁四钱　黄花地丁四钱　威灵仙三钱　滑石块四钱　枯黄芩

三钱　生山甲三钱　忍冬花四钱　忍冬藤四钱　地骨皮三钱
川牛膝三钱　莲子心三钱　酒川军一分　荷叶一个　藕一两
犀黄丸（分吞）

二诊：六月十四日。加梅花点舌丹二粒（和入汤药内），
万应膏一贴。

三诊：六月十六日。石决明改一两，酒川军改四分，加小
川连八分。

四诊：六月十八日。去枯黄芩，石膏改为八钱，加辛夷三
钱。

〔按〕乳痈术后，厥阴阳热象复聚，左乳继发红肿痛热，
便秘脉数，郁热颇盛，治用生石膏、生知母、生黄柏、枯黄
芩、莲子心、紫花地丁、黄花地丁、忍冬花藤、酒川军以清热
败毒；生山甲以攻坚化瘀，瓜蒌以消肿散瘀；犀黄丸、梅花点
舌丹以消痈解毒，化结除坚，两丸并用，效果颇著。

刘妇　十二月十二日

按脉弦滑而数，右寸关较盛，左关亦较盛，左乳筋络结
痛，兼有核聚，纳物极差，头晕耳鸣，目不清爽，上焦纯为肝
家热郁，湿痰亦为气所阻，宜清平宣化，兼达经络。

生石决明八钱　生牡蛎三钱　生枳实二钱　桑寄生六钱
代赭石三钱　乌药三钱　桃仁泥二钱　杏仁泥二钱　夏枯草四
钱　炒稻芽四钱　青竹茹六钱　六神丸三十粒（分吞）

〔按〕六神丸有清热解毒、消肿止痛之功，能治痈疽疮
疖、无名肿毒，与生牡蛎、夏枯草、桃仁等同服，其软坚散
瘀、解毒消肿之力更著。

张妇　二月二十日

肝家热郁，入于经络，乳聚结肿兼发寒热，须防成疡痈，
易致烦躁，舌苔白腻，脉象弦滑而数大，亟宜清平疏化内消
之。

石决明一两　白蒺藜三钱　忍冬花五钱　忍冬藤五钱　全

瓜蒌八钱　桑寄生五钱　桃仁泥二钱　杏仁泥二钱　丝瓜络一钱　龙胆草三钱　青竹茹六钱　蒲公英四钱　青连翘三钱　川牛膝三钱　通草五钱　盐知母三钱　盐黄柏三钱　薄荷一钱半　代赭石二钱　旋覆花二钱（布包）　梅花点舌丹二粒

耿妇　十一月初八日

乳下结肿，属于热聚，温通之后，非真能消化于无形，且驱热毒因络而移于臂，治之未能得宜，恐注于他部。脉弦滑而数大，当清络化毒。

桃仁泥二钱　杏仁泥二钱　旋覆花一钱半　代赭石一钱半　黄花地丁五钱　紫花地丁五钱　知母三钱　桑寄生五钱　生石决明六钱　忍冬花四钱　川黄柏二钱　忍冬藤四钱　威灵仙三钱　白蒺藜三钱　酒龙胆草五钱　甘草一钱　醋炒竹茹五钱　落水沉香二分（研粗末开水泡兑）

〔按〕乳核多因热痰气郁引起。用紫花地丁、黄花地丁、忍冬花、忍冬藤、知母、黄柏、酒龙胆草、醋炒甘草、醋炒竹茹、瓜蒌、犀黄丸以清热解毒，散痈化结；用生牡蛎、元参心、川贝母、胆南星、夏枯草以软坚散结，豁痰消核；用石决明、旋覆花、生赭石、落水沉香柔肝降逆，以解肝家之气郁。

李女　三月初十日

乳部初患结核未治，渐至皮色变赤，已有成脓之势，兼作咳嗽，脉伏滑而数，亟宜清化内消之。

桃仁二钱　杏仁二钱　生牡蛎五钱（布包先煎）　代赭石二钱　忍冬花四钱　旋覆花二钱（布包）　赤小豆五钱　川郁金二钱　白通草一钱　湖丹皮一钱半　苏子霜二钱　蒲公英四钱　全瓜蒌六钱　梅花点舌丹二粒

外敷药：血竭花五钱，生石膏五钱，梅片三分，薄荷冰二分，净硼砂一钱，荔枝核二钱，甘草一钱，珍珠母三钱。上药共研细粉入膏内。

二诊：三月十二日。加甘草节一钱、元明粉一钱。

三诊：三月十四日。乳疬肿势较减，加清宁片五分、连翘三钱。

四诊：三月十八日。加酒川军五分、连翘三钱。

李妇　九月十六日

连晋前方药，热象渐转，第仍未尽退，乳房结核，脉象如前，但略缓耳，再以前方增减。

生左牡蛎五钱　金铃子二钱　旋覆花一钱半　代赭石一钱半　桃仁泥一钱半　石决明一两　元胡二钱　梧桑寄生八钱　竹茹五钱　丹皮一钱　忍冬花四钱　忍冬藤四钱　川牛膝三钱　地骨皮三钱　知母三钱　生石膏六钱　藕一两　瓜蒌六钱（元明粉六分拌）　犀黄丸六分（分吞）

王妇　七月十七日

血分不足，肝家热郁，脾家湿热过盛；旧有脚气，今夏未发；湿热相郁，渐移于乳部而有结核，兼有烦急、潮热等象，脉弦滑而数大，当滋阴柔肝，解郁化湿。

生牡蛎四钱　代赭石一钱半　旋覆花一钱半（布包）地骨皮三钱　生川牛膝三钱　石决明六钱　川黄柏二钱　夏枯草三钱　白蒺藜三钱（去刺）　桑寄生四钱　湖丹皮一钱　生滑石块四钱　盐橘核三钱　知母三钱　犀黄丸五分（分二次吞下）

吕妇　十月十四日

肝阳渐戢，上焦热象较减，第筋络中痰因气聚于乳部，结核未消，有微痛，再以柔肝咸软达络豁痰为治。

川贝母三钱　旋覆花一钱半　生牡蛎三钱（布包）　盐炒元参心三钱　代赭石一钱半　生石决明一两（研先煎）　桑寄生五钱　夏枯草三钱　醋炒青竹茹六钱　忍冬藤一两　胆南星一钱半　瓜蒌五钱　犀黄丸五分（分吞）

肠　痈

某男　十一月十一日

肠痈已久，兼有肝肾气郁之象，右半少腹结痛，数年之久，渐至胀大，脉象弦滑而数，姑予内消化气之品，以消息之。

生左牡蛎三钱　台乌药二钱　炒大腹绒一钱　代赭石一钱　盐橘核四钱　旋覆花一钱（布包）　丝瓜络一钱　赤小豆五钱　川楝子一钱五分　荔枝核一钱五分　三棱一钱　莪术一钱　生枳实一钱　甘草一钱　炒丹皮一钱五分　醒消丸五分

二诊：十一月十三日。服前方药后，证象已转，但肠痈太久，不能即消。好者二便渐畅，气机渐和，脉息亦较缓和，再以前方加减，略重攻克之品。

炒大腹绒一钱五分　醋军炭一钱　生左牡蛎五钱（布包先煎）　代赭石一钱五分　盐橘核五钱　旋覆花一钱五分（布包）　赤小豆五钱　湖丹皮一钱五分　川楝子二钱　荔枝核三钱　生枳实二钱半　瓜蒌仁四钱（元明粉四分拌）　莪术一钱五分　三棱一钱五分　土炒台乌药三钱　甘草一钱　醒消丸八分（分吞）

萧妇　七月十七日

肠痈日久，大便下脓血，腹痛结痞，舌苔黄垢，运纳不和，脉滑实而大，拟以赤小豆饮加味主之。

赤小豆五钱　川楝子一钱五分　焦六曲三钱　槐实炭二钱　生牡蛎三钱　延胡索二钱　炒枳实八分　地榆炭二钱　台乌药一钱半　杭白芍三钱　小川连八分　盐橘核三钱　湖丹皮一钱　益元散三钱　知母三钱　醒消丸四分

〔按〕三棱、莪术，铲剔病蒂，用以治其根；赤豆、丹皮，旨在入血，用以化其瘀；推之，攻之，用醒消丸以化之；

以雄黄温软久聚之坚，效应尤速。

痛　经

金妇　八月二十八日

肝家热郁，脾湿亦盛，临经腹痛，牵及肋际，舌苔白腻，不喜饮水，脉象弦滑，左关较盛，亟宜渗化柔肝兼事调经。

云苓皮三钱　赤小豆五钱　旋覆花三钱　代赭石三钱　盐橘核四钱　石决明六钱　湖丹皮一钱半　肥知母三钱　白蒺藜三钱　元胡一钱半　台乌药三钱　川黄柏三钱　川牛膝三钱　藕一两　车前子三钱（布包）

〔按〕方用赤小豆、湖丹皮以清血分湿热，配合盐橘核、川黄柏、车前子，其清利湿热作用更强，云苓皮运脾利湿。

刘妇　七月二十三日

血分为湿热所郁，经行不畅，腹痛，口渴喜饮，纳物不香，舌苔白腻，脉象弦滑而数，宜化湿调和经络。

鸡血藤五钱　知母三钱　土炒焦当归二钱　杏仁一钱半　桃仁一钱半　煨广木香一钱　川萆薢四钱　云苓皮四钱　土炒焦杭芍三钱　元胡三钱　台乌药三钱　盐橘核四钱　川黄柏四钱　赤小豆四钱　炒丹皮一钱半　滑石块四钱　真川芎五分　旋覆花三钱　代赭石三钱　炒香稻芽三钱　炒香谷芽三钱　藕一两

〔按〕土炒焦当归、土炒焦杭芍二药，专能调肝养血，土炒焦，取其入脾经以资运化，孔师善用之。川萆薢、滑石块分清利湿，且能涤热。

金妇　七月十六日

血分虚为湿所乘，二年余不能受孕，经来递减，腹痛，血黑而少，舌苔白腻，脉象弦滑而数，亟宜清滋渗化。

赤小豆一两　炒湖丹皮一钱半　陈皮一钱半　台乌药三钱

鸡血藤四钱　延胡索四钱　泽泻三钱　泽兰叶三钱　淡吴萸七分（川黄连三分同炒）　土当归三钱　川萆薢四钱　川黄柏三钱　北细辛五分　川椒目八分　生滑石块四钱

　　〔按〕此方淡吴萸量重于川连，配合北细辛、川椒目，取其温化利湿，以治腹痛。川椒目、北细辛配伍且能温经促孕。

张妇　八月二十四日

　　脾经蓄水，渐入血分，临经腹痛，血色黑兼有带下，肺络为湿热所郁，左半胸膺阻痛，气促，四肢逆冷，脉滑弦，宜清通渗化。

　　鲜芦根一两　川萆薢四钱　苏子霜二钱　旋覆花三钱　代赭石三钱　猪苓二钱　泽泻二钱　杏仁泥三钱　盐橘核三钱　川厚朴一钱半　陈皮一钱半　滑石块四钱　乌药三钱　川郁金一钱半　赤小豆四钱　炒丹皮一钱半　首乌藤一两

麻妇　八月初五日

　　湿热郁阻，经行少而腹胀痛，脘次痞满，纳均不香，头部晕楚，脉象滑实，宜化湿柔肝和中。

　　赤小豆六钱　石决明六钱　川牛膝三钱　元胡三钱　炒湖丹皮一钱半　旋覆花三钱　代赭石三钱　台乌药三钱　川厚朴一钱　炒大腹绒二钱　广陈皮一钱半　川萆薢四钱　白蒺藜三钱　竹茹五钱　炒香稻芽三钱　鲜荷叶一个　盐黄柏三钱　盐橘核四钱　炒香谷芽三钱　盐知母三钱

高女　十月初四日

　　肝家气郁，血分瘀阻，经行腹痛，甚则晕厥，脉象弦数，连晋前方药，证象较减，未致晕厥，再为增减前方。

　　石决明八钱　桑寄生八钱　元胡三钱　盐橘核五钱　煨广木香七分　赤小豆一两　白蒺藜三钱　藕一两　左金丸二钱（布包同煎）　川牛膝三钱　炒香谷芽三钱　炒香稻芽三钱　旋覆花三钱　代赭石三钱　湖丹皮一钱半　制香附三钱　台乌药三钱　知母三钱　川郁金三钱　川萆薢四钱　车前子三钱

（布包） 醒消丸八分（分吞）

[按] 醒消丸治痈肿疮疡，具消肿止痛之效，孔师用治血瘀导致的痛经，取其温通化瘀活络，效果颇佳。

高女 九月二十九日

肝气郁逆，血分瘀阻，遂致经行腹痛，甚则晕厥，周身不适，六脉皆弦，舌白，亟宜和抑清血。

石决明八钱　赤小豆一两　旋覆花三钱　川牛膝三钱　桑寄生六钱　炒湖丹皮一钱半　代赭石三钱　盐橘核四钱　白蒺藜三钱　川郁金一钱半　元胡三钱　台乌药三钱（盐水炒）　藕一两　荔枝核三钱　左金丸一钱半（布包）　车前子三钱（布包）　醒消丸五分（分吞）

二诊：十月初二日。加制香附三钱，改左金丸二钱，改川郁金三钱。

[按] 盐橘核、荔枝核、台乌药、元胡配合使用，理气活血，治痛经颇佳，荔枝核同橘核合用为治少腹痛之常用药。

陈妇 十月十四日

血虚肝家失养，经期脘腹疼痛，甚则厥闭，心热下移，小溲频数，脉弦滑，宜滋柔和化。

生鳖甲一钱半　莲子心二钱　地骨皮二钱　盐黄柏三钱　盐知母三钱　石决明一两　旋覆花三钱　川郁金三钱　川牛膝三钱　瞿麦三钱　萹蓄三钱　生滑石块四钱　甘草梢一钱　犀黄丸六分（分吞）

二诊：十月十八日。加白檀香三钱、厚朴花二钱、北细辛六分，犀黄丸改为八分（分吞）。

范妇 九月二十八日

湿热郁于血分，气机阻滞，遂致行经少腹疼痛，口渴喜饮，脉左部弦大，舌苔白，亟宜清渗和血。

鸡血藤四钱　生石膏四钱　炒枳壳一钱半　旋覆花三钱　炒丹皮一钱半　台乌药三钱（盐水炒）　代赭石三钱　赤小豆

五钱　车前子三钱（布包）　元胡三钱　盐橘核四钱　滑石块四钱　桑寄生五钱

白妇　七月二十二日

湿热瘀于血分，气机亦滞，临经腹痛，血色浅，湿困较久，尚不能育，脉象弦滑，亟宜清化血分。

赤小豆一两　湖丹皮二钱　北细辛七分　全当归三钱　赤芍药一钱　盐橘核四钱　泽泻三钱　乌药三钱　陈皮一钱半（盐水炒）　川牛膝三钱　川萆薢四钱　滑石块四钱　川椒目五分　广木香七分

〔按〕陈皮用盐水炒，取其入下焦肝肾，以理气止痛。

梁女　十一月初六日

气血不和而患痛经，经前后无定期，第痛发颇剧，按脉左关力盛大而弦，右微滑，舌苔白腻，宜柔肝和化达络。

川芎一钱　旋覆花三钱　赤小豆八钱（布包）　湖丹皮一钱半　代赭石三钱　丝瓜络一钱（炒）　土炒乌药三钱　川牛膝三钱　全当归三钱　香橼三钱　大腹皮一钱半　盐橘核三钱　生牡蛎四钱　盐知母三钱　盐黄柏三钱　元胡三钱　川萆薢四钱　沙苑子二钱（盐水炒）　白蒺藜二钱（盐水炒）

〔按〕盐水炒沙苑子、白蒺藜入下焦滋养肝肾，以调冲任。

张妇　六月二十日

湿热注于带脉，白带颇多，冲入子室，经候不匀，夹有瘀血而色紫，腹腰皆痛，手足作烧，二便秘结，脉滑大，宜清渗通络。

元胡三钱　当归三钱　萆薢五钱　香附三钱　瞿麦三钱　鳖甲二钱　云茯苓四钱　丹皮二钱　瓜蒌一两　萹蓄三钱　牡蛎四钱　鸡冠花三钱　旋覆花三钱　代赭石三钱　杜仲三钱　滑石块四钱　鸡血藤三钱　木瓜三钱　乌药三钱　夜交藤五钱　荷叶一个　藕一两　犀黄丸一钱半（分吞）

［按］湿热注于带脉，又迫血室而致血瘀白带，兼经痛者，用犀黄丸以清化消瘀定痛，鸡冠花功能止带。

李妇　六月十四日

素有痛经之症，已八年之久，经每来必痛，少腹冷，又无定时，系为湿郁气滞，脉两关尺滑大，宜渗湿达络。

元胡三钱　云苓皮四钱　制香附三钱　当归三钱　大腹绒三钱　鸡血藤四钱　生知母三钱　生黄柏三钱　台乌药三钱　牛膝三钱　杜仲炭三钱　宣木瓜三钱　丝瓜络三钱　滑石块三钱　制乳香一钱半　制没药一钱半　藕一两　红花五分（另煎先服）

［按］宣木瓜、丝瓜络暖肝通络，配合制乳香、制没药活血止痛。

吕妇　七月二十一日

三焦蓄水，经无定期，兼患痛经，带下亦盛，上月服活血之剂，痛经略减而湿象仍盛，依前方变通，略重化湿调气之品。

连皮苓四钱　鸡血藤五钱　赤小豆五钱　炒秫米四钱　土炒乌药三钱　川牛膝三钱　湖丹皮一钱　煨广木香一钱　元胡三钱　泽泻二钱　盐橘核四钱　知母三钱　川黄柏三钱　莲房一个　砂仁米二钱（盐水炒）　草薢三钱

［按］炒秫米功能运脾利湿，常与云苓皮合用，莲房益脾止带。

王妇　五月十八日

述症延数载之久，月经愆期而痛经，经西医诊治，迄未见效，舌苔白腻，脉弦滑，亟宜清渗和化。

珍珠母一两　旋覆花四钱　代赭石三钱　制香附三钱　盐知母三钱　盐黄柏三钱　桃仁泥三钱　鸡血藤四钱　土炒台乌药四钱　川牛膝三钱　桑寄生八钱　川楝子三钱（打）　元胡三钱　制乳香一钱　盐橘核四钱　滑石块四钱　制没药一钱

孙女　六月十八日

血分为湿热所阻，每患痛经，兼周身酸痛，脾为湿困，兼为肝乘，晨起作泻，纳物不香，左关脉极盛大，右滑而濡，六脉皆数，宜平肝醒化，兼调气血。

土炒当归一钱　云苓皮三钱　鸡内金三钱　土炒杭芍三钱　炒秫米三钱　法半夏二钱　生石决明五钱　生牡蛎三钱（布包先煎）　乌药三钱　川黄连一钱五分（吴萸二分泡水炒）　橘核四钱　大腹绒一钱五分　干藕节五枚　益元散四钱（布包）

福妇　九月二十六日

连晋前方药，不觉补力太过，第小便尚不止，此次经行腹痛尚轻，癸水亦不甚多，脉息左关寸较数大，再以滋补柔肝法增减之。

生龙齿二钱　土炒当归二钱　土炒杭芍三钱　朱莲心二钱半　知母二钱　生牡蛎八钱（同布包）　血余炭二钱　桑寄生五钱　米炒党参四钱　山萸三钱　生芪皮五钱　穞豆衣五钱（盐水炒）　焦白术二钱　生侧柏叶三钱　台党参三钱（盐水炒）　生地四钱　熟地三钱　生珍珠母一两（先煎）　代赭石一钱　炒六曲三钱　旋覆花一钱（布包）　甘草五钱　蒲公英三钱　地骨皮三钱　炒麦芽三钱　炒稻芽三钱　炒红鸡冠花二钱（布包）　藕一两

二诊：改方。

台党参五钱　生龙齿四钱　山萸肉三钱　旋覆花一钱　生箭芪五钱　生牡蛎八钱　焦白术二钱　枳实一钱　代赭石一钱　大熟地四钱　血余炭三钱　西枸杞二钱　蒲公英三钱　穞豆衣三钱　酒黄芩二钱　炒麦芽三钱　炒稻芽三钱　土炒杭芍五钱　磁石三钱　炒枳壳一钱半　盐知母二钱　桑寄生五钱　白蒺藜三钱　干藕节五节　盐黄柏二钱

杨女　七月十一日

湿热客于血分，遂成痛经，血色黑凝，湿与气并郁所致，

专病论治

185

脉象弦滑而实，两关皆盛，尺位稍紧涩，治当清通，调经化湿。

鸡血藤五钱　大腹绒一钱五分　旋覆花二钱（布包）　湖丹皮一钱　代赭石一钱　丝瓜络二钱　台乌药三钱　盐橘核四钱　赤小豆四钱　生川牛膝三钱　生侧柏叶三钱　车前子三钱（布包煎）　泽兰叶三钱　二剂

闭　经

王妇　九月十三日

湿热郁阻，经为之闭，四十余日始下，进而腰腹酸痛，带下亦多，脉滑伏而缓，亟宜由血中清化湿邪。

赤小豆六钱　云苓皮四钱　鸡血藤五钱　川萆薢四钱　湖丹皮二钱　川牛膝三钱　方通草一钱　生鳖甲一钱半　杜仲炭三钱（盐水炒）　山萸肉三钱　元胡三钱　制香附三钱　盐川柏三钱　益母草三钱

二诊：九月十六日。加北细辛五分、川椒目五分、炒台乌药三钱。

三诊：九月二十三日。经下腹胀，左半腹痛，加大腹绒一钱半、旋覆花三钱、代赭石三钱。

［按］赤小豆、丹皮、云苓皮、萆薢、通草、细辛、椒目从血分中清化湿邪，鸡血藤、元胡、益母草、制香附、牛膝顺气活血通络。

张女　九月初四日

湿热瘀于血分，经为之闭，两月未下，白带亦盛，痰多不嗽，舌苔白腻，喜饮水，脉象弦滑，左寸独盛，亟宜清心渗化调经。

赤小豆八钱　朱莲心二钱　橘核四钱　鸡血藤五钱　炒湖丹皮二钱　竹茹六钱　方通草一钱　川牛膝三钱（炒）　鲜芦根一两　肥知母三钱　地骨皮三钱　生桑皮三钱　旋覆花一钱

半　代赭石一钱半　川萆薢三钱　车前子三钱（布包）　鲜藕一两　冬瓜皮一两　桃仁一钱半　杏仁一钱半

刘女　八月二十二日

肝热脾湿，经停不行，兼作呃逆，饮纳不易消化，面色白滞，脉滑数，宜清通化湿，兼事柔肝。此女素好用心，在校读书每考第一名，至中学亦然。

生鳖甲一钱半　鸡血藤五钱　旋覆花三钱　代赭石三钱　川牛膝三钱　云苓皮三钱　益母草五钱　桃仁一钱半　大腹绒一钱半　炒湖丹皮一钱半　川朴花一钱半　赤小豆八钱（布包）　炒谷芽三钱　杜仲炭三钱　炒稻芽三钱　桑寄生六钱　滑石块四钱　生山甲一钱半　知母三钱　盐橘核四钱（乌药一钱半同炒）

［按］生鳖甲、生山甲同用，取软坚散结以通血络，配合赤小豆、丹皮、益母草等以活血利湿通经，对室女气血郁结而致经闭者，疗效颇佳。

郭妇　九月二十八日

湿热郁阻，经闭五月，少腹胀痛，心下悸颇甚，带下亦多，舌苔白腻，脉滑数，亟宜渗化活血。

赤小豆五钱　旋覆花三钱　代赭石三钱　川牛膝三钱　生黄柏三钱　生知母三钱　炒湖丹皮一钱半　全当归三钱　云苓皮四钱　大腹绒二钱　盐橘核四钱　川萆薢四钱　丝瓜络一钱　生滑石块一两　台乌药三钱　荷梗一尺许

张妇　六月二十一日

经闭五年之久，客岁治疗始复重见，既少且黑，近患肺热脾湿之证，俞穴作痛，脉象弦滑，宜柔肝渗湿。

生石决明一两　旋覆花四钱　代赭石四钱　生知母三钱　生黄柏三钱　白蒺藜三钱　菖蒲一钱　乌药三钱　荷叶一个　杏仁泥三钱　炒枳壳三钱　清半夏三钱　桑寄生一两　云苓皮四钱　苏子霜三钱　川厚朴二钱　广陈皮二钱　威灵仙三钱

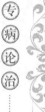

滑石块四钱　灵磁石二钱（辰砂一钱同先煎）　藕一两

庄女　九月二十七日

经闭四阅月，服温通剂无效，肌肤渐消，颧亦发赤，脉则细数无力，继则脘腹作胀，有血水交损之势，迁延较久，经道枯涩，血干而不得下，肝家逆气亦盛，治以通经渗化，调气缓中。

连皮苓三钱　炒稻芽二钱　生鳖甲五钱（先煎）　酒制广木香一钱半　当归身三钱　紫油厚朴七钱　炒丹皮一钱半　炒麦芽二钱　土炒焦杭芍四钱　大腹绒一钱五分　茵陈二钱　川牛膝三钱　炮姜炭三钱　鸡血藤膏三钱（蒸化去滓黄酒一小盅兑服）　大黄䗪虫丸一粒（分四次吞服）　活络丹一粒（分八角，每晚随汤吞一角）

外用：麝香一分、化痞膏一张（贴脐上）。

二诊：去姜炭，加橘核三钱、知母二钱。

［按］水血交损，经道枯涩，肌肤羸消，血干不下，类室女干血痨证。大黄䗪虫丸缓中补虚，化瘀通经。活络丹温通疏络舒肝，以助大黄䗪虫丸缓通化瘀主力，黄酒活血，配鸡血藤膏冲服，其活血通经之效更著。

肖妇　八月二十五日

经停六月，由少而闭，带下极多，腹中偏右有块，忽上忽下，此瘕结也，夜不安眠，大便时溏，胃纳不化，脉息沉涩，两尺尤虚，治当和肝固肾通经以消息之。

桑寄生五钱　当归尾四钱　川芎二钱　制香附三钱　炒五灵脂三钱　桃仁泥三钱　杏仁泥三钱　赤芍药三钱　酒炒元胡二钱　干地黄四钱　首乌藤六钱　六曲三钱　甘草一钱　干藕节三钱　生蒲黄三钱

［按］五灵脂、生蒲黄为失笑散，是治儿枕痛之效方，此则取其活血散瘀，更合桃仁、赤芍药、当归、川芎等味，则破瘀化结通经之力更强。

黄女　四月二十日

素有肠风下血之疾，肝气亦旺，近又发心跳，胁胀腰酸，脊背皆痛，此肝气四串之故。经水六月未见，脉见弦洪，法当清肝通经。

桑寄生四钱　炒黑栀子三钱　仙鹤草三钱　赤芍药三钱　大蓟炭二钱　酒川军一钱（开水泡兑）　小蓟炭二钱　白通草二钱　当归尾三钱　川芎二钱　鲜茅根一两　酒黄芩四钱　细生地三钱　血余炭三钱　甘草一钱

［按］四物汤养肝血以平肝气，合凉血止血之品以止肠风下血。

吴女　七月十八日

情怀抑郁已久，冲任两脉不相和，汛事愆期，近又数月不至，形体渐瘦，腹中满胀，食少，两颧较赤，足肢微有浮肿，周行之气血不通已久，络脉阻塞，血海渐涸，干血之象已露，幸未延误，脉沉弦而细，姑拟逐瘀生新之法以图之。

地骨皮三钱　生麦芽四钱　生鳖甲三钱（先煎）　炒黑丑七分　炒白丑七分　川郁金四钱　鸡血藤五钱　生川牛膝四钱　大腹绒二钱　桃仁泥三钱　炒粉丹皮三钱　焦栀子三钱　醋制香附二钱　代赭石二钱　生海蛤一两（先煎）　汉防己四钱　元胡三钱　生珍珠母一两半（研先煎）　煨广木香七分　旋覆花一钱五分（布包）　落水沉香五分（研细粉，分两次随汤药冲服）　大黄䗪虫丸一粒（煎入药内）　二剂

二诊：七月二十二日。前方药服后，瘀象较为松动，但经未通，天癸尚不能复，日来腹中微有潮热，体惫之象较前好转，脉象较数，再以前方稍加清润之品。原方去防己、桃仁，加酒当归四钱、真川芎一钱、粉甘草一钱、冬葵子三钱。二剂。

三诊：七月二十五日。太冲脉渐充，络脉闭塞之象骤通，是以经水畅至，腹中顿畅，谷化之机亦渐开，纳食颇香，腹胀

仍未消除，阴液正气被伤日久，再进滋养之品。

金毛狗脊三钱　杭芍药三钱　生鳖甲三钱（先煎）　山萸肉二钱　杜仲炭二钱　生左牡蛎五钱（布包先煎）　天冬二钱麦冬二钱　大熟地四钱　桑寄生六钱　全当归三钱　云茯苓三钱　地骨皮三钱　炒粉丹皮二钱　大腹绒二钱　甘草一钱白术一钱五分　桃仁泥三钱　大枣三枚　三剂

庄女　八月初二日

湿热瘀血凝结成痞已久，腹部右侧有硬块，痛楚拒按，近有臌胀之势，汛事经年不潮，第经道干涩，络脉难达，久而脾困，三焦蓄水，饮食少且不为肌肤，午后蒸热，舌胀红、苔少，脉小数，亟宜通经消痞，以化干血。

白芍药二钱　赤芍药二钱　生鳖甲一两半（先煎）　川牛膝三钱　橘核四钱　旋覆花一钱五分（布包）　当归身二钱当归尾一钱　炒麦芽三钱　炒稻芽三钱　荆三棱一钱　金铃子一钱五分　桃仁二钱　桑寄生八钱　大腹绒二钱　蓬莪术一钱元胡三钱　知母三钱　地骨皮四钱　威灵仙三钱　竹茹四钱鲜藕一两　大黄䗪虫丸一粒（分三角，每服一角）　鸡血藤膏三钱（黄酒一杯兑入）　二剂

邱女　八月十八日

阴分不足，肝家失养，湿乘虚入，夜不能寐，经四阅月未下，周身麻痹，气机也为湿郁而胸脘阻痛，脉弦滑而数，当滋阴化湿，以交心肾，兼调气机。

桑寄生五钱　莲子心一钱　旋覆花一钱五分（布包）　代赭石一钱五分　大腹绒一钱五分　生牡蛎四钱（布包先煎）　杭芍药三钱　台乌药三钱　竹茹四钱　首乌藤一两　丝瓜络一钱磁朱丸三钱（布包先煎）　玫瑰花二钱　鲜藕一两　车前子三钱（布包煎）　合欢花四钱　稽豆衣六钱（布包煎）　二剂

二诊：八月二十一日。晋服前方药，证象略转，第阴分久亏，肝家失养，故气逆阻痛尚不能止，周身麻痹较轻，气血虚

滞尚未畅调，闭经无动意，再依前方稍事增减。

鸡血藤五钱　大腹绒一钱五分　生牡蛎五钱（布包先煎）
杭芍药四钱　台乌药三钱　生鳖甲三钱（先煎）　威灵仙三
钱　川楝子四钱　磁朱丸三钱（布包）　血余炭一钱五分　杜
仲炭二钱　旋覆花二钱（布包）　代赭石二钱　六曲三钱　煨
肉豆蔻一钱五分　厚朴七分　生甘草五分　炒枳壳二钱　桑寄
生八钱　鲜藕一两　二剂

李女　三月二十三日

经闭十四月未通，服药未效，近有膑胀意，口渴喜饮，兼
有鼻衄，又不似逆行势，腰腿痛楚颇剧，脉弦涩而实，姑予重
剂通经。

石决明一两（生研先煎）　生鳖甲五钱（先煎）　元胡四
钱　川牛膝四钱　旋覆花四钱（布包）　生赭石五钱　大腹绒
二钱　北细辛一钱五分　川郁金四钱　桑寄生一两　威灵仙四
钱　制乳香二钱　制没药二钱　杏仁泥三钱　桃仁泥三钱　鸡
内金四钱　生黄柏三钱　生知母三钱　生石膏六钱（研先煎）
水煎兑无灰黄酒一杯　落水沉香五分（研细末分二次冲）
大黄䗪虫丸一粒（分二次化）

二诊：三月二十五日。一剂药后，血遂攻破而潮，腹中骤
爽，据云血色淡，黑块壅下，伴白色黏质，脉候实象已退，尺
位仍弦，予丸方调治。

按原方量加一倍，去黄酒，䗪虫丸改为五粒，同研细末，
炼蜜为丸，早晚各服二钱，以稽豆五钱煎汤分送。

辛女　五月十三日

肝家气血瘀痞，结于左季肋下痛楚，初曾拒按，经不能以
时下，短气骨蒸，脉象弦滑而实，治以咸软攻化。

鳖甲三钱　三棱二钱　牡蛎五钱（布包先煎）　生莪术二
钱　枳实二钱　莲子心一钱五分　鸡血藤五钱　首乌藤一两
赤小豆五钱　炒丹皮一钱　元胡三钱　川楝子三钱　台乌药三

钱　桃仁泥二钱　杏仁泥二钱　山甲珠五分　代赭石一钱半
旋覆花一钱半（布包）　川军炭五分　醒消丸一钱（分吞）

谭妇　九月二十日

血虚经闭，业经年余，渐致湿邪乘肝家失养，气机上逆，腹常痛楚，近日冲动，脘次作痛，六脉弦滑而细数，左关尤盛，治以滋水涵木，调气醒中法。

云苓皮四钱　旋覆花一钱　牡蛎四钱（先煎）　乌药三钱　代赭石一钱　炒橘核三钱　炒秫米四钱　六曲三钱　生鳖甲一钱（先煎）　灵磁石三钱　茵陈一钱　炒枳壳一钱半　川牛膝二钱　炒丹皮一钱　百合五钱　合欢皮五钱

月经先期

丁妇　十月十二日

阴虚血燥，肝家阳盛，经事先期，行不自已，脉弦数兼滑，左关较盛，宜滋柔摄化。

生牡蛎八钱　血余炭三钱　川草薢四钱　知母三钱　石决明六钱　生侧柏叶三钱　莲子心二钱　川黄柏三钱　赤小豆六钱　炒丹皮一钱半　元胡三钱　橘核三钱　生滑石块四钱　旋覆花一钱半　生赭石一钱半　藕一两（切片）

［按］生牡蛎咸寒，滋摄直入血室，偕血余炭、生侧柏叶、丹皮等以凉肝止血调经。川黄柏清下焦湿热，经先期量多之由于血热引起者，佐用之每多奏效。

许女　十月十三日

血热妄行，经来即频，复作咳血，脉大而数，两关尤盛，当清热凉血以安之，兼肃肺络。

鲜茅根一钱　生地四钱　生桑白皮二钱　生侧柏叶三钱　川贝母二钱　地骨皮三钱　杏仁泥三钱　黛蛤粉六钱　芡实米三钱　栀子炭三钱　知母三钱　川黄柏二钱　血余炭五钱　藕

节五枚　犀角一分（先煎兑入）　羚羊角一分（先煎兑入）

[按]鲜生地、鲜茅根，清热凉血，且具生发之气；盐炒芡实米、血余炭、栀子炭、生侧柏叶、藕节，清血热以固下；犀角、羚羊角，清心、肝、肺三经蕴热，则妄行之血安于络脉矣。

侯妇　五月初三日

肝家热盛，气机上逆，头痛时作，动则尤甚，经来前期，脉象弦数，左关独盛，亟宜清滋柔化，以肃上焦。

代赭石一钱五分　鲜茅根一两　石决明一两（生研先煎）首乌藤六钱　知母三钱　生牡蛎四钱（布包先煎）　地骨皮三钱　生川牛膝二钱　盐川黄柏三钱　杭白菊三钱　血余炭一钱五分　旋覆花一钱（布包）　朱莲心一钱　甘草五分　荷叶一个

高女　十月十一日

肝家抑郁，水不涵木，三焦为水所蓄，不得右侧卧，经不当期两至，舌赤糙，小溲短黄，脉滑弦而数大，治当解郁，抑肝以畅三焦。

生赭石一钱半　朱莲心一钱　石决明一两（生研先煎）血余炭一钱半　川黄柏三钱　旋覆花一钱半（布包）　知母三钱　乌药二钱　蛤粉一两（包先煎）　郁李仁二钱　盐橘核四钱　川郁金三钱（生白矾水浸）　藕一两（切片）　益元散四钱（包）

月经后期

苏妇　六月六日

脾湿气郁，业经日久，经来腹痛，且愆期至，胸膺闷损，时作疼痛，脉象弦滑而数，亟宜清柔渗湿。

石决明六钱　川萆薢四钱　制香附三钱　生橘核四钱　台乌药三钱　旋覆花四钱（布包）　代赭石四钱　佛手片二钱

专病论治

生知母三钱　生黄柏三钱　炒枳壳三钱　元胡三钱　川郁金三钱　川厚朴二钱　川牛膝三钱　荷叶一个　藕一两　乳香一钱　制没药一钱

董妇　五月二十日

血分湿热郁阻，经来愆期色晦，腰际酸楚，脉弦滑而数，亟宜清渗调经。

生石决明八钱　旋覆花三钱　代赭石三钱　知母三钱　黄柏三钱　元胡三钱　川草薢四钱　乌药三钱　滑石块四钱　制香附三钱　杜仲炭三钱　莲子心二钱　牛膝二钱　桑寄生六钱　青皮三钱　鸡血藤三钱　制没药一钱半　制乳香一钱半　藕一两　荷叶一个

［按］愆期由于湿热者，则用莲子心；知母、黄柏、滑石、草薢清渗兼施。青皮调气疏肝，配香附、元胡、鸡血藤、制乳香、没药，以理气化瘀，活血调经。

刘妇　五月二十三日

素常经来愆期，延二月未潮，兼因湿邪，心下悸，腰酸腹胀，脉象弦滑而数，亟宜清渗解郁。

石决明八钱　旋覆花四钱　代赭石四钱　莲子心二钱　知母三钱　黄柏三钱　制乳香一钱半　制没药一钱半　云苓皮四钱　鸡血藤三钱　炒杜仲三钱　乌药三钱　大腹绒一钱半　川草薢四钱　焦栀子三钱　橘核四钱　枳壳三钱　制香附三钱　煨木香一钱半

张妇　九月二十五日

痛经已久，针后渐至轻缓，而癸水愆期，色黑而少，气血失调，复有湿邪之象，脉弦数兼滑，治宜调经渗化，兼柔肝经。

连皮苓三钱　血藤膏三钱（黄酒蒸化去渣兑服）　生石决明二钱　川芎一钱半　炒苡仁一钱　川郁金二钱　桃仁一钱半　炒丝瓜络一钱　旋覆花一钱　代赭石一钱　陈皮一钱半　制

稆豆衣三钱　乌药二钱　酒丹皮二钱　当归三钱

［按］丝瓜络泻热凉血、宣通经络，稆豆衣入肾以清滋，二药配合当归、川芎、桃仁、丹皮、鸡血藤膏以活血散瘀，泻热调经，茯苓皮、炒苡米运脾利湿。

月经不调

石女　四月初四日

劳损伤湿，经无定期，时或并月而下，兼有瘀块，周身经络亦为湿郁，渐有周身关节痛楚之患，脉弦滑不和，亟宜渗化达络，兼事和血为法。

川牛膝三钱　桑寄生六钱　生海蛤八钱（布包先煎）　威灵仙三钱　生滑石块四钱　牡蛎四钱（布包先煎）　代赭石三钱　元胡三钱　旋覆花三钱（布包）　杜仲炭三钱　焦麦芽三钱　土炒台乌药三钱　生知母三钱　生黄柏三钱　生橘核四钱　赤小豆五钱（布包）　犀黄丸八分（分二次冲服）　二剂

鲍女　九月初二日

血虚为湿热所郁，血分失和，汛期反迟，经络失畅，寒热皆畏，疲乏颇甚，舌苔白腻厚，运化力差，脉弦滑而数，宜清滋和血，调中达络。

炒丹皮二钱　焦麦芽三钱　赤小豆六钱（布包）　鸡血藤四钱　元胡四钱　川草薢四钱　川朴花二钱　桑寄生八钱　代赭石三钱　桑叶三钱　生川牛膝四钱　旋覆花三钱（布包）　生滑石块五钱　茵陈四钱　荷梗一钱　青竹茹四钱　二剂

丁妇　六月二十日

血分虚燥，经不待期，肝空失养，上犯中土，气机横逆，运纳皆钝，脉弦滑而数，亟宜滋化和中，柔肝化气。

生龙齿四钱　血余炭三钱　生牡蛎三钱（同包先煎）　丹皮一钱　谷芽三钱　稻芽三钱　炒山药三钱　代赭石一钱五分

盐水炒芡实米三钱　赤小豆三钱　生侧柏叶三钱　旋覆花一钱五分（布包）　乌药二钱　鸡内金三钱　合欢皮三钱　知母三钱　藕一两　益元散三钱（包）

刘妇　十二月十三日

湿热郁阻，经水失调，带下黄而多，经色黑，少腹酸痛，舌苔黄腻，呕逆泛酸，脾家湿象较盛，脉滑弦而数，宜调经化湿郁。

石决明六钱　炒芡米三钱　元胡三钱　桑寄生五钱　白蒺藜二钱　土炒乌药三钱　旋覆花二钱　代赭石二钱　炒丹皮一钱半　云苓皮四钱　川萆薢三钱　赤小豆四钱（布包）　川黄柏三钱　益元散四钱　盐橘核三钱　川牛膝三钱　藕一两

〔按〕月信不准，其因多矣。四物汤医家咸知，甚或未与经候相关，而归、地、芎、芍必投方中，故必不能除患，或可反生他变。望读此案者，从"治病必求于本"入手，更勿忘"有者求之，无者求之"之训。

月经过多

丁妇　九月十四日

阴虚血燥，经行颇多，口干津液不能上泽，脉象弦滑而数，宜滋阴和化。

生牡蛎四钱　生珍珠母八钱　旋覆花二钱　代赭石二钱　侧柏炭三钱　赤小豆五钱　血余炭三钱　芡实米三钱　地骨皮三钱　莲子心一钱半　川萆薢四钱　盐水炒湖丹皮二钱　鲜茅根一两　盐知母三钱　干藕节七枚　盐黄柏三钱

卜妇　六月初六日

血虚肝旺，以致经水较多，脾湿亦重，经络失畅，腰腿酸疼，腹胀，脉盛两关，亟宜育阴渗化。

石决明八钱　旋覆花三钱　代赭石三钱　威灵仙四钱　知

母三钱　云苓皮四钱　桑寄生八钱　炒乌药三钱　杜仲炭三钱　橘核四钱　宣木瓜三钱　生牡蛎一两　大腹绒三钱　川牛膝四钱　莲子心二钱　川萆薢四钱　龙胆草炭二钱　藕一两　犀黄丸八分

侯妇　八月二十八日

肝热下迫，经行不能自已，腿部酸痛，而不喜饮，脉弦滑，宜柔肝摄化。

生石决明八钱　蒲黄三钱　旋覆花三钱　代赭石三钱　龙胆草炭二钱　橘核四钱（乌药二钱同炒）　血余炭三钱　侧柏炭三钱　赤小豆五钱　炒丹皮一钱　生牡蛎五钱　川黄柏三钱　鲜茅根四钱　干藕节七枚　嫩桑枝一两　犀黄丸四分（分吞）

［按］犀黄丸散血分瘀滞，引血归经。

马女　十一月初八日

适值冬至节，热生于里，湿为之阻，湿热交迫，经血妄动，经行过多，脉大而弦数，亟宜清通凉化。

鲜茅根一两　忍冬藤八钱　地骨皮三钱　桑寄生八钱　血余炭八钱　龙胆草二钱　生侧柏叶三钱　焦栀子三钱　肥知母三钱　肥玉竹三钱　川黄柏三钱　生滑石块三钱　霜桑叶三钱　鲜藕一两　黛蛤粉四钱（布包）　二剂

索女　四月十一日

肝热下迫，行经过多，阴分自燥，上灼喉痛，兼化风热相乘之势，脉大而数，左关独盛，亟宜清滋凉化，以安血分。

忍冬花三钱　知母三钱　鲜石斛五钱（先煎）　鲜生地四钱　地骨皮三钱　川黄柏二钱　生侧柏叶三钱　板蓝根三钱　薄荷叶八分（后煎）　血余炭一钱五分　龙胆草炭一钱　甜杏仁三钱　鲜杷叶四钱　藕节五枚

关妇　四月二十七日

经行过多，阴液迄未恢复，肝家之热仍盛，近复以痞气横阻胸胁，脉弦滑而数大，左关较盛，拟滋软中，兼交心肾。

专病论治

197

杏仁泥三钱　首乌藤一两　生牡蛎四钱（先煎）　瓜蒌六钱　桑寄生五钱　旋覆花一钱　代赭石一钱　地骨皮三钱　栀子三钱　青竹茹四钱　莲子心一钱半　朱拌知母三钱　忍冬藤八钱　威灵仙二钱　藕一两

生女　六月二十日

血虚而燥，为湿所乘，经来前期而多，口干而不能饮，纳谷不香，精力疲乏，脾困热实，脉滑数而弦盛，当渗湿清滋并进。

川贝母三钱　血余炭三钱　生牡蛎三钱（布包先煎）　云苓皮三钱　炒桑枝六钱　芡实米三钱（盐水炒）　川黄柏三钱　青竹茹五钱　谷芽三钱　稻芽三钱　合欢花三钱　炒秫米三钱　知母三钱　川草薢三钱　生侧柏叶三钱

周妇　五月初三日

客岁行经过多，服补止之品，经止而血瘀于中，左半少腹痛痛，拒按，经无定期，每次需半月方止，脉象左关尺大而较涩，是以先为化瘀调理。

生鳖甲一钱五分　鸡血藤四钱　生牡蛎三钱（布包先煎）　湖丹皮一钱　赤小豆三钱　盐橘核三钱　土炒乌药二钱　生枳实一钱　青皮一钱　炒丝瓜络一钱　元胡三钱　血余炭一钱五分　藕节五枚　醒消丸四分（分吞）

李妇　六月二十一日

肝空血燥，经为热迫，每期近二十日始止，气逆于中，纳物不香，兼作咳嗽，脾家湿象亦甚，脉弦滑而数，左关较盛，亟宜清滋和中。

生牡蛎四钱　谷芽三钱　生龙齿六钱（同包先煎）　炒稻芽三钱　陈皮二钱　鸡内金三钱　血余炭三钱　知母三钱　鲜石斛三钱（劈先煎）　土炒杭白芍三钱　云苓皮三钱　炒山药三钱　生侧柏叶三钱　川黄柏三钱　芡实米三钱（盐水炒）藕节一两

乐妇　五月二十四日

湿热下迫血室，以致经水淋漓不已，业经十余日，阴分虚燥，舌苔白腻，脉弦滑，亟宜清滋渗湿。

生牡蛎四钱　血余炭三钱　莲子心一钱半　知母三钱　赤小豆六钱　鲜茅根一两半　蒲黄炭三钱　川黄柏三钱　炒丹皮一钱半　川萆薢四钱　盐橘核三钱　藕一两（带节七枚）　龙胆草炭二钱　炒栀子三钱　芡实米三钱（盐水炒）　地肤子三钱　犀黄丸一钱半（分吞）

张妇　九月二十六日

年逾五旬，经水未净，阴虚肝盛，不能滋摄，遂致血行颇多，脉以左关为弦盛，亟宜滋柔摄化。

生龙齿四钱　生牡蛎六钱　桑寄生六钱　炒湖丹皮一钱半　莲蕊心二钱　石决明一两　血余炭三钱　地骨皮三钱　盐知母三钱　盐黄柏三钱　白蒺藜三钱　赤小豆六钱　川萆薢四钱　焦栀子三钱　旋覆花三钱　代赭石三钱　生滑石块四钱　芡实米三钱（盐水炒）　干藕节七枚　盐橘核四钱（砂仁一钱半同炒）　犀黄丸六分（分吞）

齐妇　九月十三日

阴虚血燥，经行颇多，止而后下，腰酸痛，口渴喜饮，脉象细数，亟宜滋育摄化。

生龙齿六钱　生牡蛎八钱　生鳖甲三钱　桑寄生一两　盐知母三钱　盐黄柏三钱　地骨皮四钱　盐橘核四钱　杜仲炭三钱（盐水炒）　赤小豆六钱　炒湖丹皮一钱半　芡实米三钱（盐水炒）　川萆薢四钱　珍珠母一两　血余炭三钱　干藕节七枚　台乌药三钱

二诊：九月十六日。临经腹痛，加石决明六钱，旋覆花三钱，代赭石三钱，荷叶一个，清半夏一钱半。

三诊：九月二十三日。血下又多，色晦味臭，于前方加犀黄丸六分（分吞）。

高女　八月十七日

血分为湿热所迫，经来太频，阑门外粟疮侵蚀而致臀肤无完，痒痛相兼，不能作卧，二便俱少，脉弦大而数，亟宜化湿清浊，兼事滋摄。

血余炭三钱　云苓皮四钱　生牡蛎六钱（布包先煎）　赤小豆四钱　芡实米三钱　炒粉丹皮一钱五分　瓦楞子六钱　白茅根一两　炒秫米四钱　生川牛膝二钱　知母二钱　黛蛤粉四钱（布包先煎）　川黄柏二钱　生侧柏叶三钱　脏连丸三钱（布包）　台乌药三钱　紫花地丁四钱　黄花地丁四钱　酒龙胆草二钱　生川草薢三钱　郁李仁二钱　藕一两　小金丹二粒（每次随汤药吞一粒）　二剂

二诊：八月十九日。前方药服第一剂后，热毒之势已渐杀，白带颇多，下部疮疖代生，但较前易肿易溃。再晋药后，血已减少，痒痛渐止，然腰腿部酸疼，再依前方增减。

生槐实三钱　川黄柏三钱　赤小豆四钱（布包）　生地榆三钱　生草薢三钱　黛蛤粉八钱（布包）　湖丹皮二钱　知母三钱　白鸡冠花二钱（炒黄）　台乌药三钱　川黄连二钱　珍珠母一两（生研先煎）　生川牛膝三钱　龙胆草二钱　红鸡冠花二钱（炒黄）　紫花地丁三钱　黄花地丁三钱　鲜茅根一两　生甘草梢五分　郁李仁一钱五分　鲜藕一两

［按］月经过多，淋漓不断者，以阴虚血燥，肝热夹湿下迫血室者居多，初起纯属肝热下迫，湿热下迫者亦复不少。但淋漓不绝，几成漏下，久则阴血虽伤，而湿热滋扰肆虐，治宜清通以净其源，滋摄以塞其流，且忌呆守壅补，辛燥助阳，例中施法，足资验证。

阴虚热迫者，则用生牡蛎、生龙齿、生鳖甲、盐炒芡实米。稽豆衣、阿胶珠以滋摄清补，佐盐炒知母、黄柏、莲心（或用朱拌）、炒栀子、生地、赤芍、龙胆草炭、鲜茅根、生侧柏叶、藕等以凉血止血调经；夹湿或湿热下迫者用赤小豆、湖丹皮、萆薢、生滑石块、橘核、云苓皮、泽泻、茵陈等以凉血清渗湿热；血多淋漓者，用血余炭、蒲黄炭、杜仲炭、藕节加强止血摄化之功；顺气止痛用乌药、檀香、香附、川厚朴、盐炒砂仁、盐炒橘核、杭芍等味（土炒乌药配杭芍、水炙甘草能于土中疏木，缓肝蠲痛。水炙甘草缓中止疼，清淡不腻。砂仁、橘核俱用盐炒者，取其入下焦肝肾以行气化湿止痛）；犀黄丸化瘀止痛；用炒苡米、炒秫米煎汤送服，有运脾渗湿内消之效。

崩　漏

邓妇　十月十一日

生育过多，阴分虚燥，肝阳素盛，左胁作痛，近以生产之后，经水两月未下，初疑妊娠，既而血下颇多，色晦而稠，遂成血崩，腰背酸痛，精力疲顿，亟宜清抑摄化。

生龙齿五钱　生牡蛎八钱　血余炭三钱　川柴胡五分　蒲黄炭三钱　炙升麻一分半　杜仲炭三钱　盐川柏三钱　芡实米三钱（盐水炒）　莲子肉五钱　炒山药三钱　生侧柏叶三钱　川萆薢四钱　川楝子三钱　旋覆花一钱半　代赭石一钱半　竹茹四钱　干藕节七枚

杨妇　十月十四日

经血淋漓，三月不已，遂致崩下，血块颇多，脉数大尚不甚弦，盖湿热素重，乘血分而迫之下行也，当清滋摄止之。

生龙齿四钱　血余炭三钱　生牡蛎五钱（布包先煎）　醋柴胡三钱　龙胆草炭三钱　鲜石斛五钱（劈先煎）　蒲黄炭三钱　白茅根一两　炙升麻二钱　侧柏炭三钱　煨广木香一钱　芡实米三钱（盐水炒）　泽兰叶三钱　莲房一个

二诊：十月十八日。崩已较止，带下尚多，近两日又为邪袭而发寒热，脉大而伏数，当先以标解之。

薄荷一钱二分　地骨皮三钱　鲜石斛四钱（劈先煎）　冬桑叶三钱　白茅根两　杏仁三钱（去皮尖）　杭菊花三钱　枯黄芩三钱　生侧柏叶三钱　苏梗一钱　栀子炭三钱　知母三钱　干藕节五枚

胡妇　九月三十日

血崩之后，阴气虽复，不能如旧，尚不耐劳乏，脾运尚弱，食物多不克消化，幸而生化之机尚好，脉息较前已渐增神力。

生牡蛎一两　血余炭一钱半　旋覆花二钱（布包）　代赭石三钱　龙齿五钱　首乌藤一两　石决明一两　白茅根八钱　焦六曲三钱　盐知母二钱　盐黄柏二钱　磁朱丸五钱（先煎）　芡实米三钱　大腹绒一钱半　鲜石斛六钱（先煎）　桂圆肉五枚　莲子心一钱半　柏子霜三钱　土炒杭芍八钱　藕节五枚　炒谷芽三钱　炒稻芽三钱　郁李仁二钱半　十香返魂丹一粒（分八角）

［按］此为崩后调理法，用十香返魂丹者，盖此有伤神志，以其香开解郁也。

梁妇　八月初五日

血分湿热，肝家阳盛，迫血下行，不能自已，晋前方药后尚未能止，脉仍弦滑，再依法加减之。

生龙齿四钱　生牡蛎六钱　血余炭三钱　生石决明一两　川柴胡三分　赤小豆六钱　川萆薢四钱　旋覆花二钱　代赭石二钱　炒湖丹皮一钱　台乌药三钱　盐知母三钱　盐黄柏三钱　鲜茅根一两　蒲黄炭三钱　芡实米三钱　藕一两（带节须）　犀黄丸四分（分吞）

［按］血崩亦称崩中，多由阴虚肝阳，湿热下迫血室，冲任不固所致。孔师擅用生龙齿、生牡蛎以咸寒固涩入下焦冲任以敛摄，用升麻一分、柴胡三至五分轻清以升提之，藕节须、莲肉、莲房、芡实以清凉散瘀兼有固涩之功，犀黄丸之用于崩

下，盖以离经之血每夹阻瘀，此丸能内清散瘀以净其源也。

樊女　九月二十三日

血分为湿热所迫，经行年余，迄不能止，渐有腰痛，舌苔白腻，中黄垢，肝肾并热，治以清化，兼摄肾水。

生珍珠母六钱　川萆薢三钱　栀子炭三钱　砂仁一钱半　醋茵陈二钱　芡实米三钱　盐知母三钱　盐黄柏三钱　桑寄生四钱　莲房一个

薛妇　九月十六日

阴虚血燥，肝热脾湿，迫血下行，淋漓不绝，杂有血块，曾服补涩之品，津液较伤，口干，脉细数而伏，宜滋摄育阴。

生牡蛎六钱　赤小豆六钱　石斛四钱　桑寄生六钱　石决明八钱　炒湖丹皮三钱　天花粉三钱　盐黄柏三钱　盐知母三钱　白蒺藜三钱　旋覆花二钱　代赭石二钱　血余炭三钱　芡实米三钱　地骨皮三钱　干藕节七枚　川萆薢四钱　莲子心二钱　耳环石斛二钱（另煎兑）

二诊：九月二十二日。证象渐转，加减前方。

生牡蛎八钱　石决明一两　血余炭四钱　旋覆花三钱　代赭石三钱　桑寄生八钱　川萆薢四钱　蒲公英三钱　赤小豆一两（布包）　湖丹皮一钱半　白蒺藜三钱　干藕节七枚（带须）　盐橘核三钱　莲子心二钱　芡实米三钱（盐水炒）　炒谷芽三钱　炒稻芽三钱　钗石斛四钱（先煎）　天花粉三钱　耳环石斛二钱（另煎兑）　犀黄丸六分（分吞）

何女　三月十九日

据述经水不常，往往一二月淋漓不断，胁痛气短，腰胀且酸，体倦怠，胃纳板顿，食后发恶，脉弦不匀，法当调理脾经，兼和肝气。

当归身四钱　川芎二钱　桑寄生五钱　炒五灵脂三钱　血余炭三钱　炒栀子三钱　赤芍药二钱　细生地四钱　元胡二钱　阿胶珠三钱　艾炭二钱　甘草一钱　生藕节三钱

二诊：三月二十三日，服前方药两剂，经水已止，停药后又淋漓如故，而头痛心烦，胁痛腹胀，肢体酸软，此乃肝脾两虚，肾精又亏，不易治也，脉见弦虚，依前方加减再进。

桑寄生五钱　当归须五钱　川芎二钱　赤芍药四钱　细生地四钱　炒灵脂三钱　木瓜三钱　云苓块四钱　盐泽泻三钱　炒栀子三钱　四制香附二钱　甘草一钱　生藕节三枚

江妇

肝家热虫郁，行经少，淋漓不能自已，腹无痛楚，血瘀不能畅下，脉弦数，宜柔肝化湿通络。

赤小豆六钱　大腹绒一钱半　川牛膝三钱　知母三钱　炒湖丹皮一钱半　元胡三钱　桃仁一钱半　杏仁一钱半　川黄柏三钱　鸡血藤五钱　旋覆花三钱　代赭石三钱　炒橘核三钱　炒乌药三钱　制香附三钱　生滑石块四钱　川萆薢四钱　藕一两

樊女　七月十六日

肝空太甚，漏血经年，每因动怒而血即下行，近日经行不多，盖届汛期矣。脉弦滑而数，舌苔黄垢，宜清抑凉化，兼摄肝肾。

生侧柏叶三钱　生牡蛎六钱（布包先煎）　杜仲炭二钱　珍珠母一两（生研先煎）　怀山药三钱　盐炒菟丝饼一钱五分　鲜茅根一两　稽豆衣一两（盐水炒布包）　血余炭三钱　芡实米三钱（盐炒）　盐知母三钱　炒红鸡冠花三钱　莲房一具　益元散四钱（布包）　盐黄柏三钱　犀角二分（另煎兑入）　炒白鸡冠花三钱　二剂

二诊：七月十九日。证象已好转，但漏经之象未已，第肝空易怒，血液尚不易守，上焦热邪又与湿合，肺气开合不得畅，遂易致外感，宜变通前方。

忍冬花五钱　血余炭三钱　生牡蛎六钱（布包先煎）　杜牛膝一钱五分　生侧柏叶三钱　生石膏六钱（研先煎）　桑白皮三钱　鲜茅根一两　稽豆衣一两（盐炒布包）　盐知母三钱

盐黄柏三钱　磁石四钱（先煎）　小蓟三钱　莲房一具　芡实米三钱（盐水炒）　龙胆草一钱五分　炒红鸡冠花三钱　炙升麻一分　炒白鸡冠花三钱　犀角二分（另煎兑入）

诸葛妇　八月二十二日

阴分虚燥，肝阳素盛，下迫血室，经下淋漓，每不能自已，旧有少腹右半作痛，近则更剧，脉象弦滑而数，亟宜清柔滋摄。

生牡蛎五钱　旋覆花三钱　代赭石三钱　盐橘核四钱　竹茹六钱　赤小豆一两　盐知母三钱　盐黄柏三钱　清半夏三钱　炒湖丹皮三钱　台乌药三钱　首乌藤一两　莲子心二钱　干藕节七枚　血余炭三钱　元胡三钱　川草薢四钱　地骨皮三钱　犀黄丸六分（分吞）

二诊：九月十六日。阴虚肝盛，经下淋漓，服前方药已渐痊愈，今又值经至，尚无腹痛之象，唯瘀块尚多，左腰部疼引腿足，脉仍弦数，再以前方增减。

石决明六钱　湖丹皮一钱半　旋覆花三钱　代赭石三钱　盐知母三钱　盐黄柏三钱　生牡蛎五钱　川厚朴一钱半　白檀香三钱　台乌药三钱　赤小豆二两　砂仁一钱半　首乌藤一两　杜仲炭三钱　橘核三钱（盐水炒）　川楝子二钱　晚蚕砂四钱　莲子心二钱　竹茹六钱　草薢四钱　犀黄丸八分（分吞）

三诊：九月十九日。加血余炭三钱、藕节七枚、鲜荷叶一个、水炙甘草五分、稻芽三钱、谷芽三钱。

诸葛妇　八月三十日

阴分虚燥，肝阳下迫，经下淋漓，右腿作痛，西医注射血止后，腹部时作痛。晋前方药腿痛已减，经已得下，时作烦急，腹痛，舌苔白，脉弦数，再依前方加减之。

生牡蛎五钱　旋覆花三钱　盐知母三钱　盐黄柏三钱　莲子心二钱　川草薢四钱　赤小豆二两　盐橘核三钱　清半夏三钱　血余炭三钱　湖丹皮三钱　台乌药三钱　首乌藤一两　竹

茹八钱　元胡三钱　藕节七枚

二诊：九月初二日。加滑石块四钱、苦参子二钱、水炙淡甘草一钱、白檀香三钱、石决明六钱、焦杭芍三钱、犀黄丸一钱（分吞）。

三诊：九月初五日。上方去元胡、苦参子、滑石、焦杭芍，加盐炒砂仁米一钱半、炒谷芽三钱、炒稻芽三钱、广藿梗二钱。

四诊：九月初八日。上方加晚蚕砂五钱、川楝子二钱。

龚妇　十月三十日

年近五旬，经水未绝，兹因伤感动肝，迫血下行，淋漓不能自已，脉象弦数，左关较盛，宜解郁柔肝，兼事滋摄。

生牡蛎六钱　血余炭三钱　石决明一两　知母三钱　赤小豆一两　蒲黄炭三钱　川草薢四钱　川黄柏三钱　湖丹皮一钱半　桑寄生一两　旋覆花二钱　代赭石二钱　莲子心一钱半　台乌药三钱　干藕节七枚　首乌藤一两　白蒺藜三钱　犀黄丸六分（分吞）

刘女　五月初二日

湿热过重，下冲于血室，是以经淋漓不能自已，时觉腰酸，身觉乏力，取脉弦数，宜以清渗摄化。

云苓皮四钱　旋覆花三钱　代赭石三钱　蒲黄炭三钱　滑石块四钱　生牡蛎四钱　鸡血藤四钱　生知母三钱　生黄柏三钱　血余炭三钱　杜仲炭三钱　川草薢四钱　橘核三钱　藕一两　犀黄丸七分

二诊：五月初四日，加桑寄生六钱、百合四钱。

丁妇　六月十四日

湿热颇重，阴分不足，近则经水妄行。淋漓不已，腰腹作痛，周身倦怠无力，脉象缓滑，亟宜清滋渗湿。

生牡蛎五钱　旋覆花三钱　代赭石三钱　桑寄生六钱　盐黄柏三钱　盐知母三钱　生鳖甲二钱　生龙齿四钱　红鸡冠花

三钱　白鸡冠花三钱　滑石块四钱　血余炭三钱　土炒乌药三钱　石决明八钱　川草薢四钱　杜仲炭三钱　朱莲心二钱　芡实米三钱（盐水炒）　侧柏炭三钱　阿胶珠三钱　桂圆肉二枚　犀黄丸一钱（分吞）

二诊：六月十七日。加莲子肉六钱、稽豆衣四钱，生牡蛎改八钱，生龙齿改为六钱，去莲子心加蒲黄炭五钱，石决明改为一两。

宋妇　十月十八日

肝家热郁，冲动血室，经行后复至，淋漓不能自已，脉弦滑数而大，左关较盛，亟宜滋柔摄化。

生牡蛎四钱　鲜芦根一两　鲜茅根一两　龙胆草炭一钱半　盐黄柏三钱　盐知母三钱　石决明八钱　地骨皮三钱　血余炭三钱　川草薢四钱　白蒺藜三钱　杏仁泥三钱　赤小豆六钱　炒湖丹皮一钱半　莲子心二钱　桑寄生六钱　乌药二钱　薄荷一钱半　藕一两（带节七枚）　炒栀子三钱

刘妇　九月十二日

流产伤阴，肝失凭依，脾湿偶以血合，经淋漓不能自已，兼肝邪过盛，易怒而迫肾水，漏下虽止之，亦不能有效，近复以外邪束闭内热，当先从标治之。

杏仁泥三钱　川贝母三钱　鲜石斛五钱（劈先煎）　冬桑叶三钱　薄荷叶五分　龙胆草一钱半　生侧柏叶三钱　地骨皮三钱　焦栀子三钱　知母三钱　条黄芩三钱　藕一两　板蓝根三钱

二诊：九月十五日。服前方药后，标热之患尚未尽解，咽喉痛未愈，经漏尚不能制止，脉息仍以右寸关为盛，再以前方加减。

生侧柏叶三钱　地骨皮三钱　鲜石斛五钱（劈先煎）　冬桑叶三钱　薄荷叶一钱　板蓝根三钱　鲜茅根一两　川贝母三钱　龙胆草一钱半　知母三钱　川黄柏三钱　藕一两　羚羊角

一分

陈女　六月二十二日

湿热过盛，易为邪袭，咳嗽形冷，血分亦被湿热所迫而经水不能导，血下淋漓十数日之久，小腹坠痛，周身酸楚无力，脉象滑数，右寸关较盛，治宜清疏凉化兼安血分。

苏梗一钱五分　鲜苇茎八钱　黛蛤粉六钱（布包煎）　肥知母三钱　鲜石斛四钱　薄荷叶一钱五分（后煎）　地骨皮四钱　生侧柏叶三钱　冬桑叶三钱　酒黄芩三钱　竹茹五钱　橘核三钱　橘络一钱五分　藕节七枚　鲜茅根一两　杏仁泥三钱　血余炭三钱　甜葶苈子一钱五分

二诊：六月二十五日。感邪已解，咳嗽渐止，腹痛、身酸皆减，然血分湿热尚未得清肃，经漓之象虽属减少，但仍有瘀块下行，脉滑盛，再清血分之湿热。

血余炭三钱　鲜茅根一两　川萆薢四钱　煨广木香七分　红鸡冠花三钱　白鸡冠花三钱　台乌药三钱　桃仁二钱　炒粉丹皮一钱五分　侧柏炭四钱　橘核四钱　桑寄生八钱　炒焦栀子三钱　全紫苏一钱　滑石块五钱　忍冬藤四钱　藕节五枚　大腹绒一钱半　二剂

樊女　九月二十三日

湿热漏经甫渐止，因外感之袭，血为热动而复下，右寸关两脉尚伏数，外邪未清，滋化之品稍停，仍当从标疏解之。

鲜茅根一两　苏梗一钱　枯黄芩三钱　冬桑叶三钱　竹茹五钱　栀子炭三钱　杏仁泥三钱　生侧柏叶三钱　瓜蒌皮三钱　薄荷一钱　荷叶一个

吴妇　九月二十九日

湿热郁阻血分，经停三月未行，近则下血淋漓，尚无腰腹痛象，脉滑数，宜滋摄化湿。

赤小豆六钱　元胡三钱　云苓皮四钱　橘核四钱　炒湖丹皮一钱半　旋覆花三钱　代赭石三钱　血余炭三钱　乌药三钱

鸡血藤五钱　川萆薢四钱　知母三钱　生滑石块四钱　干藕节七枚

秦妇　九月十三日

血尿月经不除，汗多，昏睡，多方医治不效。近由昨日滴水不咽，一息奄奄，血迹沾染床褥，汗腥交秽，六脉欲绝，但趺阳未断，足上冰冷，少腹却温。膀胱气化失司，心与小肠皆热，阳不得伸，里难外达，第尚有一线生机，岂能坐视，拟以黄土汤变法以观之。

台乌药二钱　炒橘核一钱半　西洋参三钱（另煎兑入）　淡豆豉一钱半　鲜藕节一两　阿胶四钱（烊化）　生甘草一两　润玄参一两　鲜生地一两　南山楂一钱　中肥知母三钱　净青黛八钱（包）　侧柏炭一钱半　花蕊石四钱　耳环石斛四钱（另煎兑）　黄土汤煎药

带　下

孔妇　九月初一日

湿注下焦，腰部疼楚，牵及少腹，带下颇多，舌苔白腻，脉象滑数，宜渗化温和。

云苓皮四钱　竹茹四钱　盐水炒杜仲三钱　盐橘核五钱　炒秫米四钱　旋覆花二钱　代赭石二钱　川萆薢四钱　盐水炒菟丝子三钱　法半夏三钱　淡吴萸一钱　盐知母三钱　盐黄柏三钱　滑石块三钱　大腹皮一钱半　川牛膝三钱　广木香八分　藕一两

谷妇　十二月十二日

高年脾湿下注，带下极多，少腹作痛，湿气相郁结，脉滑实而数，左关较盛，拟清滋渗化，兼祛湿邪。

云苓皮四钱　盐橘核五钱　川萆薢四钱　泽泻一钱　炒秫米四钱　山楂核三钱　土炒乌药三钱　猪苓三钱　生牡蛎五钱

荔枝核五钱　莲肉三钱　陈皮二钱　川黄柏三钱　焦白术二钱　茵陈二钱　制香附三钱　干藕节五个

二诊：十二月二十四日。脾湿下注，带下极多，腹内先痛，状如崩中。连晋前方药，症尚未转，湿热太久，右尺脉大而数，再为变通前方。

云苓皮四钱　川萆薢四钱　土炒乌药三钱　炒秫米四钱　生於术三钱　芡实米三钱（盐水炒）　橘核五钱　菟丝饼二钱　生海蛤一两（布包）　川黄柏三钱　盐炒陈皮二钱　广木香一钱　益元散四钱　大腹绒一钱　知母三钱　干藕节五枚　银杏三枚（带皮）　黄土汤煎

〔按〕高年带下如崩，脾肾两虚，湿邪相乘，以生海蛤、菟丝饼、盐炒芡实米以固肾滋摄；银杏以收敛止带；生於术益脾祛湿；余药理脾利湿，顺气以分利之。以黄土汤煎者，盖黄土功专入脾，脾统血，带脉统于脾，土援稼穑具生化升举之性，用其汤以煎诸药，共奏补肾健脾渗湿固带之功。

张妇　八月初四日

脾湿肝热，带下颇多，色黄，头目不清爽，纳物不香，脉象滑数，宜清化滋摄。

生牡蛎一两　生海蛤一两　云苓皮五钱　炒知母三钱　盐黄柏三钱　芡实米四钱　旋覆花三钱　川萆薢四钱　滑石块四钱　石决明八钱　代赭石三钱　炒秫米四钱　福泽泻四钱　炒豆芽三钱　炒稻芽三钱　盐橘核四钱　藕一两　车前子四钱（布包）　红鸡冠花三钱　白鸡冠花三钱

二诊：加赤小豆一两、炒湖丹皮一钱半、血余炭三钱。

〔按〕高年带下重在滋摄，生牡蛎、生海蛤、生石决明、盐炒芡实米是也，红白鸡冠花治黄白带下颇佳。

周妇　九月二十三日

脾湿肝热，经络失畅，腿膝时痛，粉带淋漓，头部作痛，时发浮肿，脉象滑数，宜分利渗化兼摄血分。

生龙齿四钱　生牡蛎六钱　威灵仙三钱　云苓皮四钱　知母三钱　生海蛤八钱（布包）　粉草薢四钱　生桑皮三钱　川黄柏三钱　桑寄生六钱　旋覆花三钱　代赭石三钱　盐橘核四钱　滑石块四钱　藕节七枚（带须）　红鸡冠花四钱　白鸡冠花四钱　车前子三钱（布包）

　　［按］带下多属湿热下注，初病体实者，用清热利湿，从血分中以分利之多效。久则阴血肾气必伤，须佐清滋固摄，如生牡蛎、生龙齿、生海蛤、生鳖甲、盐炒芡实米、桑寄生、藕须之类，鸡冠花有红、黄、白三种，均具止带之功。

曹妇　六月十七日

　　湿热注于带脉，血带过多，以致影响血室，经候半月一至，面色萎黄，觉有浮肿，胁下作痛楚，多劳则腰疼，四肢倦怠，精神不振，脉沉细而滑，宜渗湿调经。

　　川草薢三钱　全当归三钱　鲜茅根六钱　旋覆花三钱　代赭石三钱　白鸡冠花三钱　杜仲炭三钱　生牡蛎五钱　石决明六钱　云苓皮四钱　乌药三钱　滑石块四钱　桑寄生六钱　全瓜蒌八钱　生知母三钱　生黄柏三钱　鲜荷叶一个　藕一两

　　［按］血带过多属于经漏。经候一月两潮，血室为湿热冲扰，治用生牡蛎、桑寄生、鲜茅根、川黄柏、鲜藕以清滋凉摄，白鸡冠花止带下，余药清肝渗湿，顺气调经。

小儿咳喘

韩女童　六月二十五日

　　湿热相郁，肺令失肃而成久咳，经为之阻，脉象滑大而数，舌苔垢腻，亟宜清疏凉化豁痰，兼达经络。

　　鲜石斛五钱　杏仁泥三钱　黛蛤粉六钱（布包先煎）　瓜蒌皮五钱　通草一钱　旋覆花二钱（布包）　知母三钱　川牛膝三钱　代赭石二钱　炒甜葶苈三钱　枯黄芩三钱　青竹茹六钱

川郁金二钱　橘核三钱　益元散四钱（布包）　西瓜翠衣一两

闻男童　七月十八日

湿热咳嗽，肝脾并盛，清肃之令，不能下行，小溲浊，舌苔白腻，脉象弦滑而数，亟宜清平疏化豁痰，以宣畅之。

生石膏八钱　麻黄二厘　天竺黄二钱　僵蚕二钱　代赭石三钱　旋覆花二钱（布包）　杏仁泥三钱　竹茹六钱　陈皮一钱　地骨皮三钱　瓜蒌三钱　代蛤粉二钱（布包）　桑白皮三钱　莲子心一钱半　六一散三钱（布包）　鲜九节菖蒲根一两　鲜芦根一两　鲜茅根一两　盐知母一钱半　盐黄柏一钱半　车前子二钱（布包）　紫雪丹四分（分冲）

王女童　五月二十一日

肺络湿热郁阻日久，鼻流清涕，且咳嗽多痰，口渴，脉滑数，宜清疏肃肺。

薄荷一钱　栀子三钱　生石膏五钱（先煎）　知母三钱　黄柏三钱　清半夏三钱　鲜芦根一两　莲子心二钱　辛夷三钱　滑石四钱　蒲公英三钱　甜葶苈三钱　杏仁三钱　银花四钱　连翘三钱　藕一两　荷叶一个

〔按〕湿热郁阻，兼有外邪。

惠男童　六月二十八日

湿热久咳，服药过于燥补，以致肺络为湿热所敛涩，肺气不唯不舒，且有伤肺，血随痰出，六脉短数太甚，膈上痛，亟宜凉化豁痰，兼防腐溃。

全瓜蒌六钱　血余炭一钱　生石膏六钱（研先煎）　酒黄芩三钱　炒甜葶苈四钱　蒲公英四钱　杏仁泥三钱　知母三钱　鲜茅根八钱　忍冬花四钱　苦桔梗二钱　甘草五分　通草五钱　鲜九节菖蒲根四钱（和凉开水捣）　竹沥水五钱和入　犀黄丸五分（分吞）

〔按〕燥补伤肺，血随痰出，且膈上疼，恐其腐溃，用犀黄丸。

李男童　十月初八日

旧患痰咳，湿热素盛，冬令寒来又致复，曾发水痘，亦时邪与热所致也，脉滑大而数，宜清疏豁痰。

生石膏六钱　九节菖蒲二钱　旋覆花二钱（布包）　知母三钱　瓜蒌八钱　鲜青竹茹八钱　代赭石二钱　忍冬花三钱　僵蚕二钱　藕一两　杏仁泥三钱　甜葶苈二钱　地骨皮三钱　鲜芦根四钱　鲜茅根四钱　紫雪丹四分（分冲）

乔男童　六月十七日

痰咳较重，延日较久，甚则呕吐，脉大而滑数，治宜豁痰平胃，以肃上焦。

生石膏八钱　瓜蒌皮三钱　旋覆花二钱（布包）　代赭石二钱　桑白皮二钱　炒甜葶苈二钱　知母三钱　青竹茹四钱　大青叶三钱　杏仁泥三钱　板蓝根三钱　鲜荸荠一两（绞汁兑入）　紫雪丹三分（分冲）

孙女童　三月二十二日

痰咳已经二十余日，甚则呕吐，病初起解之未透，遂致风温久郁，肺令不肃，脉大而滑数，当疏化豁痰。

桑叶三钱　甜葶苈子二钱　生石膏六钱（研先煎）　知母三钱　紫全苏二钱　竹茹五钱　生桑白皮五钱　栀子三钱　杏仁泥三钱　糖心瓜蒌六钱　胆南星一钱　大青叶三钱　僵蚕三钱　薄荷一钱五分　鲜九节菖蒲根三钱（和凉开水捣汁兑入）

安宫牛黄丸一粒（分八角，每服一角）

刘女幼　八月初四日

痰咳颇重，初兼外感未得解，发热痰盛不易出，手纹伏，亟宜清疏豁痰，以畅表里而肃肺络。

生石膏四钱　旋覆花二钱　地骨皮三钱　瓜蒌四钱　嫩麻黄二厘　代赭石二钱　肥知母二钱　薄荷一钱　杏仁泥三钱　甜葶苈二钱　青竹茹四钱　鲜芦根八分　鲜九节菖蒲根四钱　牛黄抱龙丸一丸（分化）

王女童　十一月初八日

痰咳既久且剧，中西医治迄未止，近更加甚，痰涕均有血出，脉大而滑数，面浮，苔腻，亟宜辛凉疏化。

生石膏五钱　鲜茅根八钱　鲜芦根八钱　桑白皮二钱　花蕊石二钱　石决明六钱　血余炭二钱　甜葶苈三钱　旋覆花二钱（布包）　杏仁泥三钱　代赭石二钱　地骨皮三钱　焦栀子三钱　瓜蒌三钱　知母三钱　竹茹五钱　天竺黄一钱半　川牛膝二钱　鲜九节菖蒲根三钱　安宫牛黄丸一粒（分三角和入）

〔按〕痰咳日久，热迫血行，痰涕血出，以花蕊石化瘀生新。

赵女童　五月三十一日

湿痰过盛，痉挛作嗽，已将半月，气机失畅，不能仰卧，咳甚伴吐，舌苔白腻，脉取弦滑，亟宜渗湿豁痰。

清半夏三钱　炒甜葶苈四钱　生石膏八钱（研先煎）　嫩麻黄三厘　代赭石三钱　旋覆花三钱（布包）　青竹茹六钱　杏仁泥三钱　滑石块四钱　生知母三钱　枯黄芩三钱　竹沥水四钱　藕一两　紫雪丹四分（分冲）

郑女幼　二月二十九日

脾家湿寒，运化不行，兼为风袭，痰涎上阻肺络清肃之令，呼吸痰声极盛，手纹红而长，治宜辛通芳化。

云苓皮一钱半　炒秫米一钱半　煮半夏一钱　皂角三分广陈皮五分　苏子霜三分　淡干姜二分　苦杏仁一钱半　炙升麻二厘　川柴胡半分　白芥子五分　生甘草三分　瓜蒌仁一钱（元明粉三分拌）

〔按〕湿痰兼寒，用二陈汤合干姜、白芥子以辛通。

赵女童　闰月十四日

暑湿痰咳，甚则呕吐，治之未当，腻阻于中，证当有增无减，脉象滑数而大，亟宜豁痰疏化。

鲜苇茎一两　甜葶苈一钱五分　清半夏二钱　杏仁泥三钱

全瓜蒌三钱　旋覆花一钱（布包）　青竹茹四钱　代赭石一钱　地骨皮二钱　鲜菖蒲三钱　滑石块三钱　知母三钱　薄荷一钱　紫雪丹三分（分冲）

周女童　五月初八日

湿热素盛，肺失清肃，入夜咳嗽，痰不易出，口渴喜饮，脉象弦滑，宜清肃豁痰。

生石膏四钱　杏仁泥二钱　生知母二钱　生黄柏二钱　旋覆花一钱半　鲜芦根六钱　甜葶苈三钱　全瓜蒌四钱　生赭石一钱半　鲜石斛四钱　青竹茹四钱　黛蛤粉五钱（布包）　清半夏二钱　藕一两　紫雪丹三分（分冲）

［按］湿热咳嗽，痰不易出，先生常用鲜石斛配合黛蛤粉，取效甚捷。

李女童　六月二十一日

湿热久客于肺，壅而作嗽，夜间较重，四肢倦怠，西医透视谓有阴影，脉滑，宜豁痰肃肺。

芦根一两　云茯苓三钱　陈皮二钱　生知母三钱　生黄柏三钱　生石膏六钱（先煎）　杏仁三钱　赤茯苓三钱　青竹茹八钱　清半夏三钱　滑石块四钱　葶苈四钱　蛤粉五钱　川贝母三钱　旋覆花三钱　竹沥水四钱　荷叶一个　藕一两　犀黄丸八分（分吞）

潘女童　十月十二日

滞热在中，兼为邪袭，服药躁动气分，咳嗽气呛，舌苔黑燥，脉盛于右寸关，治当清疏润化，以肃上中二焦。

连翘三钱　板蓝根三钱　鲜石斛五钱（劈先煎）　杏仁泥四钱　通草一钱　苏子霜一钱半　全瓜蒌八钱　知母三钱　地骨皮三钱　条黄芩三钱　梨皮一两　鲜枇杷叶四钱（去毛布包）　薄荷五钱（后下）

张男童　三月初九日

内热较实，外邪亦盛，肺胃闭阻，呛咳发热，口渴气促，脉象滑数，须防发斑疹，亟宜辛凉芳解。

鲜芦根一两　甘中黄三钱　生石膏六钱（研先煎）　薄荷一钱五分　龙胆草三钱　杏仁泥三钱　白僵蚕二钱　知母三钱　忍冬花四钱　冬桑叶三钱　酒川军五分　通草一钱　蝉衣一钱五分　苏叶一钱　鲜九节菖蒲根三钱（和凉开水捣汁冲入）紫雪丹三分（分冲）

郝男童　六月初二日

湿痰所蓄，肺胃并热，是以气呛作咳，痰涎壅盛，取脉弦滑而数，亟宜清豁肃化。

鲜苇茎一两　青竹茹五钱　代赭石三钱　海浮石四钱　杏仁泥三钱　旋覆花三钱（布包）　莲子心二钱　浙贝母三钱　清半夏三钱　葶苈子三钱　藕一两　黛蛤粉五钱（布包）　川牛膝三钱　紫雪丹四分（分冲）

薛男童　三月二十日

据述患呛咳数月，间有发厥之候，迄未就愈，每早起咳而见痰则轻，此风寒侵肺，日久化热为痰之故，且有食火为患，脉象弦洪，治宜清肝肺，豁痰湿。

知母二钱　贝母二钱　干杷叶三钱（去毛布包）　麦冬三钱　冬瓜仁三钱　竹茹二钱　桑叶二钱　橘皮二钱　橘络二钱　甘草一钱　炒麦芽三钱　炒稻芽三钱　杏仁泥三钱（去皮尖）　生梨皮一具　白茅根四钱

王男童　四月十七日

前方药连晋，症因热象太实而未能减，肺部溃烂者，瘀腐未清，六脉仍洪数而大，呛咳无痰，津液不复，再以凉化润燥，兼消肿痛。

生石膏一两　生侧柏叶三钱　知母三钱　全瓜蒌一两　鲜石斛一两　忍冬花六钱　川黄柏三钱　甜葶苈二钱　鲜茅根一两　桑白皮三钱　酒黄芩三钱　地骨皮四钱　蒲公英五钱　苦桔梗二钱　黛蛤粉八钱（布包先煎）　甘草二钱　羚羊角二分

藕一两　犀黄丸一粒（分吞）

[按] 此例系肺痈脓成，用甘草、桔梗之轻举，合蒲公英、银花、犀黄丸等消肿止痛。

陈女童　十二月初七日

外感之后，肺家燥气太炽，咳嗽尚盛，肝家亦热，气息不畅，舌赤无苔，脉象数大，左关较盛，宜清疏润化。

鲜苇茎一两　杏仁泥三钱　苏子一钱五分　酒黄芩三钱　知母三钱　旋覆花一钱五分（布包）　代赭石一钱五分　地骨皮三钱　桑白皮三钱　瓜蒌皮六钱　僵蚕三钱　鸭梨半个

常女幼　十二月十八日

风热闭于肺络，咳嗽音哑，手纹青紫而长，肺络燥气所郁，亟宜清疏凉化，以肃喉肿。

鲜石斛三钱　板蓝根二钱　黛蛤粉三钱（布包先煎）　薄荷一钱　蝉衣五分　苏梗五分　青竹茹三钱　忍冬花三钱　地骨皮三钱　知母二钱　僵蚕一钱五分　杏仁二钱　鲜杷叶三钱　六神丸十粒（分四次服）

王男童　十一月二十三日

肺胃燥热炽盛，兼为风邪所袭，咳嗽较久，口渴，肌微热，脉大而数，右寸关较盛，宜清疏凉解。

杏仁泥三钱　苏子霜二钱　生石膏六钱（研先煎）　鲜苇茎一两　青竹茹四钱　枯黄芩三钱　板蓝根三钱　杭菊花四钱　瓜蒌皮三钱　地骨皮三钱　知母二钱　薄荷一钱五分　僵蚕三钱　鸭梨半个

车女童　九月二十五日

肺燥肝强，经邪袭即作咳，湿热相郁，痰不易出，舌苔白腻而垢，上有黄苔，胃热亦盛，当以事清解，因两关脉大，兼凉肝胃以畅气分。

鲜杷叶五钱　竹茹四钱　鲜石斛五钱（劈先煎）　全瓜蒌八钱　知母三钱　杏仁泥三钱　真川贝母二钱　苏梗一钱半

霜桑叶一钱　薄荷一钱　生桑皮一两

[按]桑皮得风木之气入肝，既达肝郁，又肃肺气，生用可清润肺之燥热。此例重用至一两。

乌男童　十二月初九日

热实于里，初为邪袭，喉痒作咳，尚未大寒热，便结两日，舌赤苔黄，势将化燥，脉伏数，宜清解凉化。

鲜苇茎一两　杏仁泥三钱　白僵蚕三钱　薄荷叶一钱五分　忍冬花四钱　全瓜蒌八钱　板蓝根三钱　青连翘三钱　枯黄芩三钱　地骨皮三钱　知母三钱　竹茹六钱　大青叶三钱　荷叶一个　紫雪丹四分（分冲）

王男童　十二月初九日

肺燥肝热，兼为时感所袭，咳嗽左半胸膺作痛，痰涎亦盛，舌红苔白，脉来数大，左寸关较盛，宜清凉疏化。

生石膏八钱　杏仁泥三钱　鲜芦根一两　鲜茅根一两　忍冬花四钱　全瓜蒌八钱　地骨皮三钱　竹茹六钱　旋覆花二钱（布包）　代赭石二钱　知母三钱　川郁金二钱（生白矾水浸）　薄荷一钱五分　甜葶苈子二钱　藕一两　紫雪丹三分（分冲）

李女童　九月十日

伤风咳嗽，气息喘促，湿热风袭，闭于肺，表里不畅，遂发肌热，脉大而数，治以清热。

地骨皮三钱　知母三钱　生石膏四钱（先煎）　麻黄梢三梗　苏梗一钱　酒黄芩三钱　杏仁泥三钱　竹茹五钱　莲子心一钱　甘草五钱　紫雪丹三分（分冲）

[按]麻黄三梗即三小段。

张女幼　六月初九日

肺气不肃而作嗽，夜间略重，痰咳不畅，兼为时邪，手亦微热，手纹红长，宜清解豁痰。

鲜苇茎四钱　清半夏五分　忍冬花二钱　地骨皮一钱　杏

仁泥一钱　陈皮五分　甜葶苈一钱　苏子霜五分　生知母一钱　莲子心一钱　生黄柏一钱　紫雪丹二分（冲）

二诊：六月十二日。连服前方药，咳嗽已减，第余热未净，仍有低烧，加生石膏三钱、安宫牛黄散一分半，去苏子。

冯男幼　九月十八日

手纹青长而大，肝热极盛，兼有停滞，痰涎上阻，肺络气不得畅，腹痛，舌苔垢腻，当清疏豁痰，兼降肝胃。

甜葶苈一钱　苏子霜一钱半　鲜石斛四钱（劈先煎）　杏仁泥二钱　鲜竹茹五钱　龙胆草一钱　冬桑叶三钱　全瓜蒌四钱　盐橘核三钱　薄荷一钱　知母三钱　益元散三钱（布包）　鲜九节菖蒲三钱　太极丸一粒（分二次泡化兑入）

王男童　正月十六日

热蓄邪袭，旧有痰咳，发则更甚，大便自利，口渴肌热，思食冷物，喘促，脉大而数，亟宜辛凉芳化、苦坚为法。

鲜苇茎八钱　杏仁泥三钱　生石膏六钱（研先煎）　甜葶苈二钱　地骨皮三钱　小川连一钱五分　代赭石一钱五分　莲子心一钱五分　旋覆花一钱五分（布包）　知母三钱　川黄柏三钱　竹茹六钱　薄荷一钱二分　益元散四钱（布包）　鲜九节菖蒲根四钱（凉开水捣汁兑入）　局方至宝丹一粒（分三剂药和入）

张男童　五月十五日

痰喘咳嗽，经抽取胸水后，口渴颇甚，喘促烦急，证象加剧，汗出，脉滑细而数，亟宜辛凉疏化。

生石膏八钱　杏仁泥三钱　川牛膝三钱　滑石块四钱　嫩桑叶三厘　旋覆花三钱　莲子心二钱　地骨皮三钱　甜葶苈三钱　代赭石三钱　生知母三钱　焦栀子三钱　车前子三钱　细辛七分　冬葵子三钱　大腹绒一钱半　生黄柏三钱

章女幼　九月初九日

痰热较盛，兼感时邪，闭于肺络而发喘嗽，左手纹紫长而右伏，法宜清疏豁痰。

鲜苇茎五钱　莲子心五分　板蓝根三钱　鲜竹茹四钱　天竺黄一钱五分　瓜蒌皮三钱　杏仁泥二钱　苏叶一钱　枯黄芩二钱　知母三钱　薄荷一钱　鲜九节菖蒲根二钱　紫雪丹三分（分冲）

金男童　二月初十日

痰闭肺络，喘咳汗出，肺失宣化，中焦困滞，脉滑大而数，亟宜涤痰，以畅中上二焦。

甜葶苈一钱五分　青竹茹五钱　生石膏六钱（研先煎）　麻黄梢二厘　苏子霜一钱五分　地骨皮三钱　杏仁泥三钱　全瓜蒌六钱　板蓝根三钱　知母三钱　炒枳壳一钱五分　鲜九节菖蒲根三钱（凉开水捣汁兑服）　紫雪丹三分（分和）

罗男童　闰月十七日

病热之后，湿热郁阻肺络，极宜受邪，发则喘咳，凉化而后止，脉大而滑数，当辛凉芳降，以肃肺脾。

鲜竹茹六钱　瓜蒌六钱　生石膏六钱（研先煎）　地骨皮三钱　炒甜葶苈三钱　旋覆花一钱五分　酒黄芩三钱　天竺黄一钱五分　杏仁泥三钱　代赭石一钱五分　炒栀子三钱　杜牛膝三钱　知母三钱　鲜西瓜皮一两　紫雪丹三分（分冲）

郭男幼　五月初四日

湿热内蓄，兼因邪束，以致身烧口渴，咳嗽喘促，周身尚起水肿作痒，手纹隐伏，宜清疏和化。

杏仁泥三钱　代赭石三钱　旋覆花三钱（布包）　薄荷八分　生知母三钱　石决明五钱（生研先煎）　天竺黄三钱　莲子心一钱半　生石膏五钱（研先煎）　鲜苇茎一两　忍冬花三钱　连翘三钱　炒栀子二钱　嫩麻黄二厘　甜葶苈二钱　清半夏二钱　地骨皮三钱　藕一两　生黄柏三钱　安宫牛黄散二分（和入）

赵男幼　正月初九日

热盛痰升，肺气被阻，兼有外邪，风生自里，喘促唇黑，手纹伏而不现，姑予清疏芳化以冀转机。

竹茹四钱　蝉衣二钱　生石膏四钱（麻黄二厘同先煎）　鲜苇茎六钱　苏子二钱　僵蚕二钱　杏仁泥三钱　知母三钱　薄荷一钱　清半夏二钱　天竺黄二钱　甘中黄五分　安宫牛黄散一瓶（分冲）

许男童　九月二十一日

肺家湿热久蓄，每为风邪所袭即发喘促，面色黄滞，痰涎浓厚，脉大而滑数，治以辛凉疏化。

生石膏五钱　竹茹五钱　条黄芩三钱　甜葶苈一钱半　麻黄梢二厘　知母三钱　地骨皮三钱　杏仁泥三钱　苏子一钱半　黛蛤粉四钱　代赭石一钱　旋覆花一钱（布包）　生桑白皮三钱　鲜九节菖蒲根三钱（和凉开水捣汁兑服）　竹沥水一两五钱（冲入）　紫雪丹三分（和入）

〔按〕痰涎浓厚，用菖蒲根、竹沥水、黛蛤粉清热豁痰。

彭男童　闰月二十九日

痰咳已久，湿邪郁于肺络，发则喘咳，脉滑大而数，亟宜清疏豁痰，以肃上焦。

知母三钱　杏仁泥三钱　旋覆花二钱（布包）　麻黄二厘　天竺黄二钱　生石膏六钱（研先煎）　代赭石二钱　枯黄芩三钱　青竹茹六钱　甜葶苈三钱　瓜蒌皮八钱　黛蛤粉六钱（布包先煎）　板蓝根四钱　紫雪丹三分（分冲）

小儿呕吐

张女童　三月二十日

客岁曾患痰咳，愈后肺络未净，春令风袭，逆致复发，肌热呕吐，表里不畅，脉大而数兼滑实，舌赤紫。热象较炽，仿前方加减，略重疏化。

竹茹四钱　甜葶苈一钱五分　生石膏五钱（研先煎）

知母二钱　麻黄梢二厘　连翘三钱　桑白皮二钱　瓜蒌三钱
杏仁泥三钱　苏子一钱五分　地骨皮三钱　莲子心五分　羚
羊角一分（另煎兑入）　鲜九节菖蒲根三钱（和凉开水捣汁
兑）　太极丸一粒（分二次化入）

言男童　四月十七日

时邪袭闭，肺令失宣，渐至相搏于中而发呕吐，面色青
滞，脉大而数，亟宜芳通清疏以畅其表里。

鲜芦根一两　薄荷一钱五分　青连翘三钱　青竹茹八钱
桑叶三钱　忍冬花五钱　杏仁泥三钱　苏梗一钱五分　白通草
二钱　知母三钱　鲜九节菖蒲根四钱（和凉开水捣汁兑）　酒
黄芩三钱　紫雪丹三分（分冲）

张男幼　九月十二日

惊邪动肝，兼有滞热，吐利交作，手关左青紫而大，右手
伏而不现，当芳香和化，兼镇肝经。

石决明四钱　广藿梗二钱　焦麦芽一钱半　薄荷一钱　鲜
竹茹四钱　清半夏一钱五分　广陈皮一钱　钩藤三钱　大腹绒
一钱五分　莲子心五分　小川连一钱五分（吴萸二分泡水炒）
知母三钱　益元散三钱　紫雪丹三分（分冲）

周男童　六月二十日

肝热表炽，外为邪袭，头晕时作，近兼呕吐，脉大而数，
左关独盛，亟宜平肝清胃，兼解暑邪。

厚朴七分　竹茹一两　石决明八钱（生研先煎）　薄荷一
钱五分　炒枳壳二钱　广藿梗三钱　鲜芦根一两　大腹绒一钱
五分　知母三钱　鲜荷叶一个　鲜茅根一两　益元散四钱（布
包）　条黄芩三钱　小川连一钱五分（吴萸五分泡水炒）

戈女童　七月初七日

暑湿停滞，吐利交作，止后腹痛未除，舌苔黄厚，脉大而
实，亟宜清芳宣导。

鲜竹茹六钱　莱菔子三钱　法半夏一钱五分　鲜苇茎八钱

川黄连一钱五分（吴萸二分泡水炒）　生枳实一钱五分　焦六曲三钱　广藿梗三钱　大腹绒一钱五分　橘核三钱　益元散三钱（布包）　知母三钱　乌药二钱　紫雪丹三分（分冲）

郭男童　九月二十七日

肝胃蓄热，兼为邪袭，相搏于中而为呕吐。头痛，肌热，脉大而数，治以芳通疏化。

青竹茹八钱　生石膏五钱　小川连八分　栀子炭三钱广藿梗三钱　鲜苇茎一两　全瓜蒌六钱　知母二钱　青连翘三钱　薄荷叶一钱半　地骨皮三钱　郁李仁一钱半　紫雪丹四分（分和）

刘女童　十一月初八日

肝胃实热，兼感时邪，寒热头晕，呕逆，舌赤滑而无苔，寒热相激之征也，脉伏滑而数，当芳通疏化。

鲜苇茎一两　青竹茹四钱　冬桑叶三钱　知母三钱　青连翘三钱　薄荷一钱半　龙胆草一钱半　鲜荷叶一个　益元散三钱（布包）　地骨皮三钱　杏仁泥三钱　杭菊花三钱　小川连一钱半（吴萸三分泡水炒）　紫雪丹三分（分冲）

〔按〕临症所见病儿呕吐，多热、多滞，多兼风邪、时邪。"热则寒之，实则泻之"，夹表邪者必疏解之，以上存录之七例，皆属此类。先生善以竹茹止吐，以"左金"法之川黄连、吴萸清胃安中，唯妙在吴萸用量极当，盖因吴萸本为配伍佐黄连而设，过则不及耳。

又常见先生治病儿之虚证、寒证之呕吐，以姜汁拌竹茹、半夏，佐以黄芪皮、水炙甘草，效果颇佳。

小儿泄泻

黄女幼　七月初七日

湿热滑泄，心络亦为热郁，肌热喜睡，小溲短少，手关纹伏，当清疏分化。

莲子心六分　栀子炭一钱五分　盐橘核一钱五分　广藿梗二钱　炒麦芽一钱　炒稻芽一钱　小川连六分　地骨皮一钱五分　益元散二钱（布包）　薄荷六分　肥知母一钱　太极丸一粒（分化）

徐男幼　十月十六日

滞而化热，口渴泄泻，脘次不畅，脉象弦数而实，治以清疏和中化滞。

鲜石斛三钱　鲜苇茎四钱　炒六曲二钱　盐炒橘核三钱　冬桑叶三钱　云苓皮二钱　陈皮一钱半　知母二钱　苏梗一钱　枳壳一钱半　厚朴五分　小川连七分（吴萸三分炒）益元散三钱

林男幼　五月十二日

湿热泄泻，兼有停乳伤中、食过于量之弊，右关纹紫大而长，滞已化热，其势非轻，当凉化之。

知母二钱　小川连一钱五分（吴萸一分泡水炒）　盐橘核三钱　广藿梗一钱五分　焦麦芽三钱　通草一钱　青竹茹三钱　益元散三钱（布包）　栀子炭二钱　生川牛膝一钱　川黄柏二钱　太极丸一粒（分吞）

童男幼　三月十二日

乳分湿盛停滞，延成滑泄，左手纹平，右手纹青长兼紫，当清化和中，兼消乳滞。

云苓皮五分　扁豆皮五分　小川连八分　炒麦芽一钱半　水炙甘草二分　泽泻一钱　橘核二钱　炒大腹绒五分　知母一钱　车前子一钱（布包）

马男幼　十月十三日

先天不足，又服牛乳，后天消化之力亦弱，右手关纹紫大而长，矢下系绿色，且作泻，更兼外邪伤风，尚无大烧，姑予疏化缓中，内外并治。

竹茹二钱　滑石块二钱　鲜石斛三钱（劈先煎）　莲子心

五分 冬桑叶一钱 川黄连一钱 盐橘核一钱 知母一钱 杏仁泥二钱 通草一钱 焦麦芽一钱半 薄荷五分 山楂炭一钱 益元散二钱（包）

曾男童 六月二十四日

饮食不调，伤及中土，大便泻下不畅，脾家运化较差，脉象滑实，亟宜清宣导滞，以和中焦。

云苓皮四钱 土当归二钱 煨鸡内金三钱 知母三钱 炒秫米三钱 土杭芍三钱 广木香五分 川黄连一钱（吴萸三分炒） 炒枳实一钱五分 川厚朴一钱 炒莱菔子四钱 盐橘核四钱 益元散四钱（布包）

二诊：六月二十五日。滞热泄泻未止，又以外感袭络，项筋作痛，周身疲乏无力，脉来滑大，右寸关较盛，当先疏化从标治之。

鲜苇茎一两 茵陈一钱 栀子炭三钱 知母三钱 广藿梗三钱 桑枝五钱 忍冬藤六钱 莲子心一钱五分 冬桑叶三钱 薄荷一钱五分 青竹茹五钱 鲜荷叶一个 益元散四钱（布包）

朱男童 六月初七日

脾湿肝热，中有停滞，时患牙错，常滑泄兼有腹痛，纳物渐差，脉大而数，当芳化泻滞。

广藿梗三钱 炒秫米四钱 广陈皮二钱 青竹茹五钱 厚朴七分 大腹绒一钱五分 云苓皮三钱 炒枳壳一钱五分 合欢皮四钱 橘核三钱 小川连一钱五分（吴萸三分泡水炒） 乌药二钱 益元散四钱（布包） 至宝锭二粒（分化）

陆男童 九月二十一日

水蓄伤脾，渐失运化，面色黄滞，大便滑下，不欲食，腹胀，脉滑数，舌苔白腻，当渗醒和中。

云苓皮五钱 栀子炭三钱 泽泻三钱 炒谷芽三钱 炒秫米五钱 猪苓三钱 嫩茵陈二钱 生川牛膝三钱 厚朴花一钱

陈皮一钱半　盐橘核五钱　大腹绒一钱半

李女童　十一月二十四日

两晋前方药，神形略转，而泻仍未减，湿热蒸腾，口疮痛楚，脉尚滑数，是证脾虚胃强，纳而不化，大肉尽脱，仍属险要，再予清滋和化，以醒中焦。

鲜石斛四钱　生牡蛎四钱　黛蛤粉六钱（包）　云苓皮二钱　炒秫米三钱　小川连一钱　鸡内金三钱　台乌药三钱　炒莱菔子三钱　陈皮一钱五分　橘核三钱　朱莲心一钱　焦枣仁三钱　炒远志一钱　玉竹三钱　甘草一钱　旋覆花二钱　代赭石三钱　黄土汤煎

徐女童　三月二十二日

连晋前方药，证象已转，但寒湿伤中，脾家尚未尽复，脉较前已增神力，但左关尚差，右脉滑象尚盛，依前议变通之。

云苓皮四钱　白芥子八分　炒稻芽三钱　炒谷芽三钱　炒秫米四钱　土於术一钱五分　鸡内金三钱　法半夏三钱　煨广木香八分　台乌药二钱　炒橘核二钱　炒川连五分　炒吴萸五分　泽泻二钱　甘草五分　厚朴七分　大枣二枚　土炒杭白芍二钱

姚男童　十一月十六日

食伤于中，肝胃并盛，泄泻腹痛，兼有咳嗽，舌苔白腻，脉象滑实而数，右寸关较盛，宜清宣和化。

鲜石斛四钱　莱菔子四钱　杏仁泥三钱　竹茹六钱　瓜蒌三钱　乌药三钱　大腹绒二钱　炒枳壳二钱　丝瓜络一钱　六神曲三钱　山楂炭四钱　广藿梗三钱　知母三钱　川雅连一钱五分　益元散四钱（布包）

［按］小儿泄泻，宜清宜和，尤重消导。黄连清热以涤胃肠，为小儿泄泻之第一要药。食乳者，通草、焦麦芽佐之，收效甚捷。三岁以上者，炒枳壳、焦槟榔可速收功。又每见先生常用乌药、橘核、煨广木香（少许）、大腹绒等味以消胀安

痛。唯体气虚、脾肠弱所致之久患腹泻者，又常用茯苓、生牡蛎以实之。先生曾再三叮嘱：于参芪之味，投之必慎。

小儿惊风

韩男童　九月十五日

肝家热邪素盛，每为邪袭，或闭实热，即易动风，脉数而实，当凉降兼通表里以防之。

生石膏五钱　钩藤三钱　生石决明六钱　枳实一钱半　杏仁泥三钱　桃仁泥一钱半　薄荷叶一钱　焦栀子三钱　瓜蒌六钱　桑寄生三钱　莲子心一钱　青竹茹六钱　甘草一钱　磁朱丸三钱　太极丸一粒

［按］此例素体肝热，每感邪袭或热闭于中，即引动肝风，所谓"诸风掉眩皆属于肝"。治以石决明、磁石等镇肝熄风，并配合薄荷等辛凉解热之品。

董女幼　正月初九日

热蓄于中，肝胆并盛，外为邪束，入夜发壮热，面色黄滞，口干思冷，甚则惊厥，实邪于中，手纹伏，宜清疏泻实邪。

生石膏四钱　杏仁泥二钱　鲜苇茎六钱　全瓜蒌四钱　青竹茹二钱　地骨皮三钱　莲子心一钱五分　苏子霜一钱五分　酒川军四分　僵蚕二钱　栀子二钱　薄荷二钱　郁李仁二钱　紫雪丹四分（分冲）

赵男童　二月十九日

肝热极盛，兼为风袭，遂致身烧颇甚，口渴喜饮，惊悸不宁，手、头青，脉弦数，亟宜辛凉清解，兼用镇惊之品。

生石膏五钱　连翘三钱　竹茹三钱　地骨皮三钱　薄荷叶一钱半　旋覆花二钱（布包）　龙胆草一钱半　忍冬花三钱　车前子三钱（布包）　莲子心一钱半　代赭石二钱　盐橘核三

钱　双钩藤三钱　鲜苇茎五钱　盐知母三钱　盐黄柏三钱　藕一两　石决明四钱　紫雪丹四分（分冲）

王男童　十月二十日

热伏于里，肝胃并盛，迁延较久，有热极生风之势，右手纹聚于关前，青大如豆，亟宜辛凉芳化，重剂治之。

生石膏五钱　薄荷五分　竹茹三钱　通草一钱　鲜芦根五钱　莲子心一钱　知母三钱　栀子二钱　桃仁泥一钱半　杏仁泥三钱　胆南星五分　桑叶三钱　甘草三分　大青叶二钱　地骨皮三钱　鲜九节菖蒲根三钱（和凉开水捣汁兑入）　安宫牛黄丸一粒（分四角）

王男幼　十月二十日

食过于量，积而化热，肝胃并盛，遂发惊悸，呕逆，便多水下绿屎，即乳多生热之明证也。手纹紫长，当凉化导滞。

鲜石斛三钱　炒大腹绒五分　朱莲心五分　车前子二钱　青竹茹三钱　盐橘核一钱半　胆南星三分　龙胆草五分　小川连五分　炒麦芽一钱半　天竺黄一钱　甘草二分　薄荷五分　金衣至宝锭一枚（和化分服）

王男童　十一月二十八日

停滞化热，外为邪袭，服药未当，热势沸腾，目赤口渴，身热惊悸，舌赤苔垢，脉洪数，亟宜辛凉芳解。

莲子心一钱五分　鲜苇茎一两　生石膏五钱（研先煎）冬桑叶三钱　全瓜蒌五钱　大青叶三钱　龙胆草一钱五分　连翘三钱　僵蚕二钱　知母二钱　薄荷一钱五分　竹茹四钱　郁李仁二钱　羚羊角一分半　太极丸二粒（研分和）

　　［按］此例用太极丸清滞热、通腑气。

马男童　九月二十二日

惊动肝胆，热生于中，每见灯即发恐怖，左关脉数大，当凉化镇抑以安之。

生石决明五钱　竹茹三钱　小川连一钱　薄荷五分　朱莲

心五分　酒黄芩一钱半　胆南星五分　霜桑叶三钱　灯心草五分　生枳实一钱　牛黄抱龙丸一粒（分和）

陈男幼　五月六日

肝家热盛，曾受惊悸，以致抽搐，症延月余，屡就于医，治未得效，手纹紫而伏，亟宜镇惊抑化。

石决明八钱　代赭石二钱　旋覆花二钱（布包）　辛夷二钱　稻芽三钱　桑寄生八钱　双钩藤三钱　龙胆草一钱半　全蝎二枚　辰砂五分　磁石粉二钱　莲子心二钱　竹茹二钱　薄荷一钱　鲜菖蒲三钱　杏仁泥二钱　牛黄抱龙丸一丸（和人）

〔按〕此例因受惊抽搐，用石决明、磁石、全蝎、钩藤镇肝熄风。

孙女幼　二月二十八日

停滞化热，兼为邪束，肝肺并盛，气促发热，经络抽动，舌苔黄厚，当清疏化结，佐以芳通。

鲜苇茎一两　杏仁泥三钱　生石膏六钱（研先煎）　桑叶三钱　瓜蒌六钱　知母三钱　龙胆草一钱半　地骨皮三钱　忍冬藤四钱　忍冬花四钱　大青叶三钱　薄荷一钱半　鲜九节菖蒲根三钱（和凉开水捣汁兑服）　紫雪丹五分（分冲）

包女幼　四月二十六日

内热极盛，啼哭不止，项强，角弓反张，将发刚痉，便结四五日，指纹紫伏，亟宜镇肝熄风。

金银花五钱　代赭石三钱　生石膏六钱（研先煎）　辛夷二钱　全蝎二枚　旋覆花三钱（布包）　桑寄生六钱　全瓜蒌五钱　白芷一钱　天竺黄三钱　僵蚕二钱　威灵仙三钱　蝉衣三钱　知母三钱　双钩藤三钱（后下）　乌药三钱　石决明六钱　荷叶一个　杏仁三钱　黄柏三钱　紫雪丹五分

二诊：四月二十九日。症已较前轻，痉挛已舒而尚呻吟，手纹紫长，便秘。加酒川军四分，莱菔子三钱，元明粉六分。

张男童　闰月十八日

专病论治

肝家热盛，阳邪上干，头痛已久，发则目睛摇动，邪热纯由督而上攻，脉弦盛而数，亟宜凉降镇逆。

石决明八钱　桑寄生五钱　生石膏六钱（研先煎）　代赭石二钱　辛夷三钱　磁朱粉三钱（布包先煎）　薄荷一钱　地骨皮三钱　鲜荷叶一个　安宫牛黄丸一粒（分六角，水煎和白蜜一小勺）

陈男童　闰月二十二日

惊邪动肝，热入经络，脾家亦为热困，周身四肢抽掣不安，延日较久，脉大而弦硬，亟宜镇肝达络。

生石决明一两　竹茹一两　旋覆花一钱半（布包）　络石藤三钱　生鳖甲一钱半　代赭石二钱　莲子心二钱　威灵仙一两　梧桑寄生一两　龙胆草二钱　胆南星二钱　地骨皮四钱　忍冬藤一两　知母三钱　川黄柏三钱　山甲一钱　首乌藤四钱　鲜荷叶筋一具　磁朱丸四钱　羚羊角片一分半　牛黄抱龙丸一粒（分吞）

二诊：闰月二十五日。惊邪伤肝，热入经络，四肢抽掣，日无宁时，服药渐安，过食动热，病即复甚，再依前议兼为平胃降滞。

石决明一两　桑寄生一两　龙胆草三钱　茯神木三钱　生鳖甲一钱半　旋覆花二钱（布包）　竹茹一两　宣木瓜三钱　生石膏一两　代赭石二钱　枳实钱一半　滴乳香一钱　忍冬藤一两　知母二钱　川黄柏三钱　夜交藤五钱　酒川军五分　磁朱丸四钱　元明粉五分　羚羊角一分半　局方至宝丹一粒（分四角，每服一角）

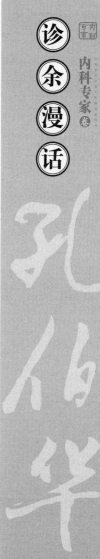

诊余漫话

内科专家卷

孔伯华

"阳常有余、阴常不足"说

"阳常有余、阴常不足",是朱丹溪提出之高论。他以"人受天地之气以生,天之阳气为气,地之阴气为血"等论点,与人身阴阳男女之常相联系,与人身脏器阴阳心肾之常相联系而创立,他还发现了"相火"的根源,谆谆诫人勿妄动相火。

余从医多年,颇有同感,并且临证应用,行之有效,窃喜古人先获我心,常事推究,丹溪之言固善,但感到必须先有阳常有余、阴常不足之人,然后方能发生阳常有余、阴常不足之病。以人身阴阳男女之常而论,如《素问·上古天真论》中所言:"丈夫八岁,肾气实,发长齿更,二八肾气盛,天癸至,精气溢泻,阴阳和,故能有子。""女子七岁,肾气盛,齿更发长,二七而天癸至,任脉通,太冲脉盛,月事以时下,故有子。"又男子"七八,肝气衰,筋不能动,天癸竭,精少,肾脏衰,形体皆极。八八,则齿发去。肾者主水,受五脏六腑之精而藏之,故五脏盛乃能泻。今五脏皆衰,筋骨懈惰,天癸尽矣。故发鬓白,身体重,行步不正,而无子耳。"女子"七七,任脉虚,太冲脉衰少,天癸竭,地道不通,故形坏而无子也。"丹溪本此而又以《素问·太阴阳明论》"阳者,天气也,主外;阴者,地气也,主内。故阳道实,阴道虚"为论据,与当时受《和剂局方》影响,滥用辛燥之流弊之现实相结合,从而悟出"动气皆是火"的道理,提出"气动皆属火"的主张,从而发现了相火之根源,创立"阳常有余、阴常不足"之卓论。

然余则认为,以人体之阴阳消长自然生机而论,倘能顺时自保,阴阳两无所伤,似未必皆能引致"阳常有余、阴常不足"之害。何以言之?夫人身之阴阳消长,固然伏有一种"阳道实，阴道虚"的自然生机。如果人能顺时自保，"春夏养阳、秋冬养阴"，使真阴真阳完实无伤，则阴阳平衡，气血协调，卫固荣守，脏腑安和，阴气固守于内以养精，阳气致密于外以养神，内外皆养，精神以安。虽大风苛毒弗之能害也，何患阳常有余、阴常不足之有哉？夫上古之人，嗜欲不能劳其目，淫邪不能惑其心，阴阳皆无所伤，其人民故曰朴。后世以降，去道幽远，以酒为浆，以妄为常，饮食不节，起居失常，逆于生乐，醉以入房，欲竭其精，耗散其真，不知持满，不知御神，违逆时序，自戕其根，如斯则天地四时不相保，与道相失，五脏内伤，故而人多阳常有余、阴常不足之人，病多阳常有余、阴常不足之病。此法施之，效验彰明，医以愈病为能事，凡施之有效之法，即为良法，后人自当永宝用之。而明代张介宾氏，脱离现实，崇尚清淡，立《真阴论》、《大宝论》等篇，反驳朱丹溪"阳常有余、阴常不足"之论，其说虽辨，但无视疗效之现实，而自逞胸臆，未免失之无谓也，为智者所不取。

庸岂知近今之人，不知持满养精，不知克制心神，一味损耗真阴，阴虚则阳亢；人生主阴之脏为肾，与肾同源之脏是肝，肾肝均寄有相火，其系上属于心，君火一动，相火随之，相火动则肝肾之阴即伤，阴虚则阳亢，凡此势必皆足以造成阳常有余、阴常不足，此自然之理也。夫阳常有余，火也；阴常不足，热也，只不过有其虚与实耳。更加之意淫于外、五志之动皆为火，于是形成热火相加之体而生热火相加之病。丹溪有鉴及此，主张保存阴液，投治类皆灵验，足证恰中病情。何世态居民有变，闭目而不见；治效如响斯应，充耳而不闻。竟效盲人之论古，信口而嗷嗷为哉！

湿热何其多

数十年来，阅历所见，病人中湿邪兼热致病者，十常八九，此非所谓温病中之湿热证，乃湿热合邪所致之其他疾病也。如外感者，发热头疼，身重而痛，渴而不喜饮，多饮便欲呕，胸脘痞闷，杳不知饥，小便减少，色呈黄赤，苔色黄腻或白腻，脉象弦数或濡数，不必悉具，则湿热之征了如指掌。内伤者，无论何病，每皆兼有，脘闷胸痞腹胀，渴不引饮，难思食，四肢倦怠不举，头昏目蒙耳聋，小便量少黄赤，大便溏薄或秘燥，肝脾二经见症尤多，脉息微而缓或者弦而数，略加掇举，则湿热之象毕具。治病之法，总视目前之现证现脉，所见皆湿热，此即不能不令人注意之，至于纯由湿热引致之湿热发黄、湿热下痢、湿热痿躄、湿热遗精、湿热眩晕、湿热带下等，则更无论矣。

湿热何其如此之多，殆天地之气运使然欤？按今之甲子，运行后天，四序反常，阳亢阴虚，湿热弥盛，抑或有之，故辛温滋腻之品，用之在所必慎，抑或"世态居民有变"，阴常不足，阳常有余，火热交并之体，湿从阳化使然欤？尝究心此道。

夫湿热有自外入者，有自内生者。地土卑下，阴雨时多，气候潮湿，天气炎热，夏秋季节郁闷熏蒸，最适于湿热合邪，构成致病因素而侵犯人体。如摄生不慎，雨中冒淋，久著湿衣，涉水行泥，雾露之气，久居湿地，酷暑搏聚，则湿热之邪外入矣。湿又寄旺于四季，这说明一年之中湿邪可以常有，为害于人实多。又如恣食生冷，脾气乃伤，贪饮酒醪，嗜好茶茗，以多饮快食为尚，则湿自内生，从阳化热而成湿热。正如清代医家薛生白所云："太阴内伤，湿饮停聚，客邪再至，内外相引，故有湿热，此之谓也。"

以上乃面对病人，辨证求因，审因论治所得之实况，从而求其所以。研究之结果，其致病之因，受病之处，治病之法，显豁有据，无可游移。由此可知，古今之人，素质不同，故古方今病不相能也，疗病必须自为家法，古方照脱，十不效一，职是故耳。丹溪曰："古方新病，安有能相值，泥是且杀人。"旨哉斯言。

湿之与热，一为阴邪，一为阳邪，二者相合，形成湿热而胶滞，黏腻淹留，稽滞不去，蕴热缠绵，因而造成病情反复，历程延长，蕴热稽留，变化多端，于湿温一病，最为明显。湿热合邪，伤人甚广，一般既可有肌表证候，如头重体沉，寒热自汗，关节疼痛，四肢倦怠等证；亦可出现脏器证形，如胸闷腹满，呕恶黄疸，溏泄下痢等证。总之，口中黏腻，小便黄赤，湿热即明。治依两邪而立法，"热者清之，湿者化之"，倘只顾治湿，则湿去津伤，内热愈炽；若只顾治热，养阴则更助湿浊，黏着而不去，既须两相并举，又分孰重孰轻，随证变通，不可一执。

《神农本草经》之我见

1.《神农本草经》之考证

《神农本草经》又简称《本草经》或《本经》，是我国现存最早的一部药学书。它总结出当时之治病用药经验，书分序录一卷，上品一百二十种、中品一百二十种、下品一百二十五种各一卷，共书四卷，共药三百六十五种。顾名思义，作者当为炎帝、神农，我国历史有"神农教民稼穑，宣药疗疾"，又有"神农尝百草，日遇七十毒"等记载，似无疑义矣。然根据传说，我国之文字发明，是创自黄帝之史官仓颉："见鸟兽蹄远，初造书契，其始依类象形谓之文，其后形声相益谓之字"，如果据此而推，轩辕以前之神农时代，尚无文字，何能记载诸药而著述为？原诸药之发明，必然是经过若干人次，若干年代，连续尝试，反复总结，反复试验，长期积累，逐渐肯定某药性温而祛寒，某药性寒而清热，某药涩肠而止泻，某药降逆而止呕，等等，口传心授，辗转相因，父教子学，世代相积，以迄于桐雷，始著为编简。关于"神农教民稼穑，宣药疗疾"，容或有之，亦绝无记载之可言。至于"神农尝百草，日遇七十毒"，不过传说而已，难以令人置信也，无非后人故神其事，虚构渲染耳，此一说也。按书中所载之郡县名称，俱为后汉时代制度之规定，若此则不难想象，似为仲景、元化诸人之所记，后人假记神农之名，企博重信，得以传世。由于仲景深得《本经》之奥，药味运用，悉出《本经》，于是更不能不令人有此设想也，此又一说。

2.《神农本草经》之实效

医药古籍，多半皆由失而复得，重加整复而来，固需考古以求其原貌。然为业医计，则考古而不能遂于古，应侧重求其是否实效，以便于利物济人。以《本经》而论，由于年代久远，早已散佚，幸被历代各家本草之引文所保存，经过多数学者摘择整复，接近回其旧观，又经多少人加以考证，非云品列异位，即谓卷帙参差，聚众纷纭，相互疵议。唯对于所记载各药之药性疗能极为确切，皆有同感。余即深深感到，欲尽诸药之能，必须依据《本经》；欲尽诸药之用，必须参酌仲景《伤寒论》。因为广大中医过去是这样从事着，现在仍然这样从事着，对他们的病人进行全面治疗，并且还获得明显疗效，这是最雄辩不过的事实，故常以用药必须吃透《本经》，澈晓其个性疗能，更参《伤寒论》用之之法，才能做到有的放矢，药不虚发，恰中肯綮，病无遁形，勉诸学子。

医方总论

语有之："运千刃者，可以发硎；操千曲者，可以听声。"医方亦何独不然乎？古之时，方不如医，后之世，医不如方。甚矣，医方之并重也。夫自古以来，《内》、《难》尚矣。唐宋而还，著者凌杂。而医之门户分于金元，其后未支委分，入主出奴，或师师意，各逞家技而守一义，或武断而执一偏，不知"治病必求其本"。如节庵尽易成书，伯仁全翻脉诀，庸岂知刘完素之主张泻火，乃有鉴于"世态居民有变"、"六气都从火化"而来。朱震亨之主张滋阴，是洞察到"阳常有余"即火，"阴常不足"是热而然。竟致介宾攻完素之过，震亨讥从正之偏，非党同以伐异，则聚众而纷纭。厥后，方书日汇，剽窃为能，或则以某药某方能治某病而不知有变，懵然不察其所以然。悲夫，法日繁，理愈晦，此后世之所以多夭折者矣。是故不患人之不知医，患在多知医而究不知医；不患人之不知方，患在多知方而究不知方也。何则？医无定法而法有定理，法不可尽而皆可通，理不可穷而尽可明也。知医而不知方，谓之瞑蹈；不知医而知方，谓之剽窃；剽窃与瞑蹈，其偏废一也。是故方者矩也，医者意也，方无尽而通之以矩，医无穷而守之以意。方者防也，防于未然，范于已然。医者易也，变而通之，神而守之。方者法也，医者理也，明其理而后用其法，法无不当；知其法而后参以理，理以益明。虽然，世代推迁，风气殊尚，陈辙可以不稍易乎？曰可变者唯法，不易者唯理，时有古今也，地有南北也，禀有厚薄也，体有强弱也，法虽不可成守，而理则无所殊也。是以考古者，无以别裁则多歧而必至于误施，有所专主又慎防胶执而偏固，所谓左右佩剑，均未协中，推其所以左右之故，盖于理有所未明，于法有所未谙也。理已明矣，法已谙矣，则多歧胶执之弊即无，畸左偏右之失自泯。医之为道，无更他有焉。且方之相反者，或适相成；医之相攻者，又实相救；是在学者之参酌会通，取长补短，折中于《内》、《难》之奥旨，斯为善矣。

《伤寒杂病论》之识用体验

1.《伤寒杂病论》之成书

唐《名医录》云："南阳人，名机，仲景乃其字也，举孝廉，官至长沙太守。始学术于同郡张伯祖，时人言，识用精微过其师。所著论，其言精而奥，其法简而详，非浅闻寡见所能及。"此中"所著论"即指《伤寒杂病论》，诚然是一部博大精深、理法兼备之医学不朽著作。关于《伤寒杂病论》之成书，读《伤寒杂病论·自序》可以看出，此书之成是张仲景出于有感而发。其家族原有二百余口，由于当时疾疫流行，自建安元年（公元196年）起，不到十年时间，因疾疫而死亡者竟有三分之二，这不能不使仲景悲痛关心，"感往昔之沦丧，伤横夭之莫救"，胸怀极大愤慨，"乃勤求古训，博采众方"而著成《伤寒杂病论》，并垂示后人，"虽未能尽愈诸病，庶可以见病知源，若寻吾所集，思过半矣。"

2.《伤寒杂病论》之博大

中医之辨证论治，在汉代以前尚属早期而不甚完备，对于证候认识，知病达药，均较简单。自张仲景集汉代以前之大成，著成《伤寒杂病论》，中医学辨证论治之特点，方始更为明显。所以说仲景所著《伤寒杂病论》不但是方法俱备之全书，而且法外有方，方外有法，统赅百病，是一切疾病辨证论治之总则，此乃仲景立法垂教之本旨也。《伤寒杂病论》一书所体现的辨证论治理论，以及所收载方药，不仅将中医学历来之病因学说、脏腑学说、经络学说，以及四诊两纲六要之辨证方法，统统联系起来，并且总结出汗、吐、下、和、温、清、

诊余漫话

补、消八种治疗方法，使中医学辨证施治的理论得到较完整的体现，时至今日，仍具有现实意义和良好疗效。当然，亦有受时代和一方之隅的局限及世态、居民有变等古今之异，倘不知有变，原方照搬，而出现古方今病之不相能者，是咎在后人而无关仲景也。

3.《伤寒杂病论》之特点

《伤寒杂病论》所云之伤寒，义即《素问·热论》所载："今夫热病者，皆伤寒之类也。"伤寒即是热病，热病亦即伤寒，可泛指一切热性病而言。《难经·五十八难》云："伤寒有五，有伤寒，有中风，有湿温，有热病，有温病"，此说明伤寒之义甚广，指若干种伤寒，其皆可称为伤寒。盖伤寒是病之因，热病是病之状，以此辨证，所以成为中医学辨证论治自成体系之经典著作。其取法严格，施行精细，何为太阳证，何为少阴证，何为桂枝证，何为麻黄证，丝毫不苟，因此，仲景反对"各承家技，终始顺旧，省疾问病，务在口给，相对斯须，便处汤药。"同时，他还反对人们平时不重视医药，一旦患得难治之病，就会手足失措，不得已去祷求巫觋"降福治疗"，"降志屈节，钦望巫祝"的迷信行为。

《伤寒杂病论》之内容，主要为立六经提纲，分证候归类，亦即将病的证候分为太阳、阳明、少阳、太阴、少阴、厥阴六大类，便于辨证，决定治疗，如论中所指太阳病、阳明病之类，即此义耳。但仲景所称之病，实际乃证候之类群也，此皆《伤寒杂病论》之特点，为后世著作之所不能及者。

4.《伤寒杂病论》之小议

《伤寒杂病论》分经论治，凭证立方，条文颇多朴实，极少虚玄色彩，此亦后世医书之所不及。然而书中亦有不少荒谬而不可解处，先哲前贤虽亦多疑非仲景原文，但千百年来依然未加修正。如"太阳病欲解时，从巳至未上"一句，巳是上午十一时左右，未是下午三时左右。此文于道理难通，于事实亦无验证，无稽之谈，不可信也。各篇均有类似条文，均应作如是观。又如"病有发热恶寒者，发于阳也，无热恶寒者，发于阴也。发于阳者七日愈，发于阴者六日愈，以阳数七，阴数六故也。"用阳数七、阴数六来解释七日愈、六日愈，完全无稽，因七日愈、六日愈即根本难以令人置信也，虽有的注家以水火之成数为说牵强附会之，亦无说服之力，令人不敢苟同。再如烧裈散，取妇人胯裆烧灰作药，以治阴阳易，虽《神农本草经》对此亦有"解箭毒并女劳复"的记载，但在今天看来，此乃属于荒谬而应予淘汰者。凡古书之言，事实有验，理尚难明者，自应存疑待考。若实无验证，理又不通者，则宜削减，勿使滋惑。况仲景书，本极平易明白，此等处绝非仲景原文也。

5.《伤寒杂病论》之析疑

《伤寒杂病论》已有一千八百余年的历史，唯张仲景原著《伤寒杂病论》十卷，几经兵燹，早已散失不全。经晋代太医令王叔和集而传之，其编次36卷，为王叔和所规定，已非仲景之旧观。后又经宋代林亿为之校整，分为《伤寒论》十卷，《金匮要略》八卷，今见本《伤寒论》即林亿所校者，又非叔和所集之原貌矣。况又屡经前贤修撰注释，有时难免羼入己意，代远辗转传抄，难免注语错入正文，故有的词意难以畅通，条文不相衔接。后人多以"颠倒错乱，窜乱讹夺"而责之叔和，论欠公允，倘非叔和集撰，《伤寒杂病论》恐早已散佚无存，宋代林亿则无从校正。足见《论》之得传，叔和不为无功也。至于造成《伤寒杂病论》之现有情形，完全在于漫长的封建社会，工业不振兴，科学不发达，印刷乏术，纸业不丰，更加之战乱频起，兵燹迭经，与前人之集撰、校整、注释者无关；并且他们之存心济人、爱护祖国医学之共同心愿是可以想象的。《伤寒杂病论》为医方之祖，是我国医学领域的宝贵权威巨著，为今之计，可以不必论孰为仲景原文，孰为叔和增句，只要对辨证施治有利，即研究继承而发扬之，否则即摒弃不用而姑置之，此既有利于中医学术，又有利于济益广大人民。未悉明达，以为然否？

伤寒与温病之辨

伤寒、温病两证为大，初起又颇有相似之点；近以西医学说，二证更相混淆；然受病之脏腑不同，病因亦寒热各异。《黄帝内经》云：太阳主一身之表。太阳者，膀胱也。太阳为巨阳，充盈于表而为外卫，邪气来袭为之阻拒不能入，病何由来，若膀胱之气不充，则寒邪乘虚而入，是为伤寒之始病。

肺主皮毛，亦为一身之表，肺气清肃，表里调和，邪亦不能袭。若膀胱有热，外达于表，则毛孔开张，一经邪袭，则肺气闭塞，热不得外达，蕴化为温。由是观之，一寒一热，一脏一腑，一实一虚，医家偶或不慎，或不详二病之理，互相误治，轻者致重，重者则不可收拾，司命者必当详察明辨，洞悉二证之源，方不致错误。每见中医闻西医云此病是伤寒，亦随云是伤寒，殊不知西医之伤寒与温病本不分也，西医所谓热病，亦伤寒化热，非真正初起即病热者，不可不知。

中医学所谓伤寒者，病发自古，又有仲景之专书，以启后人。温病发明较晚，除吴鞠通、王孟英辈辨证立法，皆不如仲景《伤寒论》之详确，余以学识浅薄，何敢立言，但就余之心得及经历之所恒见，公诸于世，使学者易知二证之区别。

温病与湿温

夫温疫之为病，是一种有传染力的急性热性病。不以年岁四时为拘，一年四季皆有，但由于季节不同，而有多寡轻重耳。其发病较急，热象较盛，传变较快，容易化燥伤阴。《素问·热论》有"凡病伤寒而成温者，先夏至日者为病温，后夏至日者为病暑"的说法。盖由于发病季节不同，四时主气有异，以及发病流行特点等，故学者按时推病有风温、温热、温疫、温毒、冬温、暑温、湿温、温疟、秋燥、伏气温病、晚发等。其病界分明，治法有别者固不少，但病界并非太清，治法并无大别，徒滋扰乱心思者，抑或有之。尤其吴氏《温病条辨》，自认为与仲景《伤寒论》分庭抗礼，然霍乱之寒霍乱，暑温之阴暑尽包括之，究未跳出《伤寒论》之圈畴也。唯温病之轻重，取决于邪热亢盛之浅深与阴津损耗之大小，叶天士之卫、气、营、血辨证施治，乃说明温病之轻重浅深所表现之阶段有别，并非病邪之真入卫入气、入营入血也。吴鞠通之三焦分证，亦说明温病之轻重浅深，而并非病邪果真据于上焦、中焦、下焦之意，皆足以羽翼仲景者，此等处慎勿拘执。

温病之原因，吴又可氏发明：非风非寒，非暑非湿，亦非四时交错之气，乃天地间别有一种戾气（或称杂气）所感。是气也，所至无时，因其无形可求，无象可见，来而不知，感而不觉，人恶得而知其气，但能传染于人，若其年气来历，不论强弱，触之即病，沿村阖户，众人相同。但亦有因于时间不同，季节有异，其发病极不相同者，此因天地间之杂气种种不一，一气自成一病，众人有所触之者，各随其气而为诸病焉。

温病之应注意者，为有湿无湿，如有湿又当审其为夹兼湿或湿温，因证治各殊也。

兼湿者，除温病热证之外，而兼有肌体倦怠、身肢烦疼、胸脘痞闷、不思饮食、恶心呕吐，时而腹胀满、大便溏或泻痢等。如体内有湿邪留滞，则必身重体痛，骨节烦疼。湿邪留滞肌肉和关节者，四肢必困倦。湿在上而阻遏清阳者，则头重如裹，且昏如蒙，失聪或聋，口中和，舌苔白腻。脾为湿困，输布失调，津不上承则口渴；湿停体内者，则口渴而不喜饮，或多饮即呕，或欲热饮（此人体自欲借热化湿之本能）。津不下达则水道无以通涸，膀胱无以行水，必小便减少、尿液混浊。

湿邪在表可芳香宣透，以开逐之，使湿从表出。湿在里、湿重于热可化气渗湿，佐以清热。热重于湿则清热为主，佐以化湿。湿热并重者，则清热化湿同时兼顾，唯不可养阴生津，恐甘寒有伤脾胃又助湿邪也。不可妄汗，恐阴阳俱伤，黏着之湿邪不去，反致气血两虚也。不可妄下，恐攻下更伤脾阳，误致中气下陷而洞泻，或致损伤阴络而便血也。

如为湿温，乃湿之重浊阴邪与温病之热邪交并，湿热合邪之杂气相感，殊难速解也。病势虽缓慢而病程则延长，且变化较多，但往往不离中焦脾胃之部。本病多发生于夏秋之间，其初起先有恶寒，头身重痛，胸痞苔白；转属气分则但热不寒而多汗出，或午后体热增高，由于人身中元气之盛衰不同，阴脏阳脏之有异，亦常会出现湿重于热与热重于湿的两种不同见证，亦湿邪之特性使然也。湿重于热者，如身热留恋，汗虽出而热不除，肢体倦怠，渴不引饮，或喜热饮，身重目蒙，胸痞泛恶，口中黏腻，大便溏薄，苔白腻而滑，脉濡细而缓，呈现一派外有表邪、内停湿阻、热为湿郁、湿重于热的证候。法当化湿为主，清热为辅，可用芳香化浊，甘淡渗湿，冀其表里之湿能从内外分解，俾湿去则热无所据，随清热为辅之剂，顺流而自清矣。

热重于湿者，如湿温壮热不退，口渴自汗，脘腹痞满，烦闷呕逆，溺赤便秘，舌苔腻黄，脉息濡数或洪大而长，此乃湿热之邪随热化而归聚于阳明，胃热熏蒸，中焦受阻。法宜苦寒清热为主，佐以淡渗化湿。如湿与热两相并重者，可照上述而合参之。

又如湿温病在营血，痰热蒙蔽心包，发痉肢厥，神昏谵语者，法宜清心宫之痰热，祛浊秽而醒心神，更如大便下血不止，有去血过多，气失依附之危者，急宜固脱益气。此外，湿热之邪，郁而不解，欲从外透而出观白㾦者，法宜清气化湿、透热。

湿温之脉，有时阳濡而弱，阴小而急，如视为虚寒，投以温补则误矣。此皆应予注意者。虽不能尽愈诸疾，倘能熟复斯言，庶不致病者日进危笃，医者彷徨失措。如能抛除旧规，别寻新径，提高疗效，则更善矣。

论温热病之传变

余览《温热经纬·外感温热篇》王孟英氏注云："凡温病初感发热而微恶寒者，邪在卫分；不恶寒而恶热，小便色黄，已入气分矣；若脉数舌绛，邪入营分；若舌深绛，烦扰不寐，或夜有谵语，已入血分矣。"于此可知叶氏所指营卫气血，乃是说明外感温病轻重时期之不同，病势浅深之不同，其意并非病邪真入营、入卫、入气、入血也，要在示人以辨明表、里、浅、深及治疗缓、急、先、后之门径耳。此外，吴鞠通氏之三焦论治，乃将一切温病分属于三焦，自谓："伤寒六经由表入里，由浅及深，须横看……"彼之三焦论治是"由上及下，亦由浅入深，须竖看，与《伤寒论》为对待文字，有一纵一横之妙"，唯察《温病条辨》内容，概指心肺属上焦，脾胃属中焦，肝肾属下焦。就其辨证用药而细析之，其所指之上焦温病、中焦温病、下焦温病者，亦不过是说明温病之轻重深浅而已，非病邪果真严格据于上焦、中焦、下焦也。观夫上焦所现之症，中焦亦有之，中焦所用之药，下焦亦用之，界限之混淆不清，可以知之矣，此等处必须灵活着眼，参机应变，勿拘执也。

论外感温热病因

夫外感温热病者，必先赖于体内之郁热伏气而后感之于天地疠气淫邪而成，况乎六淫之风、寒、暑、湿、燥，五气皆可化火，然又皆附于风。风者四时皆有，善行而数变，百病之长也。然则《素问·生气通天论》有云："肉腠闭拒，虽有大风苛毒，弗之能害……"是以内因之郁热伏气乃外感温热发病之本也。叶香岩曰："温邪上受，首先犯肺，逆传心包。"此说既本诸经旨而又有所阐发。盖因郁热伏气轻者，则温邪上受，首先犯肺，此时病邪在表，投以辛凉解表之轻剂即可迎刃而解。若郁热伏邪气盛，或初感解之未当，及误治误补使邪内陷者，即可逆传心包，此时病已入里，投以辛凉祛邪之重剂即可效如桴鼓。若邪为湿固，热深厥亦深者，临证中反见阴象，此热极似寒之假寒也，倘辨证不清，误用热药，必使立毙，然则只设凉化寒凝之品，不唯温热不得解，反使邪愈加闭固，轻者废，重则不治，此时必施以辛凉清热、渗化湿邪之法，佐芳香辛散之味，以攘开其湿邪外围，不使湿热相搏而直捣其巢穴，则固邪易解，热退厥除，病可瘥也。

论中医学与中医教育

　　人生于天地之间，受时气之侵，感情欲之触，不能无病。病则赖之以生者，医也。是以古今中外当国者，莫不重之。医之活人，何分中西，其存心一也，第其理法不同耳。中国医学相传始于岐黄，见诸《黄帝内经》，凡疾病之情理悉备，迄今数千年，无出乎《黄帝内经》之外者。余少习医学，数十年未能穷其理，可以见古人之哲理竟不能背，而治法未备。自伊尹作汤液，以后历代相发明，方药始备。人寿几何，虽行其道，终身未能尽，遂时遂事，遂用遂学，靡有底止，是中国之文化无旧而日新。自清末欧风东渐，中国数千年之文化丧失殆尽，而不能亡者，其理其法，用之得当，功效立见。然学者喜新弃旧，实则中西皆未达也。中国医学岂不危乎！今逢毛主席洞察其旨，将发扬数千年之文化，幸何如之，愿努力发挥，以期理法臻至于至善，达于全球，使病者有所依，然必先从教育人才始。

　　*此篇录自孔伯华先生于1954年给毛主席的一封信。

论两纲六要不能平列

辨证论治，全凭纲要。纲者两纲，曰阴、曰阳；要者六要，曰表、里、虚、实、寒、热。徐灵胎言之甚详，亦即张景岳之所谓"两纲六变"者也。人之疾病，千变万化，但总不外乎阴阳。故医者临证，必须先审阴阳，因证脉与药皆有阴阳，阴阳既明，治自无差。

证之阴阳，简言之则在表为阳，在里为阴；热者为阳，寒者为阴；在上为阳，在下为阴；属气为阳，属血为阴；动者为阳，静者为阴；多言为阳，少言为阴；喜明为阳，欲暗为阴；阳微者不能呼，阴微者不能吸；阳者不能俯，阴者不能仰。

脉之阴阳，则浮、大、动、滑、数皆为阳，沉、涩、微、缓、迟皆为阴。

药之阴阳者，则升散为阳，敛降为阴；辛热者为阳，苦寒者为阴；行气分者为阳，入血分者为阴；性动而走者为阳，性静而守者为阴。

其间且有错综现象，阴中有阳，阳中有阴，二者相间，彼此多少，疑似之间，更须明辨。若再进而求之，则疾病之部位有表里，正邪之消长有虚实，疾病之征象有寒热。其间亦有复杂现象，如由表入里，由里达表，寒热错综，虚实互见，亦须审慎辨识。总之，表、实、热三者，可赅于阳；里、寒、虚三者，可赅于阴。

故阴阳者，医道之总纲领也；六要者，病变之关键也。医者既须提纲挈领，又要把握关键，则病无遁情，了如指掌矣。

然每见今之医者，开口辄言八纲，而将阴、阳、表、里、虚、实、寒、热八者平等齐观，此岂非将无所不包之阴阳贬为局限乎！若谓八纲虽然平列，而阴阳自是万物之纲纪，变化之父母，依然不失其为总纲，然则既是如此，而又偏将两纲六要

247

平列成为八纲，岂非不伦不类乎，故余认为，凡说八纲者，乃人云亦云，习焉不察也。

或曰："两纲六要之说，本诸灵胎，乃谓阴阳足以概括表、里、寒、热、虚、实，病之表、里、寒、热、虚、实能明，则阴阳亦寓于其中矣。广义之说，固然如此，但狭义言之，阴乃指肾脏之水，人体之真阴；阳乃指命门之火，人体之真阳。八纲平列，亦有其理，不见阳明热极，白虎加人参是清热以救阴，大承气是急下以存阴乎？少阴寒胜之附子汤，用附子以壮阳，四逆汤用姜附以回阳乎？经云阴平阳秘，精神乃治，曷未思之耶？"按阳明热极，有有积、无积之分。脉洪大者，为有热无积，其里不实宜白虎，若白虎证因热伤津液而来，心下痞硬者，则白虎加人参；若见有便闭、少腹硬满或硬痛、潮热、谵语、脉沉实或沉而滑疾有力者，为有热有积症，属里实，宜大承气。此仲景之大法，据表、里、寒、热、虚、实以辨证论治者也。至于少阴寒邪鸱张，身疼痛、手足寒、骨节痛、脉沉，乃君火里虚，皆以附子汤主之；手足厥冷、吐利、小便复利、下利清谷、脉微欲绝者，宜四逆汤，此亦仲景之大法，据六要以辨证论治者也，当然皆与阴阳有关，因阴阳为总纲领也。若阴阳平列为两纲，只赅肾水命火，此诚贬阴阳为局限矣。要知辨证论治，独恃阴阳亦未尝不可，盖以总纲所包括极广，不过亦必顺序而分之部位、邪正趋势、征象变化，方能得出结果。是以表、里、寒、热、虚、实亦在其中矣。事实如此，岂能取而平列之。必须从阴阳两纲之下而划分六要，则辨证之法斯备。唯两纲相联，六要互系，两纲六要之间均密切关联，两纲包容六要，六要上属两纲，明乎此则足应万变。故统言八纲，为吾所不取。

答王静斋关于肺痨病之问

甲戌之秋，孔君伯华应津沽某公之请，与之盘桓数日，对于肺痨病偶然谈及。余问之曰：细阅吾兄家庭医药常识稿，所谈肺病原理，由于风、寒、暑、湿、燥、火六气所伤，綮中肯要。但只言病理，未列治法，有失世人期望。以吾兄之聪颖，及三十年之阅历，定有心得，何妨公之于世，普度群生。余治此病多矣，对于用药未敢自信，尚望吾兄明以教我。

伯华语余曰：近来不论男女，一闻肺病，即谈虎色变，青年学子尤甚，盖其受欧化熏染故也。夫肺病者，即肺脏有病之谓也。其病分寒、热、虚、实、风、火、燥、结、气、痰、郁、痹、肿胀、喘促、痨瘵、上损、硬伤、咳嗽、唾血、咯血、衄血、痈疽、蓄水之别，非一病之名词足以概括之。治法有清、化、宣、解、补、泻、反、正之分，因症施治，无一定成法。观西医之内科全书中，肺病亦有若干名词。如肺炎、气管炎、肺脏癌、肺气肿、肺结核等，不下二十余种，分为急性、慢性。急性者，自得病至死仅数月；慢性者，自得病至死可二三年。此病又分为三期，初觉咳嗽，即中医所谓始受风寒，或胃热上冲，熏蒸肺络，肺初肿时，为第一期；迨至咳嗽、唾血、日晡作烧、食少气促，即中医所谓风热郁塞，肺叶肿胀之时，为第二期；饮食小进，面色黑黄、枯白，浮肿或脚腿肿，自汗、盗汗，微微气喘，大便溏泻，不能侧卧，咳嗽不停，身烧，吐涎，气短，即中医所谓肺叶肿溃或焦枯之时，宗气衰而生化之源断绝矣，邪盛阻塞气道，制节之气不能下行，肝脾胃等脏不能受气以行血，血则上溢，或吐，或咯，或便血，此为第三期。病名虽多，但只言病状，不辨病原，动以肺病之词骇人听闻，并无根本治法，只凭天然空气疗养，使之不受刺激，不令劳动，不提气御神。住医院中或一二年或三五年，作长久之静养。观其色，察其形，似已无病，及至出院，多有不及数月，终不免一死者。况住院之举，在富贵之家尚可，贫寒之家则不能也。中医治法，当清化其源，用除邪扶正之法，尚可补救。若只持病久必虚之偏见，泥古不化，治以参芪地胶滋补之品，是速其死期也。盖肺叶虽被伤损，然燥热在内，再用此等药以补之，徒增邪助热，于正气有何益哉？故曰：若欲补正须先除邪，邪退正气自复矣。余所以未列治法者，以治法不一也。观吾子所论咳嗽吐血与结核性病理甚详，而所举之小青龙、麻杏石甘汤亦甚妥当。但麻黄辛热，须少用，至多不能过半分一分，仅用以搜肺经所郁之风寒而已，若多则肺受其害矣。须重用生石膏，去其从化之热，热不能上冲，其咳自愈。所谓肺结核者即是肺肿，如生疮然，先肿而后溃。若有失血，则肺之嫩皮破，须用犀黄丸数分消其肿，生其肌，根本愈矣。再加紫雪丹以开之，使浮游之火散，而它脏自安其位矣。

余又问曰：石膏治阳明之实热，以及温病之邪热。紫雪治少阳与心包之实热。犀黄丸治痈疽之毒则可，治肺病之虚热则不可。且发热与骨蒸、阴阳之间又有不同，吾子亦主此药，无乃误乎？况世俗之医，多畏此等药如虎，治愈尚可杜若辈之口，一有危险，则将借此毁谤之矣。

伯华曰：不然。余行道三十余年，岂不知热有阴、阳、虚、实、真、假、格、束之别，而敢用此法贻误性命乎。且肺痨亦有真假之辨，不能一概而论。先就真肺痨言之。观其人先天禀赋不足之气象，即可断定此人必患肺病而亡。若其人所处境遇顺者，或能脱过。若家室贫寒，日处逆境，心思败乱，虽将其培于参芪地黄之中，亦难幸免。盖草根树皮可以疗病而不能补其将绝之真源也。此病之得，亦多因风寒。经云："风雨寒热，不得虚邪，不能独伤人"，此之谓也。其发热为骨蒸，交六阴时则剧，两颧红如大拇指一点，此心阳将绝之兆。干咳无痰，或唾涎沫，或大便鸭溏，诊其脉则细疾而软。所以古人之书，多以滋补气血、填精益髓之剂，以延长病者之寿命耳，余见此证者服参芪、地黄、龟鹿等药而死者不知凡几。况真肺痨于其初受感冒之时，先以辛散解之，清凉化之，使邪不留经，亦能痊愈，并非绝无治法。再以假肺痨论之。其人平素气充体实，或受风寒，或受感冒，邪既郁，脉必闭，不但不见浮数，反涩小而缓，身亦不热，头亦不痛，但只咳嗽。此风热闭郁于内（西医谓肺炎之时），治法摘奸发伏。若医生不识其证，误认为虚，用滋腻之剂补邪于内，必从阳明而化燥，胃火上攻，肺被热蒸，久则肿胀，气道不通，咳嗽愈急，伏则不得安卧。血被火炼，烧无定时或恶寒以后发烧，类似疟疾。此乃肺部肿腐（即如皮肤生疮恶寒发烧者然），阴阳搏激之时，气盛者阳时作烧，气弱者阴时作烧，风火交煽，使之厌厌难动，饮食不进，类以真肺痨矣。烧时满面发红，间有不红者，得汗则解；口中作渴，诊其脉则数大洪滑，或涩或迟而腺体宽大，不但证为纯阳，而且胃亦大热。吾子以为此热，实耶？虚耶？欲救其急，非用釜底抽薪法不可，只要大便未见溏利，即用石膏治阳明胃热而清通肺气；紫雪治肝胆浮热，使君火自明；犀黄丸治肺中之腐肿，其谁曰不宜，若扬汤止沸，则火炎又起矣。若不用此重镇清化之品，难熄此炎上之火，其蕴蓄之风邪何以能出，肺肿何以能消？！余用此治之者，是治蕴藏风热之坏病，而非治阴火之痨瘵也。况此证之患未有不发热、潮热、微热者，间有身不热者，甚至有恶寒肢厥者，皆是郁热之故，一腔热火，耗其真阴，阴愈虚而热愈重。风邪在内，补之则更助热，肺被熏蒸，势必肿烂而死矣。以西医肺病之名而论，皆是炎字。以X光照之，则云肺肿、肺烂，即是肺热之明证。抑阳益阴治之，俟其风息阳降，脉静烧退，再用滋润清补之法，加以饮食养料以养之。气血足则病自愈，何必负薪救火，以速其死也。余治此病，每用石膏后，则病者饮食骤增，盖胃热已减，未有不觉饿者，即此亦可证明为实热无疑。同道诸君，若不分真假虚实，一见肺痨即认为虚，泥古方之成见而不知变计；病家惊恐之余，闻医者遵古方治病，似乎近理，遂一意从之，致使高明之医，不能售其术，使病者怀恨以终，殊属可惜。余之论断，同道诸君必谤为妄诞不经之谈，决不以为然也。近来患假肺痨者，百中有九十八九。患真肺痨者，百中不准有一二耳。余近治二人，经某医用补药后，饮食已断；服余方药五六剂，但饮食不增。嗣经他医评判，曰余方太凉，前医之方太补，令彼治之，则立方敷衍了事，致病家心中惴惴不安而不敢服真治病之药，坐以待亡，不知此人诚何心也。希望养生家一遇可靠之医，不必计药之寒凉，亦不可信人之毁誉。服药稍觉轻减，即一心服之，决不间断，又不可因服十剂、二十剂不见大效，即再更医。倘后医不识此证，再误用补剂，势必不治，不可不慎。盖病根已固，非数十剂不能肃清其根源也。肺居至高之位，凭淡而无味之品，以气化之，欲以少数之药治愈，岂可得乎。余曰诚哉斯言也，特援笔记之，以为养生家之参考可耳。前山东督军张君少卿，病患咳嗽吐血症，已一年余矣。壬申夏，延余诊治。诊八六脉皆数，舌色黄糙，口干，大便燥，面色黧黑，每早起必吐血数口。观其平日所服之方，即六味、四君、龟鹿二仙等，愈服愈重。余谓体虚阴燥，痰湿胶闭，水不涵木，浮阳上逆，若一味滋腻，不啻抱薪救火，病岂能减。即以清燥养荣、潜阴制阳之法，服药三十余剂，血止咳减，面色已黄亮，元气将次恢复。值其至戚丧，请其回籍祀土，余力阻弗听。时值炎夏，长途跋涉，甫至家，即吐血数口。迨其公事毕，则旧病复作，外县延医又难，误服桂麻四君之类，不数剂，则大口吐血数次而亡。盖久病初愈，阴分素亏，胃火燥烈，沿途辛苦，误用燥烈伤阴之药，不啻用火自焚，信然。

同寅曹君秋潭，辛未秋患吐血，误用补剂，愈重。延余诊视，其脉洪大作烧，咳嗽吐血，面目黑瘦。余即用龙牡、石膏、知柏之属，服药五十余剂而愈。

辛未夏，族侄惠恩年二十二岁，在天津业商。初患咳嗽，一误于滋腻，旋即吐血；再误于升提，而血则大口吐之。西医诊查，则谓肺病已成。余诊其脉，细淌已达七至。日晡潮热，咳嗽吐血，面目黑黄，大便燥。余即用龙牡、石膏、黛蛤散、紫雪丹之属，服至数十剂而愈。

甲戌仲春，有挚友羊君简之之女幼甫，年十九。初患风热，误服补剂，以致发烧，时烧时止，饮食减少，西医则谓肺病已成。余诊其脉细急，即用桑菊饮加石膏，服七十剂而愈。丙子初夏，其姊病，复受感染，肺痨又作。仍以前方加龙牡、鳖甲、知母、紫雪之属，服至二百余剂痊愈。

*此篇摘自《养生医药浅说》，系戊寅初秋稷门王静斋记于津沽。

石膏药性辨

石膏是清凉退热、解肌透表之专药，一般皆谓其味辛凉，实则石膏之味是咸而兼涩；一般皆认为其性大寒，实则石膏之性是凉而微寒。凡内伤外感，病确属热，投无不宜。奈何今之医者不究其药性，误信为大寒而不敢用。尝因医家如此，故病家见方中用石膏，亦畏之如虎。如此谬误流传，习而不察之弊，乃余所大惑而不能解者也。直如捭玉液而弃金丹，致令病人不起，良可慨也。尝详考其性，亲尝其味。《神农本草经》谓其性微寒，且宜于产乳，主治口干舌焦不能息，是真识石膏者；《金匮要略》、《伤寒论》用石膏凡十一方，乃从而广之，是真识石膏者。

按张仲景之用石膏，是从烦躁、渴、喘、呕吐四处着眼以为法。如小青龙汤证，心下有水气、肺胀、咳而上气、脉浮、烦躁而喘，即加用石膏；大青龙汤之用石膏，亦是在于有烦躁；白虎加人参汤之用石膏，是在于大烦渴不解，舌上干燥而烦；竹皮大丸证之用石膏，是在于中虚烦乱。以上是据有烦躁而应用石膏之法。盖阴气偏少，阳气暴胜，其暴胜之阳或聚于胃，或犯于心，烦躁乃生，石膏能化暴胜之阳，能解在胃之聚，故烦躁得治。

白虎加人参汤证曰大渴，曰大烦渴不解，曰渴欲饮水，白虎汤证虽未明言渴而言里有热，渴亦在其中矣。以上是据有渴证而应用石膏之法。盖温热之邪化火伤津，津液不能上潮则口渴，石膏能泻火润燥，故渴得治。

越婢加半夏汤之治其人喘、肺胀，使半夏与石膏为伍，以奏破饮镇坠之效；小青龙汤加石膏以治烦躁而喘；木防己汤用石膏在于其人喘满；麻杏石甘汤用石膏在于汗出而喘。以上是据有喘证而应用石膏者。盖此四证之喘，皆为热在于中气则被迫于上，用石膏化其在中之热，气自得下而喘自治矣。

竹叶石膏汤证之欲吐；竹皮大丸证之呕逆。以上是据呕吐而应用石膏之法。盖此二证之呕吐，是因热致虚，因虚气逆所致，用石膏热解气自平，呕逆亦遂自止也。遵仲景法，投无不效。

石膏一药，遇热证即放胆用之，起死回生，功同金液，能收意外之效，绝无偾事之虞。若用之鲜少，则难奏其功，俗流煅用则多流弊。近人张锡纯之石膏解所云良非虚语，日人吉益东洞之石膏辨误诚属箴言。余宗先圣之大法，参后贤之精议，据临证之所验，请石膏之疗能：其体重能泻胃火，其气轻能解肌表、生津液、除烦渴、退热疗狂、宣散外感温邪之实热，使从毛孔透出；其性之凉并不寒于其他凉药，但其解热之效，远较其他凉药而过之；治伤寒之头痛如裂、壮热如火尤为特效，并能缓脾益气，邪热去，脾得缓而元气回；催通乳汁，阳燥润、乳道滋而涌泉出；又能用于外科，治疗疡之溃烂化腐生肌；用于口腔而治口舌糜烂；胃热肺热之发斑发疹更属要药；其他卓效难以尽述，唯气血虚证在所当禁。

答中央卫生部问——
关于药用金箔之我见

世界各国皆知金为贵重之物，而其贵究在何处？仅知其可用于铸货币、造饰物，又可用制照相术上之配剂及陶瓷器之颜料等化学工业，却不知其在医药上之重要性。金之用于医药者，在我国已有两千余年历史，且在实践中有其显著之功效，按历代名医所论金之用于方药，其效自可明矣。唐代刘禹锡云："仅按药性论之，黄金屑、金箔亦同，主小儿惊伤五脏风痫失志。镇心、安魂魄"。相损之云："生者杀人，百炼者乃服，水银合膏饮即不炼。"日华子云："金平无毒，畏水银，镇心盖五脏，添精补髓，调利血脉。"《太平惠民和剂局方》以书中有金箔之丸散居多，如牛黄清心丸、至宝丹、紫雪散等皆以金箔为衣，或煮水取汁，且有显著之功效。汇以上诸说，金之用于医药已明焉，后世赖之而不为淘汰，是乃先贤之经验造化。况余数十年之经验用药，当以古方所有金箔之丸药，不可枚举。余之意见，药用金箔，当不可废。况政府正值提倡我国医药，大力发扬之际，岂可任意毁坏古人之成方，鄙意如斯，尚希公平是幸。

*时任卫生部顾问。

特色用药

[按：此文为孔伯华先生学术传人整理]

先生用药极有特色，自成一路，善用滋阴清热、芳透淡渗之品治疗各种温热病及内科杂病，兹以分析医案中常用的一些药物以管窥先生用药特点。

先生认为今人下焦阴分不足者多，喜用介类咸寒之品，以其血肉有情，善入下焦阴分，兼具清热软坚利湿之功，滋阴而不助湿。凡阴虚肝旺者，皆取生石决明配代赭石、旋覆花以潜镇柔肝，风阳上扰或加珍珠母、明玳瑁、磁朱丸等益阴潜阳；阴虚血热，日晡潮热者，以生鳖甲配合嫩青蒿、地骨皮养阴透热；阴虚下焦不固，泄泻、崩漏、胎动不安者，以生牡蛎益阴固摄；肾阴不足者，以败龟板配炒知柏滋阴降火；阴虚兼有痰湿者加生蛤粉或黛蛤粉益阴清热化痰利湿等等。

旋覆花、代赭石

代赭石入肝经血分，重镇潜阳；旋覆花有"诸花皆升，此花独降"之称，且有化痰行水之功。先生善用此二药降诸上逆之气，凡肝阳上亢、胃气上逆、肺气上逆等皆可用之，肝阳上亢者配伍生石决明、白蒺藜等柔肝平肝；胃气上逆者配伍枳壳、瓜蒌、厚朴等降胃气；肺气上逆者配伍杏仁泥、葶苈子等肃降肺气。

生石膏

先生认为生石膏性凉而微寒，凡内伤外感，病确属热，投无不宜。"其体重能泻胃火，其气轻能解肌表、生津液、除烦渴、退热疗狂、宣散外感温邪之实热，使从毛孔透出；其性之凉并不寒于其他凉药，但其解热之效，远较其他而过之；治伤寒之头痛如裂、壮热如火尤为特效，并能缓脾益气，邪热去，脾得缓而元气回；催通乳汁，阳燥润、乳道滋而涌泉出；又能用于外科，治疗疡之溃烂化腐生肌；用于口腔而治口舌糜烂；胃热肺热之发斑发疹更属要药；其他之卓效难以尽述，唯气血虚证在所当禁。"（详见《石膏药性辨》）

地骨皮

一般认为地骨皮为清热凉血之品，善治骨蒸潮热，先生又有发挥，凡外感初起发热者，每用地骨皮配伍薄荷等辛凉解表药，退热甚速，并无敛邪之患。对于热久入于阴分，日晡潮热者，每用地骨皮配伍生鳖甲、嫩青蒿入阴分透热外出。

莲子心、龙胆草

莲子心苦寒，入心经，清心火。主治心火上炎之口舌生疮、心烦失眠、热病神昏谵语。无论外感、内伤，凡火盛者，先生皆喜用之。或见湿热下痢者，则以黄连易之。

龙胆草，苦寒，泻肝胆实火，并能除下焦湿热。今人肝旺者多，且多兼湿邪，故先生喜用之。木火相生，常见心肝两火并旺，故先生常用之与莲子心相须为用。又龙胆草大苦寒，有伤阴之患，故运用时应兼用养阴之品，阴分大伤者当慎用。

瓜蒌

瓜蒌，苦、寒，入肺、胃、肝、大肠经，清热化痰，宽胸润肠，治痰热咳嗽、胸痹、结胸、消渴、黄疸、便秘、痈肿初起。此药除清热涤痰之力甚佳外，更有平肝降逆之功，故无论外感内伤，凡见肺热、胃热、肝热、湿热、痰热、便结者先生皆随证用之。

知母、黄柏

是先生常用的一则配伍，知母入胃肾，滋阴而清热，黄柏苦燥坚阴，降火而除湿。两药一润一燥，入下焦肝肾，共奏滋阴降火燥湿之功。无论外感内伤，凡见阴虚内热或兼湿热之体，率皆用之，外感病生用，取其清热降火之力强；内伤者多盐水炒取其入下焦肝肾，滋阴之力强。又知母、黄柏、肉桂为滋肾通关丸，能助膀胱气化，清下焦湿热，先生避肉桂之燥，取橘核易之，橘核亦入下焦理气化湿，助膀胱气化，而无肉桂之温燥，配合知柏亦能起到滋肾通关之效。

辛夷花

辛、温，散风通窍，不仅能治疗鼻塞、鼻渊，凡诸清窍不利之证，先生皆用之，如外感内伤之头痛、眩晕，温病热入心包，神昏谵语，或中风窍闭神昏者等皆用之。

白僵蚕

镇惊祛风散结化痰，先生善用之，温邪外闭者，取升降散之意，配合蝉衣散之；咽喉肿痛者配合蝉衣、板蓝根、大青叶、六神丸以清透解毒；邪热深陷神昏者用之配合鲜九节菖蒲根、辛夷花、安宫、至宝等以开窍醒神；头面结肿者用之化痰散结。

升麻、柴胡

升提中气，只用分许即可。

桑寄生

先生论治杂病，喜从下焦入手，桑寄生不温不燥，具有平补肝肾之功，且能通络除湿，养血安胎，补中有通，补而不滞，故孔老喜用之。肝肾不足，腰酸腿软者，配杜仲、菟丝子等以壮腰健肾；湿重而致周身疲困，配川牛膝、云苓皮、滑石块等通络渗湿；阴虚肝热者，配生石决明、生牡蛎、炒知柏，能增强其滋阴潜阳之功；中风半身不遂，肢体不用，配合麻黄、威灵仙、豨莶草、山甲以开窍通络；诸风寒湿热痹证，肢体疼痛，则以之配合威灵仙、豨莶草、晚蚕砂、宣木瓜等通络除湿；又妇科月经不调、胎前产后诸疾，凡肝肾阴血不足，气血不调，湿阻经络者，皆可用之。

川牛膝

引气下行，引血下行，引热下行，引药力下行，活血，利湿。可引滋潜药入下焦阴分，引上亢之肝阳下行，引湿热从小便而出。

橘核

苦温，入下焦肝肾，理气止痛散结，助膀胱气化，利湿止泻。先生应用广泛，配合乌药治疗肝郁气滞，脘腹疼痛者；配云苓、炒秫米、薏米治疗气滞湿停所致脘痞、纳呆、腹泻；配乌药、荔枝核、当归、鸡血藤、元胡、桑寄生等治疗妇科气血不调诸疾；配荔枝核、小茴香等治寒疝；配炒知柏、车前子等以助膀胱气化利湿通利小便，并能制约知柏之寒。先生善从下焦阴分滋潜渗化治疗阴虚肝热脾湿诸疾，故在大队咸寒滋阴及清利之品中加一味橘核理气以激活下焦气化，从而起到画龙点睛的作用。

乌药

是先生治疗气滞脘腹疼痛及妇科气滞经血不调的主药，常与橘核、木香、荔枝核等理气药相须为用。

先生临证一大特色是喜用鲜药，如鲜茅苇茎、鲜石斛、鲜生地、鲜麦冬、鲜九节菖蒲根、鲜藿香、鲜佩兰、鲜薄荷、鲜荷叶、鲜藕、鸭梨、梨皮等，此类鲜药多为清热养阴、芳化、辛散之品，是治疗温病的常用药，温病多为急症，鲜品药力未有损耗，效力较干品强得多，故先生喜用之。

石斛

甘苦、微寒，入肺、胃、肾经。滋养胃阴，清热生津，治温病热盛伤津，口干烦渴；又《本经》谓其"主伤中，除痹，下气，补五脏虚弱羸瘦，强阴，久服厚肠胃。"故其在清热生津的同时又有补益之功，且气味轻薄，性虽补却并不碍邪，故先生喜用之。鲜石斛清热力较大，宜温热病时用之。先生于热病后期胃阴损伤者必用鲜石斛，或配伍鲜生地、肥玉竹、天花粉等益胃生津之品；即使在温病初期，热势已起，有伤阴之象者，亦用鲜石斛配伍生石膏、生知母、鲜苇茎、莲子心等清气之品以清热护阴；内伤杂病，凡见胃肾阴虚、津液不足者，每用之，胃阴不足者常伍天花粉、肥玉竹等，肾阴不足者伍以鲜生地、玄参等。又石斛体瘦无汁，味淡难出，入煎剂宜先煎。

鲜九节菖蒲根

菖蒲辛苦而温，入心胃经，芳香而散，开心孔，利九窍，明耳目，发音声。祛湿逐风，除痰消积，开胃宽中。先生认为九节菖蒲善开上窍，鲜品尤良，凡属痰湿郁闭者，皆用之。温病热邪深陷，逆传心包，神昏谵语者，必用鲜九节菖蒲根配伍川郁金、安宫、紫雪等清心开窍，芳化醒神；中风痰闭者，配辛夷花、麻黄、生石膏、苏合香丸、至宝丹等芳通开窍，轻者入煎剂，甚者捣汁兑服；湿热内蓄，痰涎壅盛，发为咳喘者，以鲜九节菖蒲伍清热化痰药豁痰止咳；兼感时邪，寒湿外束，肢体痛楚者，以鲜九节菖蒲配苏合香丸芳化湿痰，疏通经络；肝郁湿痰，闭阻津液而致噎食之证，先生每用鲜九节菖蒲根与鲜芦根、鲜鸭梨、鲜荸荠、鲜藕共捣汁兑服，配伍鲜石斛、花粉、玉竹、竹沥、竹茹等滋生津液、豁痰开闭；热实于中，清窍闭阻，耳聋耳鸣者，配生石膏、生石决明、龙胆草等清化开窍；噤口痢属于湿热郁闭者，亦可用鲜菖蒲开闭进食，等等。

鲜藕

有凉血凉肝、益阴清化之功，凡肝热血热、阴虚湿热者皆可用之。

鲜荷叶

清利芳化，升清降浊，凉血、凉肝。凡暑湿外感，湿热内蕴，血热妄行，肝经有热等证，常用之。

鸭梨

清凉润肺生津，止咳。凡阴虚肺燥有热作咳者用之。

先生认为今人体质湿热者十之八九，脾虚不化者常取云苓、苓皮、炒秫米、薏米等健脾化湿；外感暑湿者常选藿香、佩兰、鲜九节菖蒲、竹茹、荷叶、西瓜翠衣、六一散芳化清利；热盛者酌加鲜芦根、生石膏、黄芩、栀子、紫雪等清化；湿浊中阻不化者取陈皮、半夏燥湿化痰；枳壳、厚朴、莱菔子、大腹皮等导滞；或有肿胀者加滑石块、白通草、猪苓、冬瓜皮、车前子等利湿；湿热黄疸者加茵陈、栀子、滑石块等；湿阻血分多见妇人经带诸病，则以赤小豆、炒丹皮、鸡冠花化瘀清利，甚者或见皮肤痒疹、痈疖、肤肿、带下黄稠者以犀黄丸解毒散瘀；寒湿痹阻经者，常用苏合香丸以芳通温化之。

川椒目、北细辛

二药配伍，温通下焦，利水逐湿，先生常取二药少许，配合其他活血、渗湿之品，治疗下焦寒湿郁阻之宫寒不孕，阳虚水肿，效果甚佳。

桃仁泥、杏仁泥

此二药一活血，一利气，一化瘀，一化痰，桃仁助杏仁化痰，杏仁助桃仁行瘀。凡见痰浊瘀血者，先生常相须为用。

丹皮、赤小豆

入血分以清利湿热、化瘀解毒。先生常以此二药治疗妇人诸疾因于湿热瘀阻血分者。外科痈疡湿疹疥癣等疾多为血分湿毒，此二药亦为必用之品。

黛蛤粉

清热化痰，海蛤粉咸寒入肺肾经，不仅能清热化痰、利湿散结，咸寒尚能滋阴潜阳，益肾柔肝，软坚散结。青黛以清肝热，故凡阴虚肝热者兼有周身湿热郁结者，皆可用之，不唯仅清肺中痰热也。又肺燥津伤，咳痰难出者，先生常以黛蛤粉配伍鲜石斛润肺生津、清热化痰，则痰易出也。

左金丸

左金丸中黄连六份，吴萸一份。黄连苦寒，清热燥湿，和胃止泻；吴萸辛苦大热，疏肝下气，温中燥湿。两药配伍治肝火犯胃之呕吐吞酸、胁肋胀痛甚佳，且有燥湿之功。先生善用此二药配伍治疗湿热阻于中焦的各种病症，诸如呕吐、吞酸、纳呆、泄泻，凡见舌苔厚腻，湿热困脾者常用之。根据湿热之轻重灵活调整黄连吴萸的比例。一般湿热者多，故多以黄连为主，吴萸少许泡水炒，如黄连一钱五分（吴萸二分泡水炒）之类；极少数寒湿困脾者则以吴萸为主，少许黄连泡水炒。

六神丸、梅花点舌丹、犀黄丸

均为解毒消痈之品，是先生治疗诸疔毒痈疮、痰核流注、肺痈、肠痈、瘰疬、横痃等疾的常用药。其中咽喉肿痛及发颐者必用六神丸；大头瘟者必用梅花点舌丹。对于犀黄丸，先生除用之治疗外科诸疾外，又有发挥，取其散瘀解毒之功，治疗内科瘀血湿毒内闭之证，如凡诸血证，肺痈咳血、衄血、溲血、崩漏、便血等，多由于血热迫血妄行，出血必兼瘀，先生往往以犀黄丸配生柏叶、血余炭以化瘀止血，引血归经；血分湿热郁结，黄带黏稠者，配之以化瘀散湿；痢疾，湿热深入肠道血分，里急后重，脱肛肿痛，以犀黄丸解毒散瘀、止痢消肿；湿热痹证关节疼痛，西医谓关节炎者用之解毒散瘀止痛；湿热内蓄，下肢浮肿者抑或用之散瘀消肿；血分湿热，遏于皮肤，湿疹疮疖者用此药以散瘀解毒。

先生认为今人阴虚内热者多，故温燥药用之宜慎，温病时更应注意，以防劫阴耗液之患。若确需温通者，一般用量均较轻，如中风初起属闭证者，常用少许麻黄数厘至数分配伍生石膏以开其窍闭，效果甚佳；需用温经通脉者，桂枝尖只用五到七分，附片只用五六分足矣，配合其他通络之品即可达到温经通脉之效。若确系心阳暴脱之证，需重用附子，又当别论。

常用立法

[按：此文为孔伯华先生学术传人整理]

以下常用立法是分析孔老医案常用的几个立法，既包括温病的治疗，也包括杂病的治疗，由此可以看出孔老治疗温病和杂病的主要思想。

1. 清热

可从外感内伤两个角度分析。孔氏认为"郁热伏气"为今人常见的体质倾向，此亦为外感温病的内因，故无论外感内伤，均非常重视清此郁伏之热。外感温热者，往往内热一起，即在辛凉芳透的同时重用生石膏、莲子心、栀子、龙胆草、黄芩、黄连、黄柏、紫雪丹等苦寒清里药，窍闭神昏者常加安宫牛黄丸、至宝丹等，效如桴鼓，可谓有胆有识。当然，暑湿者则以清化湿热为主，用药有别。对于内伤杂病，亦是如此，清热药应用较多，肺胃热盛者生石膏、生知母；肝胆火旺者龙胆草、栀子；心火盛者莲子心、黄连；阴虚火旺者知母、黄柏；内热郁闭者常加紫雪丹，甚者安宫、至宝亦常选用。先生认为生石膏并非大寒之品，"凡内伤外感，病确属热，投无不宜"。

2．祛湿

先生认为今人患病湿热者十之八九，故非常重视祛湿。外感暑湿者常选藿香、佩兰、竹茹、荷叶、六一散、西瓜翠衣等芳化清利；脾虚不化者常取云苓、苓皮、炒秫米、薏米等健脾化湿；湿浊中阻不化者陈皮、半夏、枳壳、厚朴、莱菔子、大腹皮等和胃导滞；或有肿胀者加滑石块、白通草、猪苓、车前子等利湿；湿阻血分多见妇人经带诸病或皮肤痒疹、痛疖、肤肿，则以赤小豆、炒丹皮、甚者以犀黄丸等化瘀清利；寒湿痹阻经络者，常用苏合香丸以芳通温化之。

3．芳透

外感病凡表邪未尽，必先解表，内热已起则当表里双解，清里必兼透表，以防引邪深入。温邪袭表者，则以霜桑叶、薄荷辛凉表散；邪闭甚者取升降散之意加蝉衣、白僵蚕以宣透，鲜九节菖蒲根、辛夷花等芳开，郁热甚者加紫雪、安宫、至宝丹以凉开之；湿邪闭阻者以藿香、佩兰、荷叶、鲜九节菖蒲根芳化；寒邪外束者加紫苏叶，寒邪郁闭甚者可加苏合香丸温开之。内伤病凡有郁闭之象者亦常取上述芳开诸法，如热郁在里者常用紫雪丹清透，寒湿郁闭者常以苏合香丸温开，血分郁闭者选用犀黄丸或醒消丸等。

4．滋阴

今人阴虚者多，首见者肝肾阴虚，其次胃阴虚。可以理解为一为先天之阴，一为后天之阴，温病学中常以养胃阴、护肾液为要亦是此理。孔氏作为温病大家，故对此二处尤为重视。不仅在外感温病中重视之，内伤杂病中亦非常重视。凡肝肾阴虚者，喜用咸寒介类之品，既取其滋阴之功，又取其潜阳之力，如生石决明、生牡蛎、生鳖甲、败龟板、明玳瑁等；又常用炒知母、炒黄柏以滋阴降火。知母、黄柏一润一燥互相监制，用盐水炒引入肾经，并稍减其寒凉之性。胃阴虚常用鲜石斛、天花粉、肥玉竹等清凉甘润、益胃生津之品，以此类药物气味轻薄，益胃生津而较少碍脾助湿之患。

5. 降逆

今人肝肾阴虚者多，下虚则上盛，阴虚则阳亢。肝阳上亢则头痛眩晕；胃气上逆则恶心呕吐；肺气上逆则咳喘上气等等。先生于诸气不降者皆喜用旋覆花、代赭石以降之，其中代赭石入肝经血分，潜阳降胃；旋覆花有"诸花皆升，此花独降"之称，且有化痰行水之功；又常配川牛膝以引气、引血、引药力下行。对于肝阳上亢者，配以生石决明、生牡蛎、珍珠母、磁朱丸等平肝潜阳；对诸胃气不降、腹气不畅者常加枳壳、厚朴、莱菔子、大腹皮等以降逆通腑；肺气不降者或配以杏仁泥、紫苏子、全瓜蒌等降气化痰。

6. 柔肝

肝气为一身气机之枢，诸病为患，多与肝有关。肝体阴而用阳，阴虚则生肝热，或为肝阳上亢、或为肝火上炎、或为肝气横逆，对此先生概以生石决明、生牡蛎等介类咸寒之品以养肝体，抑肝阳，然后必配以代赭石、旋覆花降肝之逆气，合成柔肝抑肝之配伍。肝阳上亢者配白蒺藜、杭滁菊、钩藤之属以平之；肝火上炎者配以龙胆草、栀子、黄芩、莲子心、紫雪丹等以清之；肝气不疏者配以川郁金、香附米、茵陈等以疏之。

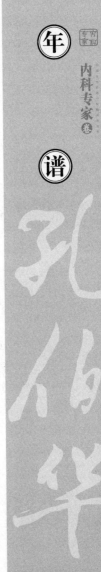

年谱

内科专家卷

孔伯华

年　谱

1884年出生，原籍山东曲阜县人，其祖父孔宪高是清朝进士，少时随祖父宦游。

1898年，定下不求科考举子业而专攻医学、志在济人的决心。

1915年，应聘来北京，在当时政府所设唯一的中医机构——外城官医院任医官职务。

1918年，廊坊一带发生虎疫，先生与杨浩如、张菊人、陈伯雅等率队防治。挽救危亡，全活极多。事后与同行诸人分别编写了《传染病八种证治析疑》。

1923年，先生即辞却医官，在京悬壶应诊，远近称颂，遐迩闻名。

1929年，国民党政府作出"取缔中医"的决议，全国中医及中医药团体成立了"全国医药团体联合会"，组织"联合赴京请愿团"。孔伯华先生被推选为临时大会主席，率领全团前往南京请愿。迫使国民党政府收回"取缔中医"的成命。

1930年，先生与萧龙友合力创办了北京国医学院，萧老为董事长，先生为院长，聘请当时知名中医分别担任各门课程的讲师。

1944年，伪政府企图接管北京国医学院，先生宁为玉碎、不为瓦全，毅然停办国医学院，表现出刚直、高尚的民族气节。北京国医学院共办了十五年，先后毕业学生七百余人，分布在全国各地，多成为中医界的骨干人才。

1949年，新中国成立，先生多次受到毛主席的接见。

1952年，因先生对中央领导同志的医疗保健工作极其关心，多所建树，受到周总理的当面表扬，周总理与先生在中南海亲切谈话，周总理说："孔老不高谈空理，务求实干。"

1955年，先生古稀之年，身体已衰，该年11月23日，先生自知不起，临终遗嘱："儿孙弟子，凡从我学业者，以后要各尽全力，为人民很好服务，以承我未竟之志。"遂溘然与世长辞，终年七十一岁。